药酒大全

李春深◎编著

天津出版传媒集团

天津科学技术出版社

本书具有让你"时间耗费少，养生知识掌握好"的方法

免费获取专属于你的
《药酒大全》阅读服务方案

循序渐进式阅读？省时高效式阅读？深入研究式阅读？由你选择！
建议配合二维码一起使用本书

微信扫描二维码

免费获取阅读方案

◆ **本书可免费获取三大个性化阅读服务方案**

1、**轻松阅读**：为你提供简单易懂的辅助阅读资源，每天读一点，简单了解本书知识；

2、**高效阅读**：为你提供高效阅读技巧，花少量时间掌握方法，专攻本书核心知识，快速掌握本书精华；

3、**深度阅读**：为你提供更全面、更深度的拓展阅读资源，辅助你对本书知识进行深入研究，透彻理解，牢固掌握本书知识。

◆ **个性化阅读服务方案三大亮点**

🕐 时间管理
科学时间计划

📖 阅读资料
精准资料匹配

💬 社群共读
阅读心得交流

★不论你只是想循序渐进、轻松阅读本书，还是想掌握方法，快速阅读本书，或者想获取丰富资料，对本书知识进行深入研究，都可以通过微信扫描【本页】的二维码，根据指引，选择你的阅读方式，免费获得专属于你的个性化读书方案。帮你时间花的少，阅读效果好。

图书在版编目（CIP）数据

药酒大全 / 李春深编著 . -- 天津：天津科学技术
出版社，2020.5
ISBN 978-7-5576-5925-7

Ⅰ . ①药… Ⅱ . ①李… Ⅲ . ①药酒–验方 Ⅳ .
①R289.5

中国版本图书馆 CIP 数据核字 （2019）第 050948 号

药酒大全
YAOJIUDAQUAN
责任编辑：陈　雁　孟祥刚

出　　版：天津出版传媒集团
　　　　　天津科学技术出版社
地　　址：天津市西康路 35 号
邮　　编：300051
电　　话：（022）23332390
网　　址：www.tjkjcbs.com.cn
发　　行：新华书店经销
印　　刷：三河市恒升印装有限公司

开本 670×960　1/16　印张 20　字数 500 000
2020 年 5 月第 1 版第 1 次印刷
定价：68.00 元

前　言

　　酒与文学艺术、养生保健的关系密不可分。中国酒文化源远流长，妙酒奇香，引得无数文人墨客吟诗作赋。药酒与养生保健更是有着千丝万缕的联系。古往今来，不少养生医家借酒之功配以良药，使得久疾之人得以康复。

　　人们常说"久病多虚"。病深日久的慢性疾病，往往导致人体气、血、阴、阳的亏损，而其形成皆非一时一日，其治疗恢复也就难以朝夕建功，一蹴而就，一般都需要一个过程。中医学认为"久病入络"。各种慢性虚损疾病，常常存在着不同程度的气血不畅、经脉涩滞，治疗时常需佐以活血通络之药物以增强疗效。而药酒主要配伍具有益气补血、滋阴温阳的滋补药食，故更有益于慢性疾病的治疗。人身气血，贵在通调。如果虽得补益，而不能流通，则收不到补益之利，反生郁滞之害。

　　药酒不仅广泛应用于各种慢性虚损疾病的防治，还能抗衰老、延年益寿。近代研究证明，我国传统中药中有许多补益药物具有抗早衰、延年益寿的功效。例如：枸杞子，能降低血糖、胆固醇；何首乌，可降低胆固醇，防治动脉硬化；杜仲，能减少胆固醇的吸收，对中枢神经系统有调节作用；当归，可抗贫血，能防止肝糖原减少，增加冠状动脉血流量；地黄，能利水，降血压；黄芪，有抗癌的作用，能提高免疫功能，抗疲劳，扩张血管，改善皮肤血液循环，降低血压；人参，能促进蛋白质合成，降低血糖，增强造血功能，提高免疫功能、抗疲劳能力，抑制高胆固血症的发生。选用这些药物制成的补益药酒，经常适量饮服，有抗衰老而延年益寿的效果。

　　药酒是将中药有效成分溶解在酒中而制成的日常佳品，既发扬了酒的独特之处。又集中了中药的特异功效，还兼有取材容易、制作简单、加减灵活、费用低廉、服用方便、疗效可靠、便于储存等多种优势，内服、外用均宜，急症、久病皆可，特别是对一些顽疾难症，其疗效更为显著，受到历代医家的重视和广大群众的欢迎，被广泛应用于防病治病、养生保健等各个方面，已成为祖国医学的重要组成部分。

药酒的历史源远流长，古今记载药酒方的文献浩如烟海。本书从茫茫药酒文献资料中撷取部分取材容易、制作方便，集实用性、有效性、安全性于一体的药酒配方，以供读者查阅。

目　录

第一章　酒史概述

第二章　药酒概述

第三章　日常疾病的药酒治疗

第四章　药酒与保健养生

第五章　滋补药膳药酒精选

第一章 酒史概述

酒的发展史

中国酒文化源远流长，据说已有4000余年的历史，上古造酒，方法简单，用桑叶包饭发酵而成。在夏代，我国酿酒技术已经有了一定的发展。到了商代酿酒业颇为发达，已开始使用酒曲酿酒。到了周朝，已有关于酿酒的专门部门和管理人员，酿酒工艺也有了较为详细的记录，并达到相当的水平，这说明我国很早就已有发达的酿酒业。到南北朝时，开始有"酒"这一名称。到唐宋时，酿酒业已很兴盛，名酒种类不断增多，如曲沃、珍珠红等。

现在，随着世界各国人民的交流和发展，西方的酿酒技术与我国传统的酿造技艺争放异彩，使我国酒苑百花争艳、春色满园。啤酒、白兰地、威士忌、伏特加及日本清酒等外国酒在我国立足生根；竹叶青、五加皮、玉冰烧等新酒种产量迅速增长；传统的黄酒、白酒也琳琅满目、各显特色。中国酒的发展进入了空前繁荣的时代。

一、周秦两汉时期

周代酿酒工艺比商代完备，酒种类也有所增加，《礼记》中就记载有醴酒、玄酒、清酌、澄酒、旧泽等多种酒类。在河北开平一座战国时中山国王的墓中，人们发现了两只精美的铜酒壶，里面贮存的两种古酒是迄今发现的世界上最古老的陈酿美酒。

西汉承秦末大乱之后，统治者减轻劳役赋税、与民休养生息，促进了农业生产，也活跃了工商业。天下安定，经济发展，人民生活得到改善，酒的消费量相当可观。为了防止私人垄断，也为了增加国家财政收入，汉代对酒实行专卖，始于汉武帝天汉三年（前98年）御史大夫桑弘羊建议"榷酒酤"。但只实行了17年，因在盐铁会上遭到贤良文学者的坚决反对，不得不作让步，改专卖为征税，每升税四钱。

汉朝时人们称稻米酒为上等、稷米酒为中等、黍米酒为下等。武帝时东方朔好饮酒，他把喜爱的枣酒称作仙藏酒，还有桐到酒、肋酒、恬酒、柏酒、桂酒、菊花酒、百末旨酒（一名兰生）、椒酒、斋中酒、听事酒、香酒、甘醴、甘拨等。

汉武帝时期，我国的欧亚种葡萄（即在全世界广为种植的葡萄种）是在汉武帝建元年间，汉使张骞出使西域时（前138~前119年）从大宛带来的。在引进葡萄的同时，还招来了酿酒艺人。据《太平御览》，汉武帝时期，"离宫别观傍尽种葡萄"，可见汉武帝对此事的重视，并且葡萄的种植和葡萄酒的酿造都达到了一定的规模。我国栽培的葡萄从西域引入后，先至新疆，经甘肃河西走廊至陕西西安，其后传至华北、东北及其他地区。

东汉末期，曹操发现家乡已故县令的家酿法（九酝春酒法）新颖独特，所酿的酒醇厚无比，将此方献给汉献帝。这个方法是酿酒史上，甚至可以说是发酵史上具有重要意义的补料发酵法。这种方法，现代称"喂饭法"。在发酵工程上归为"补料发酵法"。补料发酵法后来成为我国黄酒酿造的最主要的加料方法。

二、三国时期

三国时期，各地纷纷出现一些禁酒的政策措施。但作为一种已经较为普及的消费品，这些禁酒措施并未能阻止酒文化的继续传播。相反，三国期间各国好酒之人比比皆是，其言行更为我国的酒文化增添一道亮丽的色彩。同时，酒也被普遍应用于社会生活的各个方面。

三、两晋南北朝时期

魏晋之际，司马氏和曹氏的夺权斗争十分激烈、残酷，氏族中很多人为了回避矛盾尖锐的现实，往往纵酒佯狂。据《晋书》所载：有一位山阴人孔群"性嗜酒，……尝与亲友书云：'今年田得七百石秫米，不足了曲蘖事。'"一年收了700石糯米，还不够他做酒之用。这自然是比较突出的例子，其情况可见一斑。

东晋时，穆帝永和九年（353年）王羲之与名士谢安、孙绰等在会稽山阴兰亭举行"曲水流觞"的盛会，乘着酒兴写下了千古珍品《兰亭集序》，可以说是酒文化中熠熠生辉的一页。

到了南北朝时，酒名已不再仅是区分不同酒类品种的符号，开始比较讲求艺术效果，并注入了美的想象，广告色彩也日渐浓厚。当时酒的名字有金浆（即蔗酒）、千里醉、骑蟹酒、白坠春酒、缥绞酒、桃花酒（亦称美人酒，据说喝了这种酒可"除百病、好容色"）、梨花春、驻颜酒、榴花酒、巴乡清、桑落酒等，十分悦耳。

四、唐代时期

唐代时酒与文艺紧密联系，这种现象使唐代成为中国酒文化发展史上的一个特殊的时期。"李白斗酒诗百篇"，许多这样与酒相关的名句都是出自这一时期。"酒中八仙"之首的贺知章晚年从长安回到故乡，寓居"鉴湖一曲"，饮酒作诗自娱。张乔《越中赠别》一首有句云："东越相逢几醉眠，满楼明月镜湖边。"与知己畅饮绍兴美酒，饮赏鉴湖月色，又是多么令人惬意的赏心乐事。

五、宋代时期

宋代葡萄酒发展的情况可以从苏东坡、陆游等人的作品中看出来。苏东坡的《谢张太原送蒲桃》写出了当时的世态：

> 冷官门户日萧条，亲旧音书半寂寥。
> 惟有太原张县令，午年专遣送蒲桃。

苏东坡一生仕途坎坷，多次遭贬。在不得意时，很多故旧亲朋都不上门了，甚至连音讯都没有。只有太原的张县令，不改初衷，每年都派专人送葡萄来。从诗中，我们还知道，在宋代，太原仍然是葡萄的重要产地。

到了南宋，陆游的《夜寒与客烧干柴取暖戏作》：

> 稿竹干薪隔岁求，正虞雪夜客相投。
> 如倾潋潋葡萄酒，似拥重重貂鼠裘。
> 一睡策勋殊可喜，千金论价恐难酬。
> 他时铁马榆关外，忆此犹当笑不休。

诗中把喝葡萄酒与穿貂鼠裘相提并论，说明葡萄酒可以给人体提供热量，同时也表明了当时葡萄酒的名贵。

六、元代时期

《马可·波罗游记》一书记载：元朝的酒类有马奶酒、葡萄酒、米酒和药酒，据估计都是低度饮品。马奶酒又被称为"忽迷思"，最好的"忽迷思"需经过数次发酵提纯，使马奶在皮袋中变成甘美的酒类饮料，这种酒只有大汗宫中才有。元朝灭南宋后，宋朝君臣来到草原，元世祖忽必烈设宴，"第四排宴在广寒，葡萄酒酽色如丹"。

米酒是元朝北方农区的佳酿，据《马可·波罗游记》描述："没有什么比它更令人心满意足的了。温热之后，比其他任何酒类都更容易使人沉醉。"另据意大利学者研究：马可·波罗曾把中国的酒方带回欧洲，现今的"杜松子"酒，其方就记载于元代《世医得效方》中，当时被欧洲人称为"健酒"。

元朝还盛产一种粮食酒，蒙古语称其为"答刺酥"，该词还常被元杂剧使用。元杂剧中就有"去买一瓶打刺酥，吃着耍"的语句。

元朝时期美酒种类繁多，这必然要求酒具与之匹配，当时酒具有酒局、酒海、杯、盏、玉壶春瓶等。元大都（今北京）就出土有玉酒海，为元朝宫廷用具。

七、明代时期

明朝是酿酒业大发展的新时期，酒的品种、产量都大大超过前朝。明朝虽也有过酒禁，但大致上是放任私酿私卖的，政府直接向酿酒户、酒铺征税。由于酿酒的普遍，此时不再设专门管酒务的机构，酒税并入商税。据《明史·食货志》记载：酒就按"凡商税，三十而取一"的标准征收。这样，无疑极大地促进了各类酒的发展。

洪武二十七年（1394年）准民自设酒肆，正统七年（1442年）改前代酒课为地方税，以后又采取方便酒商贸易、减轻酒税的措施，因此酒的交流加快，徐渭在《兰亭次韵》一诗中无限感慨地说："春来无处不酒家"，可见当时的酒店之多。这期间，黄酒的花色品种有新的增加。有用绿豆为曲酿制的豆酒，还有地黄酒、鲫鱼酒等。万历《绍兴府志》："府城酿者甚多，而豆酒特佳。京师盛行，近省地每多用之。"

八、清代时期

清代，酒业进一步发展，由于大酿坊的陆续出现，产量逐年增加、销路不断扩大。于是在各酿坊的协商下，品种、规格和包装形式也就统一起来。为了扩大和便利销售，有些酿坊还在外地开设酒店、酒馆或酒庄，经营零售批发业务。早在清乾隆年间，"王宝和"就在上海小东门开设酒店；"高长兴"在杭州、上海开设酒馆；"章东明"除在上海、杭州各处开设酒行外，又在天津侯家后开设"金城明记"酒庄，专营北方的酒类批发业务，并专门供应北京同仁堂药店制药用酒，年销近万坛以上。

九、当今发展

1. 黄酒

从清末到民国初期，黄酒美誉远播中外。1910 年在南京举办的南洋劝业会上，谦豫萃、沈永和酿制的黄酒获金奖。1915 年在美国旧金山举行的美国巴拿马太平洋万国博览会上，绍兴云集信记酒坊的黄酒获金奖。1929年在杭州举办的西湖博览会上，沈永和酒坊的黄酒获金奖。1936 年在浙赣特产展览会上，黄酒又获金奖。多次获奖，使黄酒身价百倍、倍受青睐。

中华人民共和国成立后，党和国家领导人都非常关心和喜爱黄酒。1952 年，周恩来总理亲自批示拨款，修建黄酒中央仓库，并多次向外国友人推荐黄酒。邓小平对黄酒情有独钟，晚年时每天要喝一小杯黄酒。1995年 5 月，江泽民总书记亲临中国绍兴黄酒集团，品尝黄酒后对随行人员说："记住，这种酒是最好的酒！"并嘱咐："中国黄酒天下一绝，这种酿造技术是前辈留下来的宝贵财富，要好好保护，防止被窃取仿制。"

2. 白酒

我们可以从各方面来看白酒行业的发展状况。

从白酒的质量看，1952 年全国第一届评酒会评选出全国八大名酒，其中白酒 4 种，称为中国四大名酒。随后连续举行至第五届全国评酒会，共评出国家级名酒 17 种、优质酒 55 种；1979 年全国第三届评酒会开始，将评比的酒样分为酱香、清香、浓香、米香和其他香五种，称为全国白酒五大香型，嗣后其他香发展为芝麻香、兼香、凤香、豉香和特香 5 种，共称为全国白酒十大香型。

从白酒产量看，1949 年全国白酒产量仅为 10.8 万吨，至 1996 年发展到顶峰为 801.3 万吨，是新中国成立初期的 80 倍。近几年来基本稳定在350 万吨左右，全国注册企业达 3.7 万家，从业人员约几十万。

从白酒税利看，每年为国家创税利约 120 亿以上，仅次于烟草行业，其经济效益历来在酒类产品中名列前茅。

从白酒科技看，中央组织全国科技力量进行总结试点工作，如烟台酿酒操作法、四川糯高粱小曲法操作法、贵州茅台酿酒、泸州老窖、山西汾酒和新工艺白酒等总结试点，都取得了卓越的成果。业内人士一致认为总结试点就是科研，而科研就是生产力。

从白酒工艺看，它的生产可分小曲法、大曲法、麸曲法和液态法（新工艺白酒），以传统固态发酵生产名优白酒，新工艺法为普通白酒，已占全国白酒总产量的 70%。

从白酒发展看，全国酿酒行业的重点在鼓励低度的黄酒和葡萄酒，控制白酒生产总量，以市场需求为导向，以节粮和满足消费为目标，以认真贯彻"优质、低度、多品种、低消耗、少污染和高效益"为方向。

白酒是我国世代相传的酒精饮料，通过跟踪研究和总结工作，对传统工艺进行了改进，如从作坊式操作到工业化生产，从肩挑背扛到半机械作业，从口授心传、灵活掌握到有文字资料传授。这些都使白酒工业不断得到发展与创新，提高了生产技术水平和产品质量，我们应该继承和发展这份宝贵的民族财富，弘扬中华民族的优秀酒文化，使白酒行业发扬光大。

饮酒史

中国是屹立世界的文明古国，也是酒的故乡。在中华民族五千多年的历史长河中，酒几乎渗透到社会生活中的各个领域。中国饮酒的历史，可以上溯到人类社会发展史的上古时期。《史记·殷本纪》中便有纣王"以酒为池，悬肉为林""为长夜之饮"的记载，《诗经》中"十月获稻、为此春酒"和"为此酒春，以介眉寿"的诗句。据历史记载：中国人在商朝时代已有饮酒的习惯，并以酒来祭神。在汉、唐以后，除了黄酒以外，各种白酒、药酒、果酒等成了人们日常生活的饮品。

商周时期，纣王造的酒池可行船，整日里不是美酒就是美色，还时常抱着美女跳进酒池戏饮，玩昏了头，结果把江山也玩没了，验证了大禹"日后必有酒色亡国者"之预言。当时的酒广泛用于祭祀，并且规模较大。《礼记·表记》中记有"粢（古代祭祀用的器类）盛秬鬯，以事上帝"。据记载，殷商时代祭祀的规模很宏大。"殷墟书契前编"中有一条卜辞

"祭仰卜，卣，弹邑百，牛百用"。意思是说：一次祭祀要用一百卣酒、一百头牛。祭祀用的卣约盛三斤酒，百卣即三百斤，足见其祭祀规模之大。

周代吸取纣王的教训，颁布《酒诰》，开始了中国历史上的第一次禁酒。其不仅规定王公诸侯不许非礼饮酒，最严厉的一条是不准百姓群饮："群饮，汝勿佚，尽执拘以归于周，予其杀。"即对民众聚饮不能放过，统统抓起来送到京城杀掉。《酒诰》还规定，执法不力者同样有杀头之罪。而在周代祭祀天地先王为大祭，添酒三次；祭祀山川神社为中祭，添酒二次；祭祀风伯雨师为小祭，添酒一次。元老重臣则按票供酒，国王及王后不受此限。此时的酒主要是为王室所做的，供统治阶级享用。

古代饮酒有一种高尚的礼仪制度，代代相传。从周朝开始，我国就实行一种飨燕礼仪制度，飨与燕是两种不同的礼节。飨（以酒食款待人）礼主要是天子宴请诸侯，或诸侯之间的互相宴请，大多在太庙举行。待客的酒一桌两壶，羔羊一只。宾主登上堂屋，举杯祝贺。一般规模宏大、场面严肃。目的不在吃喝，主要是天子与诸侯联络感情，体现以礼治国安邦的意思。燕礼就是宴会，主要是古代君臣宴礼，地点在寝宫。大多烹狗而食、酒菜丰盛、尽情吃喝、场面热烈。一般酒过三巡之后，可觥筹交错、尽欢而散。周代之后，历代皇帝遵循古传遗风，在飨燕之礼的基础上又增加了许多宴会，如元旦大宴、节日宴、皇帝诞辰宴等。地点改在园林楼阁之间，形式也轻松活泼了许多。

三国时魏文帝曹丕喜欢喝酒，尤其喜欢喝葡萄酒。他不仅自己喜欢葡萄酒，还把自己对葡萄及葡萄酒的喜爱和见解写进诏书，告之于群臣。魏文帝在《诏群臣》中写道：

"三世长者知被服，五世长者知饮食。此言被服饮食，非长者不别也。……中国珍果甚多，且复为说葡萄。当其朱夏涉秋，尚有余暑，醉酒宿醒，掩露而食。甘而不饴，酸而不脆，冷而不寒，味长汁多，除烦解渴。又酿以为酒，甘于鞠蘖，善醉而易醒。道之固已流涎咽唾，况亲食之邪。他方之果，宁有匹之者。"

作为帝王，在给群臣的诏书中不仅谈吃饭穿衣，更大谈自己对葡萄和葡萄酒的喜爱，并说只要提起葡萄酒这个名，就足以让人垂涎了，更不用说亲自喝上一口，这恐怕也是空前绝后的。《三国志·魏书·魏文帝记》是这样评价魏文帝的："文帝天资文藻，下笔成章，博闻疆识，才艺兼该。"有了魏文帝的提倡和身体力行,葡萄酒业得到恢复和发展,使得在后来的晋朝及南北朝时期,葡萄酒成为王公大臣、社会名流筵席上常饮的美酒,葡萄酒文化日渐兴起。

隋文帝重新统一中国后,经过短暂的过渡,即是唐朝的"贞观之治"及一百多年的盛唐时期。这期间,由于疆土扩大、国力强盛、文化繁荣,喝酒已不再是王公贵族、文人名士的特权,老百姓也普遍饮酒。据说唐代魏征造酒手艺很高明,曾酿出酃禄、翠涛两种酒,最为珍奇。据说藏于缸中,十年也不会腐败。唐太宗非常喜欢魏征的酒,题诗曰:"酃禄胜兰生(汉宫名酒),翠涛过玉薤(隋炀帝宫中名酒)。千日醉不醒,十年味不败。"看来唐朝魏征的酒一定是酒精度较高的米酒,否则很难做到"十年味不败"。

而且,盛唐时期,社会风气开放,不仅男人喝酒,女人也普遍饮酒。女人丰满是当时公认的美,女人醉酒更是一种美。唐明皇李隆基特别欣赏杨玉环醉韵残妆之美,常常戏称贵妃醉态为"岂妃子醉,是海棠睡未足耳"。当时,女性化妆时喜欢在脸上涂上两块红红的胭脂,据说是那时非常流行的化妆法,叫做"酒晕妆"。近年港台和沿海城市流行的"晒伤妆",可以说就是一千多年前唐朝妇女的"酒晕妆"的重现。

宋代的酒多冠名堂字,如思春堂、中和堂、济美堂、眉寿堂等;也有沿袭前朝旧名的,如万家春、万象春、皇都春、蓬莱春等。据记载,南宋皇帝曾将一种叫流香酒的赏赐给大臣。

到了元代,葡萄酒常被元朝统治者用于宴请、赏赐王公大臣,还用于赏赐外国和外族使节。南宋使者徐霆出使草原时,受到元太宗的接见,并赐马奶酒。徐霆记曰:"初到金帐,鞑主(太宗窝阔台)饮以马奶,色清而味甜。"葡萄酒是蒙古汗国初期由畏兀儿首领亦都护所献。徐霆也在金帐中饮过,他说:"(仆人)又两次(入)金帐中送葡萄酒,盛以玻璃瓶,一瓶(只)可得十余小盏,其色如南方柿漆,味甚甜。闻多饮亦醉,但(可惜)无缘多饮耳。"同时,由于葡萄种植业和葡萄酒酿造业的大发展,饮用葡萄酒不再是王公贵族的专利,平民百姓也饮用葡萄酒。这从一些平民百姓、山中隐士以及女诗人的葡萄与葡萄酒诗中都可以读到。据说元代的杨铁崖喜欢以妓女弓鞋行酒。自从铁崖创制鞋杯,自命风流的人们纷纷仿效,到了清代,鞋杯行酒流俗更广,直至民国年间依然如故。

清末民国初，葡萄酒不仅是王公贵族的饮品，在一般社交场合以及酒馆里也都饮用。这些也可以从当时的文学作品中反映出来。曹雪芹的祖父曹寅所作的《赴淮舟行杂诗之六·相忘》写道：

> 短日千帆急，湖河簌浪高。
> 绿烟飞蛱蝶，金斗泛葡萄。
> 失薮衰鸿叫，搏空黄鹄劳。
> 蓬窗漫抒笔，何处写遁逃。

曹寅官至通政使、管理江宁织造、巡视两淮盐漕监察御史，这都是些实实在在的、令人眼红的肥缺，让他生前享尽了荣华富贵。这首诗告诉我们，葡萄酒在清朝仍然是上层社会常饮的樽中美酒。费锡璜的《吴姬劝酒》中也写出了当时社交场合饮用葡萄酒的情景。

总的来说，中国在她漫漫五千年历史中历朝历代没有不饮酒的，只是饮酒者在频繁程度、饮酒场合及耗酒量的大小不同而已，且从总体上呈现出丰富多彩的特点。

历代酒政

一、古代的酒政

酒政是国家对酒的生产、流通、销售和使用而制定实施的政策的总和。在众多的生活用品中，酒是一种非常特殊的用品。这是因为：

（1）中国酿酒的原料主要是粮食，它是关系到国计民生的重要物质。由于酿酒一般获利甚丰，在历史上常常发生酿酒大户大量采购粮食用于酿酒，与民争食的事。所以当酿酒原料与口粮发生冲突时，国家必须实施强有力的行政手段加以干预。

（2）酿酒及用酒是一项非常普遍的社会活动。首先，酒的生产非常普及，酿酒作坊可以大规模生产，家庭可以自产自用。由于生产方法相对简便、生产周期比较短，只要粮食充裕，随时都可以进行酿酒。酒的直接生产企业与社会上许多行业有着千丝万缕的联系。酒的消费面也非常广，如酿酒业与饮食业的结合，在社会生活中所占的比重就很大。可见，国家对酒业的管理是一个非常复杂的系统工程。

（3）国家对酒实行榷酒以来，酒政变动频繁。一般来说，酒是一种高附加值的商品，酿酒业一般获利甚厚。在古代，能够开办酒坊酿酒的人户往往是富商巨贾，酿酒业的开办给他们带来了滚滚财源。但财富过分集中在这些人手中，对国家来说并不是有利的。酒政的变动，实际上是不同的利益集团对酒利争夺的结果。

（4）酒是一种特殊的食品。它不是生活必需品，却具有一些特殊的功能，如同古人所说的"酒以成礼，酒以治病，酒以成欢"。在这些特定的场合下，酒是不可缺少的。但是，酒又被人们看作是一种奢侈品，没有它，也不会影响人们的正常生活。而且，酒能使人上瘾，饮多使人致醉、惹是生非、伤身败体，人们又将其作为引起祸乱的根源。如何根据实际情况进行酒业管理，使酒的生产、流通、消费走上正轨，使酒的正面效应得到发挥，负面效应得到抑制也是一门深厚的学问。

数千年来，正是基于上述考虑，历代统治者对于酒这个影响面极广的产品，从放任不管到紧抓不放，实行了种种管理政策。这些措施有利有弊，执行的程度也有松有紧，历史上人们对其有褒有贬。虽然这些都成了历史，但对于后人还是有借鉴作用的。

夏商两代的末君都是因为酒而引来杀身之祸，结果导致亡国的。从史料记载及出土的大量酒器来看，夏商二代统治者饮酒的风气十分盛行。夏桀"作瑶台，罢民力，殚民财，为酒池糟，纵靡靡之乐，一鼓而牛饮者三千人"，最后被商汤放逐。商代贵族的饮酒风气并未收敛，反而愈演愈烈。出土的酒器不仅数量多、种类繁，而且其制作巧夺天工，堪称世界之最。这充分说明统治者是如何沉湎于酒的。据说：商纣饮酒七天七夜不歇，酒糟堆成小山丘，酒池里可运舟。据研究：商代的贵族们还因长期用含有锡的青铜器饮酒，造成慢性中毒，致使战斗力下降。所以，酗酒成风被普遍认为是商代灭亡的重要原因。

西周统治者在推翻商代的统治之后，发布了我国最早的禁酒令《酒诰》。其中说道：不要经常饮酒，只有祭祀时才能饮酒。对于那些聚众饮酒的人，抓起来就杀掉。在这种情况下，西周初中期，酗酒的风气有所收敛。这点可从出土的器物中，酒器所占的比重减少得到证明。《酒诰》中禁酒之教基本上可归结为：无彝酒、执群饮、戒缅酒，并认为酒是大乱丧德、亡国的根源。这构成了中国禁酒的主导思想之一，成为后世人们引经据典的典范。

商鞅辅政时的秦国，实行了"重本抑末"的基本国策。酒作为消费品，自然在限制之中。《商君书·垦令篇》中规定："贵酒肉之价，重其租，令十倍其朴。"（意思是加重酒税，让税额比成本高十倍。）《秦律·田律》规定："百姓居田舍者，毋敢酤酒，田啬，部佐禁御之，有不从令者有罪。"秦国的酒政有两点，即禁止百姓酿酒、对酒实行高价重税。其目的是：用经济的手段和严厉的法律抑制酒的生产和消费，鼓励百姓多种粮食；另一方面，通过重税高价，国家也可以获得巨额的收入。

西汉前期实行"禁群饮"的制度，相国萧何制定的律令规定："三人以上无故群饮酒，罚金四两。"（《史记·文帝本纪》）这大概是因为西汉初，新王朝刚刚建立，统治者为杜绝反对势力聚众闹事，故有此规定。禁群饮，实际上是根据《酒诰》而制定的。

唐朝的税酒，即对酿酒户和卖酒户进行登记，并对其生产经营规模划分等级，给予这些人从事酒业的特权。未经特许的，则无资格从事酒业。大历六年的做法是：酒税一般由地方征收，地方向朝廷进奉，如所谓的"充布绢进奉"是说地方上可用酒税钱抵充进奉的布绢之数。

禁酒无疑会使酿酒业受到很大的摧残，酒的买卖少了，连酒的市税也收不到。唐代宗广德元年，安史之乱终于结束。唐朝为了应付军费开支和养活皇室及官僚，巧立名目，征收苛捐杂税。据《新唐书·杨炎传》的记载：当时搜括民财已到了"废者不削，重者不去，新旧仍积，不知其涯"的地步。为确保国家的财政收入，统治者再次恢复了180多年的税酒政策。代宗二年，"定天下酤户纳税"（《唐书·食货志》）《杜佑通典》也记载："二年十二月敕天下州各量定酤酒户，随月纳税，除此之外，不问官私，一切禁断。"

到了宋代，酒税已是政府重要的财源。为了收到足够的酒税，宋朝时对酒的生产和销售管理还是很严格的。

北宋初年实行禁酒的政策，不许私人酿酒。私自制曲 5 斤即应判处死刑，以后放宽到私自制曲 15 斤判极刑。随着经济的恢复、生产的发展，对酒的政策越来越放宽。

北宋的酒政主要有三种形式：酒的专卖、曲的专卖和税酒。即对不同的地方分别实行三种不同的政策：三京地区实行酒曲专卖；州城内则实行酒的专卖；县以下的地方或实行纳税，或实行酒的专卖。这种区别对待的政策，考虑到地方的特点，有利于国家获取更大的酒利。

酒的专卖，其做法是酒坊归官府所有，生产资料、生产费用、生产原料由官府解决，酒户从官府租来酒坊组织生产，酿成的酒由官府包销。酒价自然由官府定。当时的开封有两种类型的酒店负责推销官酒：一种叫正店，一种叫脚店。据《东京梦华录》记载："在京正店七十二户，此外不能遍数，其余皆谓之脚店。"还有酒楼，是官府开办的饮酒吃饭的地方。酒库是官府酒的批发场所，还有被称为"拍户""泊户"的零售店。

酒曲是酿造黄酒必需的糖化剂和发酵酒母，比较稳定，可以长期存放，所以实行酒曲专卖，官府也能有效地控制酒的税收。酒曲的专卖主要在三京：开封、洛阳、商丘。榷曲的做法主要有以下几种：官定曲价、划定范围、限额发销等。

北宋时期，官府对酿酒的管理、对酒税的控制做得很细，在某些方面甚至比现在都管得严。

公元 1127 年宋高宗赵构即位，他实行投降妥协政策，导致英勇抗金的群众和将领节节败退，最后被迫迁都杭州，建立了南宋政权。军费的筹措是头等大事。南宋政权从一开始就处在内外交困的情况下，经费紧张，酒税是重要的财政来源。据《宋史·食货志》记载："渡江后，屈于养兵，随时增课，名目杂出。"所以，南宋的酒政是多样化的，酒的专卖仍是城市的主要形式。

隔酿法是南宋时采取的一种变通措施，方法大致是：官府设立集中的酿酒场所，置办酿酒器具，民众自带粮食，前来酿酒，官府根据酿酒数量的多少收取一定的费用，作为特殊的酒税。此法实行过一段时间，得到推广。采用这种方法，官府无须采购原料，也不必承担酒的销售，只需要出面管理一下，就坐收酒利。酿造场在官府规定的场所，便于集中管理，是一种较好的方式。官府按所用之米计收酒税，也预防了逃税。

南宋也实行酒类专卖的政策，集中体现在酒库的设立及运营。酒库是官府控制下酿造酒和批发酒的市场，也是官府酒课的主要来源之一。因此，谁掌握了酒库，谁就掌握了酒的丰厚利润。在南宋，对酒库管理权的争夺成为焦点。

南宋酒库名目繁多、隶属关系复杂，有归属中央政权的酒库，有军队的酒库，还有地方上的酒库。

军队所属的酒库是为军队筹资而设立的，所以就有"赡军库""犒军库""缴赏库"等名称。当南宋政权基本稳定下来以后，政府机构逐渐把归属军队的酒库，收归为政府所属。

宋朝为了促进酒的销售，曾经组织所属酒库，进行声势浩大的酒类评比和宣传促销活动。这种活动类似近几年召开的糖酒大会。南宋的酒价与北宋相比，有几个特点：涨价频繁、涨幅大、各地自主定价。因此，南宋的酒价比北宋要高得多。

我国历代对酒类开征专税，税额有轻有重。最重的是两宋时期，明朝酒税稍轻，但清末酒税税目繁多，重于历代。

总之，中国酒政起源于夏朝，经过4000多年的发展，主要形成了5个方面的内容，即酒禁、酒法、酒专卖、征酒税以及历代设置的兼管或专管的酒政机构。

1. 酒禁

用法律手段和行政命令，禁止酒类的生产、买卖或消费。酒禁有3类情况：

（1）全面禁酒。对酒类的生产、买卖和消费实行全部禁止。多发生在政局动荡、王朝初创、年歉收灾荒之时。

（2）禁私酒。在国家对酒类实行专卖或征税政策的同时，禁止民间私自造酒和买卖酒，以保证国家正常的酒利收入。

（3）禁酗酒。即节饮，限制酒类的消费膨胀或非礼之饮。如西周颁布《酒诰》，严禁官员纵酒，聚饮者格杀勿论。

2. 酒法

为保证酒政顺利执行所采取的一系列法律手段和法律措施。中国古代的酒法主要有死刑、墨刑、放逐、罚款、棍杖等刑罚。唐末还实行过连坐法。对违犯酒法者处以死刑始于夏朝，西周、唐、五代、宋代都实行过；墨刑是商朝对酗酒者的处罚；放逐是夏的始祖禹处罚仪狄的一种刑罚；罚款始于汉律，以后历代都使用过；杖刑见于金代和清代。

3. 酒专卖

由国家垄断酒类的生产和买卖，古称榷酤或榷酒酤，包括酒专卖和曲专卖。中国历代曾经有过官造官卖、民造官收官卖、买扑法、公卖制和国家控制产供销的专卖制等专卖形式。中国酒专卖始于西汉天汉三年（前98年）二月，以后历代相沿，到中华民国时期采取官督商销的公卖制，中华人民共和国则由国家控制酒类的产供销。官造官卖就是由国家全面垄断酒类的生产销售，如汉、唐末和宋代前期。民制官收官卖则是由国家垄断酒类的价格和销售，如元代曾实行过此制度。买扑法始行于北宋，到南宋普遍实行，它是近代包税制的前身。买扑就是招商承包某片地区的酒税额，以出价最高者承担，承包人称买扑人，买扑人一旦承包了某一地区的酒税，就取得了这一地区的专卖权。

4. 征酒税

国家对酒类生产和销售者征收专税的政策和制度，又称税酒。中国税酒始于战国时期。西汉以后，除去隋朝和一些禁酒或实行酒专卖的时期以外，历代都曾对酒类开征专税。唐中期还以酒税代徭役，并曾一度将酒税摊入地税中征收。

5. 酒政机构

酒政的执行机构，有专管与兼管两种类型。大约从商代开始就有酒政机构的出现，到了周代中央机关之一——天宫中设置有酒正、酒人等。汉朝设立榷酤官；北魏设立榷酤科；唐代酒政由州县长官兼管；后周设立都务侯；辽代酒政隶属上京盐铁司；宋设有酒务；金设有曲院和酒使司；元代也设酒务；明设宣课司和通课司；清则由户部统一管辖。

二、民国时期的酒政

1. 民国四年时北京政府的"公卖制"

北京政府执政初期，对酒的管理一方面沿袭清末旧制，保留了清末的一些税种，另一方面还参照西方的酒税法制定了一些新的酒政形式，最主要的是"公卖制"。公卖制始于民国四年（1915 年）。推行公卖制的行政管理机构是北京政府的烟酒公卖局和各省的烟酒公卖局。机构：北京政府烟酒公卖局→省专卖局→分局→分栈→支栈→承办商（特许）。

当年 5 月还公布了《全国烟酒公卖和公卖局的暂行简章》。6 月拟定各省公卖局章程、稽查章程；8 月续订征收烟酒公卖费规则，与章程相辅而行。北京政府实行的公卖制，实际上仍是一种特许制。政府无须提供资金、场所，不直接经营酒的生产，也不参与酒的收购、运销，受委托特许的商人，即分栈或支栈经理办理与酒有关的事务。经理人要先向公卖机构缴纳押金，得到批准后，发给特许执照。

2. 民国十五年的《机制酒类贩卖税条例》

民国十五年，北京政府颁发了"机制酒类贩卖税条例"。规定无论在华制造的或国外进口的机制酒都应照例纳税，从价征收 20%，从营销贩卖商店稽征。次年又规定出厂捐规则，向机制酒的制造商征税 10%。初步建立了产销两税制。

3. 民国十六年南京政府的烟酒公卖暂行条例

民国十六年，南京政府成立，同年 6 月公布《烟酒公卖暂行条例》，规定以实行官督商销为宗旨。公卖机关的组织结构与北京政府大致相同。

公卖费率以定价的 20% 征收，每年修订一次。还发布了《各省烟酒公卖招商投标章程》，规定当众竞投，认额超过度额最高者为得标人，得标者需交纳全年包额的 20% 作为保证金。

4. 民国十八年的"烟酒公卖暂行条例"

民国十八年 8 月对公卖法复加修订，公布了"烟酒公卖暂行条例"。同时拟订了"烟酒公卖稽查规则"及"烟酒公卖罚金规则"。修订的公卖法与旧法相比有较大的变化：将原先的省级烟酒公卖局改称为"烟酒事务局"，公卖栈改为稽征所。废除了烟酒公卖支栈，规定烟酒制销商应向分局或稽征所申请登记，并按月将生产或销售烟酒的品种及数量列表呈报。价格由各省规定，公卖费率为酒价的 20%，照最近一年的平均市价征收，每年修订一次。此阶段还制定了《烟酒公卖稽查规则》《烟酒分卖罚金规则》《洋酒类税暂行章程》等。

5. 民国二十年的《就厂征收洋酒类税章程》和《烟酒营业牌照税暂

行章程》

民国二十年（1932年）公布了"就厂征收洋酒类税章程"，实行就厂征收办法，即就厂一次征足，通行全国，不再重征。同年还制定了"征收啤酒税暂行章程"和"征收啤酒税驻厂员办事规则"，啤酒税与洋酒税从此分开。该章程规定：在中国境内设厂制造之啤酒均应按本章程规定完纳啤酒税。啤酒税也由本部印花烟酒税处直接征收，一次征足，不再重征。啤酒税暂定为按值征20%。有关核查和缴款方法同洋酒类。民国二十二年6月15日起，一律改为从量征收，分箱装及桶装两类税率。

民国二十年还公布了《烟酒营业牌照税暂行章程》，该章程适应于在华生产及销售的所有酒类，分整卖和零卖两大类。整卖的根据营业规模分为三等：甲等每年批发量在2000担以上者，每季征收税银32元；乙等批发在1000~2000担之间的每季征银24元；丙等批发量在1000担以下者，每季征收16元。零售分为四等：每季纳银分别为8元、4元、2元和5角。该章程对洋酒类的营业牌照税也做了规定。中央政府征收的烟酒牌照税收入，除由中央留1/10以外，其余拨归各省市作为地方收入。

6. 民国二十二年以后的酒类管理

民国二十二年（1933年），公布《土酒定额税稽查章程》，国产土酒改办定额税。税率因酒的类别和不同的省而有所区别。

民国二十五年，颁布《修正财政部征收啤酒统税暂行章程》，啤酒征税改归统税局办理，由统税局派员驻厂稽征，称为"啤酒统税"。啤酒税原从量征收，税率为20%。次年因从价征收，致使纳税参差不齐，于是又改为从量征收。

民国二十六年（1937年），抗日战争爆发，国民党政府以加强税收、充裕饷源为由，将各省土酒一律加征五成。

民国三十年，公布了《国产烟酒税暂行条例》，规定烟酒类税为国家税，由财政部税务署所属的税务机关征收。烟酒类税均就产地一次征收，行销国内，地方政府一律不得重征任何税捐。这就是按照"统税"原则征税。统税就是一物一税，一税之后通行无阻，其他各地不得以任何理由再行征税。统税是出产税，全国采取统一的税率，中外商人同等待遇。国产酒类税的实行，说明了公卖费制的结束。

民国三十年的暂行条例还规定了酒类税按照产地核定完税价格征收

40%。为配合暂行条例，还由财政部公布了《国产烟酒类税稽征暂行规程》，规定了征收程序，酒类的改制征税或免税方法，稽查及处罚规则等。

民国三十一年（1942年），试办《国产酒类认额摊缴办法》，从广西开始，以后在川、康、黔、赣各省次第推行。这实际上相当于南宋在乡村实行过的包税制，实行不易，民国三十四年停止执行。

民国三十一年9月，财政部公布了《管理国产酒类制造商暂行办法》。规定重新举办酿户登记，未经登记者不准酿酒。每年每户以2.4万斤为最低产量，不满者不准登记。

三、当代中国酒政

中华人民共和国成立之前，在当时的解放区曾实行过酒的专卖。1949年中华人民共和国成立后到现在的50多年中，基本上仍然实行对酒的国家专卖政策。但在不同的历史时期，由于社会经济环境的不同，相应地采取了不同的措施，主要的管理机构也发生了一些变化。

1. 新中国成立初期的酒类专卖

新中国成立初期的酒政承袭了民国时期的一些作法，行政管理由财政部税务总局负责。

1951年1月，中央财政部召开了全国首届专卖会议，明确专卖政策是国家财经政策的一个组成部分。同年5月，中央财政部颁发了《专卖事业暂行条例》，对全国的专卖事业实行统一的监督和管理。规定专卖品定为酒类和卷烟用纸两种。专卖事业的行政管理由中央财政部税务总局负责，还组建了中国专卖事业总公司，对有关企业进行管理。专卖品以国营、公私合营、特许私营及委托加工4种方式经营，其生产计划由专卖总公司统一制定。

1950年12月6日，财政部税务总局、华北酒业专卖总公司在《关于华北公营及暂许私营酒类征税管理加以修正的指示》中提出，"决定对公营啤酒、黄酒、洋酒、仿洋酒、改制酒、果木酒等均改按从价征税。前列酒类其所用之原料酒精或白酒，应以规定分别征税"。酒精改为从价征收，白酒按固定税额，每斤酒征二斤半小米。

1951 年 7 月 28 日财政部税务总局、华北酒业专卖公司又决定从 1951 年 8 月 16 日起，一律依照货物税暂行条例规定的酒类税率从价计征。除白酒和酒精仍在销地纳税外，其他酒类一律改为在产地纳税。

2. 第一个五年计划时期的酒类专卖

这一时期的特点是酒的专卖在商业部门的领导下进行。

在第一个五年计划时期，为改变专卖行政机关与专卖企业机构在全国范围内不统一的混乱局面，商业部拟定了《各级专卖事业行政组织规程（草案）》，同时为保证专卖事业的严格执行，中国专卖事业公司制定了《商品验收责任制试行办法》，规定酒类的收购单位必须设专职验收人员，对较大的酒厂设驻厂员，小厂或小酒坊配设巡回检验员，包干负责。收购单位是负责酒类商品检验和保证酒质的第一关。

1953 年 2 月 10 日，财政部税务总局和中国专卖事业总公司对酒类的税收、专卖利润及价格作出了规定：白酒、黄酒和酒精的专卖利润率定为 11%，其他酒类为 10%；专卖酒类依照商品流通税试行办法规定，应于出厂时纳税；用酒精改制白酒，暂按一道税征收。

3. "大跃进"时期的酒类专卖

1958 年随着商业管理体制的改革和权力的下放，除了国家名酒和部分啤酒仍实行国家统一计划管理外，其他酒的平衡权都下放到地方，以省（市、区）为单位实行地产地销。许多地方在无形中取消了酒的专卖。

4. 国民经济调整时期的酒类专卖

1960 年下半年起，中央提出了"调整、巩固、充实、提高"的八字方针。国务院于 1963 年 8 月 22 日发布了《关于加强酒类专卖管理工作的通知》，强调必须继续贯彻执行酒类专卖方针，加强酒类专卖的管理工作，并对酒的生产、销售和行政管理、专卖利润收入和分成办法等作出了具体规定。这一期间，酒类生产和酒类销售各司其职。

5. "文化大革命"时期的酒类专卖

在"文化大革命"期间，多数地区酒类专卖机构被撤销，人员被调走或下放到农村或基层，酒的专卖管理工作处于无人过问和无章可循的状态。但在当时以"阶级斗争为纲"的大环境下，酒的生产和销售工作都处于较为严格的国家计划控制之下，酒类的生产和流通秩序还是较为正常。这也可以说是在低生产水平、低消费水平下的一种宁静。1966 年 3 月 21

日，商业部和对外贸易部下达了《关于对旅客携带或邮递进口非商品性酒类免征专卖利润的通知》，决定对旅客携带或邮递进口非商品性酒类免征专卖利润，而在1954年曾规定对此类酒由海关代征专卖利润。

6. 改革开放至今的酒类专卖

新中国酿酒工业在前30年，发展较为缓慢。改革开放后，尤其是从1980年之后其发展尤为迅速，出现了各行各业办酒类的浪潮。国家对酒业的管理面临着许多新的问题，酒类管理难度加大。尤其是在原有的轻工业部管理酒类生产，商业部管理酒类流通的体制下，对于国家一级的管理机构如何设置、如何运作还在探索中。这一期间，许多新的管理措施都相继出台。

国务院于1978年4月5日批转了商业部、国家计委、财政部《关于加强酒类专卖管理工作的报告》。这一报告对酒类的生产、销售、运输管理、酒厂的"来料加工"、家酿酒、专卖利润以及偷漏税、欠交专卖利润等违法情况，都作出了具体规定。

1987年10月31日，商业部和轻工业部发出《关于由生产单位解决散装白酒酒度的通知》规定：散装白酒的加浆调度工作原则上由生产单位进行；流通环节均不再用酒精配制白酒。散装白酒出厂前都要经过化验，并定期送卫生防疫部门检验，符合质量标准才能出厂。

1981年颁发了国家标准《蒸馏酒及配制酒卫生标准》，规定用酒精作配制酒或其他含酒精饮料，所用的酒精必须符合蒸馏酒的卫生要求；所用的添加剂必须符合食品添加剂使用卫生标准。1982年、1986年和1990年，国家有关部门都对酒类卫生的管理工作作出了明确的规定。1990年10月，卫生部修订了《酒类卫生管理办法》。

1983年6月13日，财政部发布了《关于加强酒税征收管理的通知》，当时酿酒用粮分为数种，有的是日常用粮，有的是饲料用粮，有的是国家统一定价的粮食，而有的则是议价粮（价格稍高于国家定价粮）。于是规定：用日常用粮酿酒的，按60%的税率征税；用饲料粮酿酒的，按40%的税率征收；用议价粮酿酒的，由于其价格较高，如仍按60%的税率征收，实际加重了许多生产企业的负担，同时也减少了税收收入。

1991年5月8日，国务院办公厅在复经济贸易部《关于开展寄售洋酒、啤酒、饮料业务有关问题的请示》的函文中指出：继续由经济贸易部对寄售进口洋酒实行严格管理，今且除寄售进口外，一律不再批准进口洋酒。对啤酒、饮料的进口，应建立起相应的管理制度，防止多渠道盲目进口。

在 1963 年的国务院《关于加强酒类专卖管理工作的通知》中，曾规定由轻工业部归口统一安排酒的生产，酒类销售和酒类的行政管理由各级商业部门领导，具体日常事务由糖业烟酒公司负责。

1991 年第三季度，由国务院法制局、轻工业部和商业部共同起草了《中华人民共和国酒类管理条例》（草案），报送国务院审议，该管理条例对酒类流通管理方面作出的规定主要内容有：酒类销售实行经营许可证制度。企业必须取得酒类经营许可证后，方可从事酒类批发或者零售。并规定了取得酒类批发经营许可证所必须具备的条件。取得酒类生产许可证的酒类生产企业准许销售本厂产品，但不得经营其他企业的酒类产品。

计划内的国家名酒由轻工业部和商业部联合下达收购调拨计划，其他酒类产品由商业销售单位与酒类生产企业实行合同收购。国家名酒由酒类流通管理机构指定的零售单位挂牌销售。

对于酒类生产和流通的管理，《中华人民共和国酒类管理条例》也作出了详细的规定。

中国酒政在一定程度上繁荣了酒文化，保证了酒文化发展的正确方向，将中国酒文化引上了顺乎礼仪、合乎礼德的轨道，有效地制止了当时社会上狂饮烂醉的歪风。中国酒政还在一定意义上推动了中国社会经济和文化的发展、促进了社会的进步。中国酒政作为中国酒文化的重要内容，同样丰富了中国和世界文化的宝库。

酒的分类

自古以来，酒是国人所喜爱的饮品之一。佳节庆贺、亲朋聚会、宴飨宾客、喜庆丰收、婚丧嫁娶皆少不了它。从仪狄、杜康造酒到刘伶酒醉成仙颇具神秘的传说，再到李白"斗酒诗百篇""醉草吓蛮书"的佳话；从苏轼"把酒问青天"的豪放到周宪王"醉里乐天真"的无奈……直到曲艺大师侯宝林先生的《醉酒》相声段子中的调侃，都体现了中国浓厚的酒文化底蕴。

日常生活中凡是含有酒精的饮料，都可以冠之以"酒"的名称。酒真可谓品种繁多，据估计当今世界的酒有十多万种，大致有以下几种分类方法：

（1）以酒的颜色划分，分为白酒、果酒等；

（2）以酒的度数划分，分为高度酒、中度酒、低度酒；

（3）以酿酒原料划分，分为粮食酒、葡萄酒、果露酒及在酒中加入一定香料的配制酒等；

（4）根据酒的含糖量多少划分，分为甜型、半甜型、干型、半干型等；

（5）根据酿酒过程中生产工艺的特点来划分，如果原料发酵完毕，用压榨的方法将汁、渣分开，这样的酒叫酿造酒，也叫蒸馏酒。此外，还有配制酒（也叫合成酒），一般是用蒸馏酒或使用香精配以香料、药物等制成。

据考证：中国酿酒史远远早于文字的发明，大约有8000年之久。经讨了这漫长的发展历程，我国的酒类已发展成为具有五大类别，即白酒、黄酒、啤酒、果酒（主要是葡萄酒）、配制酒五大类，千余个品种的中华酒系。

一、白酒

中国白酒以酒液清澈透明，质地纯净、无混浊，口味芳香浓郁、醇和柔绵、刺激性较强，饮后余香、回味悠久而闻名于世。有关中国白酒的起源历来就有东汉、唐代、宋代和元代四种说法，其中以宋代的说法较具代表性。也就是说从宋代开始计算，我国的白酒酿造大约有近千年的历史了。作为世界六大蒸馏酒（其他五种是白兰地、威士忌、朗姆酒、伏特加和金酒）之一的中国白酒，其制造工艺远比世界各国的蒸馏酒复杂，原料也是各种各样，特殊的风味更是其他国家不可比拟的。中国白酒的酿造技术发展至今，生产出的白酒酒色洁白晶莹、无色透明、香气宜人，而且五种香型的酒各有特色。一般香气馥郁、纯净，溢香好，余香不尽；口味醇厚柔绵，甘润清冽，酒体谐调，回味悠久，其爽口纯净、变化无穷的优美味道能给人以极大的欢愉和幸福之感。

白酒在中国各地区均有生产，但山西、四川及贵州等地的白酒最为著名。不同地区的名酒各有其突出的独特风格。白酒品种繁多，制法和风味都各有特式，大致可分为：

1. 按酿酒原料划分

（1）粮食白酒

粮食酒就是以玉米、高粱、小麦、大米等粮食为主要原料酿制而成的白酒。我国大多数白酒都是粮食酒，许多优质的中国白酒均属此类酒。

（2）薯干白酒

薯类酒就是以甘薯、马铃薯及木薯等为原料酿制而成。薯类作物富含淀粉和糖分，易于蒸煮糊化，出酒率高于粮食白酒，但酒质不如粮食白酒，所以此类酒多为普通白酒。

（3）其他原料白酒

以富含淀粉和糖分的农副产品和野生植物为原料酿制而成，如甜菜、糖蜜、大米糠、高粱糠、甘蔗、土茯苓及葛根等。这类酒的酒质不如粮食白酒和薯干白酒。

2. 按酿酒工艺划分

（1）固态法白酒

固态法白酒是我国独有的传统工艺，是世界上独一无二的生产技术。固态法白酒即采用固态糖化、固态发酵及固态蒸馏的传统工艺配制成的白酒。它的主要特点是采用间歇式、开放式生产，并采用多菌种混合发酵；低温蒸煮低温糖化发酵；采用配糟来调节酒醅淀粉浓度、酸度；甑桶蒸馏，如茅台酒、五粮液酒、董酒等。

（2）固液结合法白酒

这种酒是以大米为原料，小曲为糖化发酵剂，先在固态条件下培菌、糖化，加水后再于半固态、半液态下发酵而后蒸馏制成的白酒，如桂林三花酒和广东玉冰烧酒等。

（3）液态法白酒

液态法白酒即采用液态发酵、液态蒸馏工艺制成的白酒，包括一步法液态发酵白酒、串香白酒和固液勾兑白酒。一步法液态发酵白酒是以大米等为原料，在液态下加入糖化发酵剂，采用边糖化边发酵、液态蒸馏工艺制成的白酒。串香白酒是以液态法生产的食用酒精为酒基，利用固态发酵法的酒醅进行串香而制成的白酒，如山东坊子白酒等。固液勾兑白酒是以液态法生产的食用酒精为酒基，用固态法生产的白酒进行勾兑而制成的白酒。液态法白酒生产工艺具有出酒率高、劳动强度低、劳动生产率高、对原料适应性强等特点。

3. 按酿酒用曲的种类划分

（1）大曲法白酒

以大曲（也称麦曲，其实是一种粗制剂，由微生物自然繁殖而成）作为酿酒用的糖化剂和发酵剂。因其形状像大砖块而得名。酒醅经蒸馏后成白酒，具有曲香馥郁、口味醇厚、饮后回甜等特点。大曲法酿造的酒多为名酒和优质酒。但因耗费粮食、生产周期长等原因，发展受到一定限制，而且价格不菲。

（2）小曲法白酒

以小曲（也称米曲，相对于大曲而言，又因添加了各种药材而又称为药曲或酒药）作为酿酒用的糖化剂和发酵剂。此酒适合气温较高的地区生产，具有一种清雅的香气和醇甜的口感，但不如大曲酒香气馥郁。

（3）麸曲法白酒

以麸曲（也称快曲，就是因为生产周期短，它是用麸皮为原料，由人工培养而成）为糖化剂，酵母菌为发酵剂制成。以出酒率高、节约粮食及生产周期短为特点，但酒质不如大曲白酒及小曲白酒。

（4）小曲、大曲合制白酒

先用小曲，后用大曲酿造而成，酒质风格独特。

4. 按糖化发酵剂划分

（1）大曲酒

大曲酒是以小麦、大麦、豌豆等为原料，通过培养自然微生物制成的大曲为糖化发酵剂，采用边糖化边发酵的开放式自然发酵工艺生产出来的白酒。大曲又分为高温曲、中温曲、低温曲。高温曲主要用于配制酱香型白酒，中温曲主要用于配制清香型白酒，绝大多数名优酒厂都采用高温制曲。大曲酒的发酵期较长、贮存期较长、劳动强度大、淀粉出酒率低、成本高。一般国家名优酒都是大曲酒，如茅台酒、五粮液酒、汾酒、刘伶醉酒等。

（2）小曲酒

小曲酒是以大米、小麦、麸皮等为原料，接种纯菌种制成的小曲为糖化发酵剂配制而成的白酒，通常采用固态法糖化、液态化发酵、蒸馏。小曲酒的发酵期相对较短、用曲量比大曲小、淀粉出酒率高、设备及用具较简单、便于机械化生产。成品酒味较为纯净、清爽、柔和。小曲白酒的产量约占全国白酒总产量的1/6，如三花酒、玉冰烧、董酒等都属于小曲酒。

（3）麸曲酒

麸曲酒是以用麸皮为原料接种纯菌种制成的麸曲，并辅以酵母菌为糖化发酵剂酿制而成的白酒。这是解放后在烟台操作法的基础上发展起来的，此法生产白酒的发酵时间较短、生产成本较低、出酒率较高，为多数酒厂所采用。此种类型的酒产量最大，以大众为消费对象。

5. 按酒的香型划分

（1）酱香型白酒

所谓酱香，就是有一股类似豆类发酵时发出的一种酱香味。这种酒的特征是：酱香突出、幽雅细腻、酒体丰富醇厚、回味悠长、香而不艳、低而不淡。茅台酒、郎酒就属此类酒的典型代表，且具有隔夜留香、饮后空杯香犹存的特点。酱香型白酒具有酱香、窖底香和醇甜香三味合一的特殊香味，其所用的大曲多为超高温酒曲，发酵工艺最为复杂。

（2）浓香型白酒

浓香型白酒发酵原料有多种，其中以高粱为主，传统生产采用混蒸混烧续发酵工艺，发酵采用陈年老窖，也有人工培养的老窖。在名优酒中，浓香型白酒的产量最大，如泸州老窖特曲、五粮液酒、剑南春酒、古井贡酒、双沟大曲酒、洋河大曲酒等均属此类之代表。浓香型白酒的香味成分以酯类成分占绝对优势，酯类成分约占香味成分总量的60%。优级浓香型白酒的特点是无色或微黄色，清亮透明，无悬浮物，无沉淀，具有浓郁、纯正的以乙酸乙酯为主体的香气；窖香浓郁、绵甜甘洌、香气协调、余味悠长，具有其固有的独特风味，很受消费者喜爱。

（3）清香型白酒

清香型白酒采用清蒸清渣发酵工艺，发酵采用地缸；以中温大曲为糖化发酵剂酿酒，也有用麸曲或辅以糖化酶、干酵母酿酒。清香型白酒以山西杏花村汾酒为代表，其他如宝丰酒、特制黄鹤楼酒也是清香型白酒。清香型白酒的香味成分以酯类成分占绝对优势，其中以乙酸乙酯和乳酸乙酯两者的结合为主体香。典型的清香型白酒的风味特征是无色、清亮透明、清香醇正、诸味协调、醇甜柔和、余味爽净、甘润爽口，具有以乙酸乙酯为主的复合香气，入口微甜，颇有传统的老白干风格。

（4）米香型白酒

米香型白酒传统生产采用大米为原料，小曲为糖化发酵剂，先培菌糖化，后液态发酵蒸馏制酒。它的酿造工艺较简单，发酵期短，香味组分含量相对较少，香气不十分强烈。如桂林三花酒、全州湘山酒、广东长乐烧等属于此类白酒。典型的米香型白酒的风味特征是无色、清亮透明，有以乙酸乙酯和8-苯乙醇为主体的淡雅的复合香气，入口醇甜、甘爽、落口怡畅。

（5）凤香型白酒

凤香型白酒是指具有西凤酒香气风格的一类白酒，它的香味介于清香型和浓香型之间。其香气特征是：醇香突出，以乙酸乙酯为主，一定的乙酸乙酯香气为辅。该类白酒的代表产品是西凤酒。

（6）芝麻香型白酒

典型芝麻香型白酒的风味特征是：以乙酸乙酯为主要酯类的淡雅香气，焦香突出，入口芳香；以焦香、糊香气味为主，无色、清亮透明；口味比较醇厚、爽口，有类似老白干酒的口味，后味稍有苦味。芝麻香型白酒中乙酸乙酯及其他乙酯类化合物的绝对含量明显低于浓香型白酒及酱香型白酒，却高于清香型白酒的相应组分含量，所以该酒的香气淡雅。

（7）豉香型白酒

豉香型白酒是以大米为原料，小曲为糖化发酵剂，半固态半液态糖化边发酵酿制而成的白酒。该类酒以乙酸乙酯、苯乙醇、乳酸乙酯为香气的主体成分。豉香型白酒的风味特征是清亮透明，晶莹悦目，口味绵软、柔和，回味较长，入口稍有苦味，后味清爽。该类白酒的代表产品是玉冰烧酒。

（8）特香型白酒

特香型白酒以大米为原料。其风格特点是幽雅舒适、诸香谐调，富含奇数碳脂肪酸乙酯的复合香气，柔绵醇和、香味谐调、余味悠长。

6. 按酒质划分

（1）国家名酒

国家名酒指国家评定的质量最高的酒。白酒的国家级评比共进行过 5 次，茅台酒、汾酒、泸州老窖、五粮液等酒在历次国家评酒会上都被评为名酒。

（2）国家级优质酒

国家级优质酒是指获得国家银质奖或优质奖的白酒，国家级优质酒的评比与名酒的评比同时进行。

（3）省部级优质酒

省、部级优质酒指在各个省、部委评酒会上获得奖牌的白酒。

（4）一般白酒

一般白酒指符合国家有关质量标准，未获得正式奖牌的产品。一般白酒占酒产量的大多数，价格低廉，为百姓所接受。有的质量也很好。这种白酒大多是用液态法生产的。

7. 按酒度划分

（1）高度白酒

这是我国传统生产方法所形成的白酒，酒度在 41%（V/V）以上，多在 55%（V/V）以上，一般不超过 65°。

（2）低度白酒

采用了降度工艺，酒度一般在 38%（V/V），也有 20%（V/V）左右的。

二、黄酒

黄酒是我国最古老的传统酒，其起源与我国谷物酿酒的起源相始终，至今约有 8000 年的历史。它是以大米等谷物为原料，经过蒸煮、糖化和发酵、压滤而成的酿造酒。黄酒中的主要成分除乙醇和水外，还有麦芽糖、葡萄糖、糊精、甘油、含氮物、醋酸、琥珀酸、无机盐及少量醛、酯与蛋白质分解的氨基酸等，其特点是具有较高的营养价值和对人体有益无害。因此无论是从振奋民族精神、继承民族珍贵遗产，还是从药用价值、烹调价值和营养价值来讲，黄酒都应该成为人们可以普遍饮用的一种酒类，并成为最有发展前途的酒种之一。

现在市场上黄酒的种类很多，但按原料、酿造方法的不同主要可归纳为三大类：即绍兴酒、黍米黄酒（以山东即墨老酒为代表）和红曲黄酒（以浙南、福建、台湾为代表）。虽然黄酒品种繁多，制法和风味都各有特式，但是它的生产基地主要集中于长江下游一带，以浙江绍兴的产品最为著名。黄酒大致可分为：

1. 按原料和酒曲划分

（1）糯米黄酒

以酒药和麦曲为糖化、发酵剂。主要生产于中国南方地区。

（2）黍米黄酒

以米曲霉制成的麸曲为糖化、发酵剂。主要生产于中国北方地区。

（3）大米黄酒

为一种改良的黄酒，以米曲加酵母为糖化、发酵剂。主要生产于中国吉林及山东。

（4）红曲黄酒

以糯米为原料，红曲为糖化、发酵剂。主要生产于中国福建及浙江两地。

2. 按生产方法划分

（1）淋饭法黄酒

淋饭法黄酒将糯米用清水浸发两日两夜，然后蒸熟成饭，再通过冷水喷淋达到糖化和发酵的最佳温度。拌加酒药、特制麦曲及清水，经糖化和发酵 45 天就可做成。此法主要用于甜型黄酒生产。

（2）摊饭法黄酒

将糯米用清水浸发 16～20 天，取出米粒，分出浆水。米粒蒸熟成饭，然后将饭摊于竹席上，经空气冷却达到预定的发酵温度。配加一定分量的酒母、麦曲、清水及浸米浆水后，经糖化和发酵 60～80 天做成。用此法生产的黄酒质量一般比淋饭法黄酒较好。

（3）喂饭法黄酒

将糯米原料分成几批。第一批以淋饭法做成酒母，然后再分批加入新原料，使发酵继续进行。用此法生产的黄酒与淋饭法及摊饭法黄酒相比，发酵更深透、原料利用率较高。这是中国古老的酿造方法之一，早在东汉时期就已盛行。现在中国各地仍有许多地方沿用这一传统工艺。著名的绍兴加饭酒便是其典型代表。

3. 按所含糖量分

黄酒按所含的糖量可以分为：

甜型酒：含糖量在 10% 以上。

半甜型酒：含糖量在 5%～10%。

半干型酒：含糖量在 0.5%～5%。

干型酒：含糖量在 0.5% 以下。

4. 按其他不同方式分

（1）根据酒的颜色取名

如元红酒（琥珀色）、竹叶青（浅绿色）、黑酒（暗黑色）、红酒（红黄色）。

（2）根据包装方式取名

如花雕（在酒坛外绘雕各种花纹及图案）。

（3）根据特殊用途取名

如女儿红（在女儿出生时将酒坛埋在地下，待女儿出嫁时取出，宴请宾客）等。

三、啤酒

啤酒是以大麦和啤酒花为原料制成的一种有泡沫和特殊香味、味道微苦、含酒精量较低的酒。虽然我国在 20 世纪初才开始出现啤酒厂，但史书记载我国早在 3200 年前就有一种用麦芽和谷芽作谷物酿酒的、糖化剂酿成的、称为"醴"的酒。这种味道甜淡的酒虽然那时不叫啤酒，但我们可以肯定它类似于现在的啤酒。只是由于后人偏爱用曲酿的酒，嫌"醴"味淡，以至于这种酿酒法逐步失传，这种酒也就消亡了。

近代，中国人自己建立和经营了啤酒厂，如开始于 1915 年的北京双合盛啤酒厂和 1920 年的烟台醴泉啤酒厂等。但由于当时人们对啤酒的生疏与不习惯，啤酒的产、销数量都寥寥无几。新中国成立后，我国的啤酒工业得到迅速发展。仅以 1990 年的统计数字：当时全国啤酒生产厂总数已达 800 多家、产量 800 多万吨，其中不少品牌的优质啤酒已远销港澳地区和欧洲、北美国家。

近年来，由于人们日益重视饮品的保健作用，啤酒的发展也有着品种味形多样化、口味清淡、低糖、少酒精或无酒精的趋势。我国的新型啤酒包括：黑啤酒、小麦啤酒、果味啤酒、奶酿啤酒、营养啤酒、保健啤酒、葡萄啤酒、猴头啤酒、木薯啤酒、矿泉啤酒、甜啤酒、三鞭啤酒、高粱啤酒、荞麦啤酒、蜂蜜啤酒、人参啤酒、"增维"啤酒、玉米啤酒、强力啤酒、灵芝啤酒、芦笋啤酒等品种。

啤酒世界形形色色、琳琅满目，有玻璃瓶装的、易拉罐装的，还有各种大小桶装的、深绿色瓶装的、棕红色瓶装的和白色瓶装的啤酒。啤酒的商标也不再是单标，有双标，还有多道商标。图案及色泽更是鲜艳夺目、百看不厌。可以说，啤酒是人类文明进程的一面镜子，它代表一种生产方式、一种消费理念和一种生活情趣。

中国最新的国家标准规定：啤酒是以大麦芽为主要原料，加酒花，经酵母发酵酿制而成的、含二氧化碳的、起泡的、低酒精度的各类熟鲜啤酒。

啤酒是当今世界各国销量最大的低酒精度饮料，品种很多，一般可根据生产方式、产品浓度、啤酒的色泽、啤酒的消费对象、啤酒的包装容器、啤酒发酵所用的酵母菌的种类来分。

根据德国酒税法规定，啤酒品种由原麦汁浓度来区分。也就是说，发酵前麦汁浓度，即啤酒的酒精含量大致与此是成比例的。此外，税率是根据年产量和啤酒品种而采用累进税率。

1. 按色泽划分

（1）淡色啤酒

色泽淡金黄色。在国内占市场销售量的 98% 以上。这种啤酒口味清爽、入口感强、酒花香突出。淡色啤酒的色度在 5~14EBC 单位，如：高浓度淡色啤酒，是原麦汁浓度 13%（m/m）以上的啤酒；中等浓度淡色啤酒，原麦汁浓度 10%~13%（m/m）的啤酒；低浓度淡色啤酒，是原麦汁浓度 10%（m/m）以下的啤酒；干啤酒（高发酵度啤酒），实际发酵度在 72% 以上的淡色啤酒；低醇啤酒，酒精含量 2%（m/m）以下的啤酒。

（2）浓色啤酒

呈棕色或红褐色，口味醇厚，苦味较轻，麦芽香味浓郁而突出。

浓色啤酒的色度在 15~40EBC 单位，如：高浓度浓色啤酒，原麦汁浓度 13%（m/m）以上的浓色啤酒；低浓度浓色啤酒，是原麦汁浓度 13%（m/m）以下的浓色啤酒；浓色干啤酒（高发酵度啤酒），实际发酵度在 72% 以上浓色啤酒。

（3）黑色啤酒

颜色深红褐色乃至黑褐色。黑啤酒色度大于 40EBC 单位，外观很像酱油、醋。这种啤酒是在酿造时加入焦香麦芽，使啤酒的颜色加深。这种啤酒除具有一般啤酒特性外，其原麦汁浓度高、麦芽焦香突出、泡沫细腻、口味浓醇、苦味较轻。

2. 按生产工艺划分

（1）生啤酒

生啤酒是不经巴氏灭菌或瞬时高温灭菌，采用物理过滤方法除菌，达到一定生物稳定性的啤酒。

（2）鲜啤酒

鲜啤酒是不经巴氏灭菌或瞬时高温灭菌，成品中含有一定量的活酵母菌，达到一定生物稳定性的啤酒；鲜啤酒因未经灭菌，酒体中保留着大量的酵母和酶，同时也存在其他杂菌而不易长期贮存，故保质期短，一般只能就地销售饮用。目前市场上的啤酒吧销售的鲜啤酒大部分为前店后工厂式，就地酿造后供消费者饮用。此工艺制造的鲜啤酒不但口味新鲜、啤酒风味浓厚，而且具有一定的营养价值。

（3）熟啤酒

与鲜啤酒相反，酿造后的啤酒，经包装后采用巴氏或高温瞬间杀菌生产的啤酒称为熟啤酒。熟啤酒可以长期贮存，而不发生沉淀混浊。

3. 按生产方式划分

（1）鲜啤酒

是指啤酒经过包装后，不经过低温灭菌（也称巴氏灭菌）而销售的啤酒，这类啤酒一般就地销售，保存时间不宜太长，在低温下一般为一周。

（2）熟啤酒

是指啤酒经过包装后，经过低温灭菌的啤酒，保存时间较长，可达 3

个月左右。

鲜啤酒与熟啤酒二者差别为杀菌与否。

4. 按酒精含量划分

（1）含酒精啤酒

一般含酒精为 2°～4°，也就是 100 克啤酒中含有 100% 酒精 2～4 克。这种啤酒原麦汁浓度一般为 10°、11°、12°、14°。市场上销售的啤酒绝大部分是含酒精啤酒。

（2）低醇啤酒或无醇啤酒

一般来说啤酒的酒精含量低于 2.5%，称低醇啤酒。啤酒的酒精含量低于 0.5% 的啤酒称无醇啤酒。这种啤酒是采用特殊的工艺方法抑制啤酒发酵时酒精成分或是先酿成普通啤酒后，采用蒸馏法、反渗透法或渗透法去除啤酒中的酒精成分。这种啤酒既保留啤酒原有的风味，而且营养丰富、热值低，深受对酒精有禁忌的人欢迎，在国外已很盛行。

5. 按发酵方式划分

（1）上面发酵啤酒

在较高的温度下（15℃～200℃）进行发酵，起发快。发酵后期大部分酵母浮在液面，发酵期 4～6 天。生产周期短、设备周转快，啤酒有独特风味，但保存期较短。

（2）下面发酵啤酒

主发酵温度低（不超过 130℃），发酵过程缓慢（发酵期 5～10 天）。由于使用下面发酵酵母，在主发酵后期，大部分酵母沉降于容器底部。下面发酵的后发酵期较长、酒液澄清良好、泡味细腻、风味好、保存期长。

中国以及大多数国家均采用下面发酵法生产啤酒。

6. 按产品浓度划分

（1）高浓度型啤酒

此种啤酒的浓度在 16° 以上。

（2）中浓度型啤酒

此种啤酒的浓度为 8°～16°。

（3）低浓度型啤酒

人们常说的 12° 啤酒和 11° 啤酒就是指原麦汁浓度说的，而不是指酒精浓度。实际上它们的酒精含量只有 3.4%～3.7%。

7. 按消费对象划分

有普通型啤酒、低（无）酒精度啤酒、低（无）糖啤酒、酸啤酒等。

无酒精或低酒精度啤酒适用于司机或不会饮酒的人饮用。无糖或低糖啤酒适宜于糖尿病患者饮用。

8. 按包装容器划分

（1）此种啤酒的浓度小于 8°。

瓶装啤酒有 350 毫升和 640 毫升两种。

（2）罐装啤酒

有 330 毫升规格的。

（3）桶装鲜啤

瓶装、听装熟啤酒保质期不少于 120 天（优、一级），60 天（二级）。瓶装鲜啤酒保质期不少于 7 天。罐装、桶装鲜啤酒保质期不少于 3 天。

四、果酒

果酒是以各种果品和野生果实，如葡萄、梨、桔、荔枝、甘蔗、山楂、杨梅等为原料，采用发酵酿制法制成的各种低度饮料酒，可分为发酵果酒和蒸馏果酒两大类。果酒的历史在人类酿酒史中最为悠久，史籍中就记录着"猿猴酿酒"的传说，但那只是依靠自然发酵形成的果酒；而我国人工发酵酿制果酒的历史则要晚得多，一般认为是在汉代葡萄从西域传入后才出现的。

唐宋时期葡萄酿酒在我国已比较盛行，此外还出现了椰子酒、黄柑酒、桔酒、枣酒、梨酒、石榴酒和蜜酒等品种，但其发展都未能像黄酒、白酒和配制酒那样在世界酿酒史上独树一帜、形成传统的风格。直到清末烟台张裕葡萄酿酒公司的建立，标志着我国果酒类规模化生产的开始。新中国成立后我国果酒酿造业有了长足的发展，以最有代表性的葡萄酒为例：凡世界上较有名气的葡萄酒品种，我国均已能大量生产；生产企业则以张裕、长城和王朝最为著名。所谓"葡萄酒"就是泛指由新鲜葡萄经发酵而产生的酒精性饮料，葡萄酒的分类如下：

1. 按颜色划分

（1）白葡萄酒

选择用白葡萄或浅色果皮的酿酒葡萄。经过皮汁分离，取其葡萄果汁进行发酵酿制而成的葡萄酒，这类酒的色泽应近似无色，浅黄带绿、浅黄、金黄色。颜色过深则不符合葡萄酒色泽要求。白葡萄酒可分甜的和不甜的。若为不甜的白葡萄酒，其适饮温度为 10℃～12℃，甜的则为5℃～10℃。

（2）红葡萄酒

选择用皮红肉白或肉皆红的酿酒葡萄进行皮汁短时间混合发酵，然后进行分离陈酿而成的葡萄酒，色泽应呈天然红宝石色。紫红色、石榴红色、失去自然感的红色不符合红葡萄酒的色泽要求。其口感不甜，但甘美，适饮温度为 14℃～20℃。

（3）桃红葡萄酒

此酒是介于红、白葡萄酒之间。选用皮红肉白的酿酒葡萄，进行皮汁短时期混合发酵，达到色泽要求后进行分离皮渣，继续发酵，陈酿成为桃红葡萄酒。这类酒的色泽应该是桃红色或玫瑰红、淡红色。适饮温度为10℃～12℃。

2. 按葡萄生长来源划分

（1）山葡萄酒（野葡萄酒）

以野生葡萄为原料酿成的葡萄酒，产品以山葡萄酒或葡萄酒命名。

（2）家葡萄酒

以人工培植的酿酒品种葡萄为原料酿成的葡萄酒，产品直接以葡萄酒命名。

国内葡萄酒生产厂家大多以生产家葡萄酒为主。

3. 按葡萄酒中含糖量分类

（1）干葡萄酒

酒的糖分几乎已发酵完，指每升葡萄酒中含总糖低于 4 克。饮用时觉不出甜味，酸味明显，如干白葡萄酒、干红葡萄酒、干桃红葡萄酒。

（2）半干葡萄酒

是指每升葡萄酒中含总糖在 4～12 克之间，饮用时有微甜感，如半干白葡萄酒、半干红葡萄酒、半干桃红葡萄酒。

（3）半甜葡萄酒

是指每升葡萄酒中含总糖在 12~50 克之间，饮用时有甘甜、爽顺感。

（4）甜葡萄酒

是指每升葡萄酒中含总糖在 50 克以上，饮用时有明显的甜醇感。

4. 按葡萄酒含汁量划分

（1）全汁葡萄酒

葡萄酒中葡萄原汁的含量为 100%，不另加糖、酒精及其他成分，如干型葡萄酒。

（2）半汁葡萄酒

葡萄酒中葡萄原汁的含量达 50%，另一半可加入糖、酒精、水等其他辅料，如半汁葡萄酒。

5. 按国际标准划分

按照国际上饭店、酒吧约定俗成的分类方法是把葡萄酒分为 3 类：佐餐酒或称无气葡萄酒、含气葡萄酒、强化葡萄酒。

（1）佐餐酒

包括红葡萄酒、白葡萄酒及玫瑰红葡萄酒。由天然葡萄发酵而成，酒度在 14° 以下，在气温 20℃ 的条件下，若瓶内气压低于 1 个大气压，都可算无气佐餐酒。

（2）含气葡萄酒

包括香槟酒和各种含气的葡萄酒。香槟酒是法国香槟区产的葡萄汽酒，由于其制作复杂，酒味独具一格，加上当地政府对汽酒征税特别高，使香槟酒在市场上的价格特别昂贵。法国其他地区及世界其他国家产的葡萄汽酒只能称为汽酒。

（3）强化葡萄酒

这类葡萄酒在制造过程中加入了白兰地，使酒度达到 17°~21°，包括雪利酒、波特酒、马德拉酒。这类酒严格说来不是纯粹的葡萄发酵酒，但许多酒吧都把它归入葡萄酒类。

6. 根据酒中二氧化碳的压力

（1）无气葡萄酒

也称静酒（包括加香葡萄酒），这种葡萄酒不含有自身发酵产生的二氧化碳或人工添加的二氧化碳。

（2）起泡葡萄酒

这种葡萄酒中含的二氧化碳是以葡萄酒加糖再发酵而产生的或用人工方法压入的，其酒中的二氧化碳含量在 20℃时保持压力 0.35 兆帕以上，酒精度不低于 89.6。香槟酒属于起泡葡萄酒，在法国规定只有在香槟省出产的起泡葡萄酒才能称为香槟酒。

（3）葡萄汽酒

葡萄酒中的二氧化碳是发酵产生的或是人工方法加入的，其酒中二氧化碳含量在 20℃时保持压力 0.051~0.025 兆帕，酒精度不低于 40%。

7. 根据再加工

（1）加香葡萄酒

加香葡萄酒也称开胃酒，是在葡萄酒中添加少量可食用并起增香作用的物质混合而成的葡萄酒。按葡萄酒中所添加的主要呈香物质的不同可分为苦味型、花香型、果香型和芳香型。我国的味美思就属于这种类型。

（2）白兰地

葡萄酒经过蒸馏而成的蒸馏酒。有些白兰地也可用其他水果酿成的酒制造，但需冠以原料水果的名称，如樱桃白兰地、苹果白兰地和李子白兰地等。

五、配制酒

配制酒（又称再制酒）顾名思义就是用蒸馏酒或发酵酒为酒基，再人工配人甜味辅料、香料、色素，或浸泡药材、果皮、果实、动植物等而形成的最终产品的酒，如果露酒、香槟酒、汽酒等。

据考证，中国配制酒滥觞的时代当于春秋战国之前。它是以发酵原酒、蒸馏酒或优质酒精为酒基，加入花果成分，或动植物的芳香物料，或药材，或其他呈色、呈香及呈味物质，采用浸泡、蒸馏等不同工艺调配而成的。在酿酒科学史上，它属世界极珍贵的酒类之一。

当今我国市场上配制酒的种类繁多，但总的来说可分为保健、药酒和鸡尾酒三大类。其中保健酒是利用酒的药理性质，遵循"医食同源"的原理，配以中草药及有食疗功用的各色食品调制而成的，其花色品种蔚为大观，令人叹为观止。产品以味美思、竹叶青和金波酒等为代表。有关药酒方面最早的记载如下：殷商的酒类，除了"酒""醴"之外，还有"鬯"。鬯是以黑黍为酿酒原料，加入郁金香草（也是一种中药）酿成的。这是有文字记载的最早药酒。鬯常用于祭祀和占卜。鬯还具有驱恶防腐的作用。《周礼》中还记载："王崩，大肆，以鬯。"也就是说帝王驾崩之后，用鬯酒洗浴其尸身，可较长时间的保持不腐。

从长沙马王堆三号汉墓中出土的《五十二病方》，被认为是公元前3世纪末、秦汉之际的抄本，其中用到酒的药方不下于35个，至少有5方可认为是酒剂配方，用以治疗蛇伤、疽、疥瘙等疾病。其中有内服药酒，也有供外用的。《养生方》是马王堆西汉墓中出土帛书之一，其中共有6种药酒的酿造方法，可惜这些药方文字大都残断，只有"醪利中"较为完整，此方共包括了十道工序。但值得强调的是，远古时代的药酒大多数是药物加入到酿酒原料中一块发酵的，而不是像后世常用的浸渍法。其主要原因可能是远古时代的酒保藏不易，浸渍法容易导致酒的酸败，药物成分尚未溶解充分，酒就变质了。

鸡尾酒则要复杂得多：它是以两种或两种以上的酒掺入果汁、香料等调制而成的混合酒，在调制过程中还要考虑到颜色、酒度、糖度、香气、口味等诸多因素。以往我国多数鸡尾酒从配方、制作方法到原料都是由国外引进的，不但价格昂贵且难以普及消费。后经实验发现我国的名酒，包括白酒、黄酒、啤酒和果露酒，以及果汁、汽水等都可用以调配鸡尾酒，调好的酒一样有情调、风味卓绝。

（一）保健酒

人类最初的饮酒行为虽然还不能称之为饮酒养生，却与保健养生有着密切的联系。最初的酒是人类采集的野生水果在剩余时得到适宜条件自然发酵而成的，由于许多野生水果本身就具有药用价值，所以最初的酒可以称得上是天然的"保健酒"，它对人体健康有一定的保护和促进作用。

酒有多种，其性味功效大同小异。一般而论，酒性温而味辛，温者能祛寒、辛者能发散，所以酒能疏通经脉、行气和血、蠲痹散结、温阳祛寒，能疏肝解郁、宣情畅意。又因为酒为谷物酿造之精华，故还能补益肠胃。此外，酒还能杀虫驱邪、辟恶逐秽。《博物志》载：王肃、张衡、马均三人冒雾晨行。一人饮酒，一人饮食，一人空腹。空腹者死，饱食者病，饮酒者健。这表明"酒势辟恶，胜于作食之效也"。酒与药物的结合是饮酒养生的一大进步。

酒与药的结合产生了全新的酒品——保健酒。保健酒主要特点是在酿造过程中加入了药材，主要以养生健体为主，有保健强身的作用。其用药讲究配伍，根据其功能可分为补气、补血、滋阴、补阳和气血双补等类型。

随着生活水平的提高，人们对健康的需求也越来越高，追求健康的方式也越来越多。保健酒作为一个全新的名词，正在逐步走进人们的生活。

（二）药酒

药酒，在古代同其他酒统称"醴酸"。我国最早的医书《黄帝内经》中就有"汤液醪醴论篇"。醪醴即用五谷制成的酒类，醪为浊酒、醴为甜酒。以白酒、黄酒和米酒浸泡或煎煮具有治疗和滋补性质的各种中药或食物，去掉药渣所得的口服酒剂（或药物和食物与谷物、曲共同酿制），即为药酒。因为酒有"通血脉、行药势、温肠胃、御风寒"等作用，所以酒和药配制可以增强药力，既可治疗疾病和预防疾病，又可用于病后的辅助治疗。滋补药酒还可以借药之功、借酒之力，起到补虚强壮和抗衰益寿的作用。远在古代，药酒已成为我国独特的一个重要剂型，至今在国内外医疗保健事业中仍享有较高的声誉。随着人们生活水平的不断提高，药酒作为一种有效的防病祛病、养生健身的可口饮料已开始走进千家万户。一杯气味醇正、芳香浓郁的药酒，既没有古人所讲"良药苦口"的烦恼，又没有现代打针输液的痛苦，给人们带来的是一种佳酿美酒的享受，所以人们乐意接受。诸如人参酒、鹿茸酒、五加皮酒、虎骨酒、国公酒、十全大补酒、龟龄集酒、首乌酒等享有盛名的药酒，深受广大群众的欢迎。

因此，酒与药物的结合是饮酒养生的一大进步。酒之于药主要有三个方面的作用：

（1）酒可以行药势。古人谓"酒为诸药之长"，酒可以使药力"外达于表而上至于颠"，使理气行血药物的作用得到较好的发挥，也能使滋补药物补而不滞。

（2）酒有助于药物有效成分的析出。酒是一种良好的有机溶媒，大部分水溶性物质及水不能溶解、需用非极性溶媒溶解的某些物质，均可溶于酒精之中。中药的多种成分都易于熔解于酒精之中。酒精还有良好的通透性，能够较容易地进入药材组织细胞中，发挥溶解作用，促进置换和扩散，有利于提高浸出速度和浸出效果。

（3）酒还有防腐作用。一般药酒都能保存数月甚至数年时间而不变质，这就给饮酒养生者以极大的便利。药酒根据其作用可以分为保健类和治疗类两类，药酒常用制备方法主要有冷浸法、热浸法、渗漉法及酿制法。

1. 冷浸法

将药材切碎、炮制后，置瓷坛或其他适宜的容器中，加规定量白酒，密封浸渍，每日搅拌 1~2 次，一周后，每周搅拌 1 次；共浸渍 30 天，取上清液，压榨药渣，榨出液与上清液合并，加适量糖或蜂蜜，搅拌溶解、密封，静置 14 日以上，滤清，灌装即得。

2. 热浸法

取药材饮片，用布包裹，吊悬于容器的上部，加白酒至完全浸没包裹之上；加盖，将容器浸入水液中，文火缓缓加热，温浸 3~7 昼夜，取出，静置过夜，取上清液，药渣压榨，榨出液与上清液合并，加冰糖或蜂蜜溶解静置至少 2 天以上，滤清，灌装即得。此法称为悬浸法。此法后来改革为隔水加热至沸后，立即取出，倾入缸中，加糖或蜂蜜溶解，封缸密闭，浸渍 30 天，收取澄清液，与药渣压榨液合并，静置适宜时间后，滤清，灌装即得。

3. 渗漉法

将药材碎成粗粉，放在有盖容器内，再加入药材粗粉量 60%~70% 的浸出溶媒均匀湿润后，密闭，放置 15 分钟至数小时，使药材充分膨胀后备用。另取脱脂棉一团，用浸出液湿润后，轻轻垫铺在渗漉筒（一种圆柱型或圆锥型漏斗，底部有流出口，以活塞控制液体流出）的底部，然后将已湿润膨胀的药粉分次装入渗漉筒中，每次投入后，均要压平。装完后，用滤纸或纱布将上面覆盖。向渗漉筒中缓缓加入溶液时，应先打开渗漉筒流出口的活塞，排除筒内剩余空气，待溶液自出口流出时，关闭活塞。继续添加熔液至高出药粉数厘米，加盖放置 24~48 小时，使溶液充分渗透扩散。然后打开活塞，使漉液缓缓流出。如果要提高漉液的浓度，也可以将初次漉液再次用作新药粉的溶液进行第二次或多次渗漉。收集渗漉液，静置，滤清，灌装即得。

4. 酿制法

即以药材为酿酒原料，加曲酿造药酒。如《千金翼方》记载的白术酒、枸杞酒等，都是用此方法酿造。不过，由于此法制作难度较大、步骤繁复，现在一般家庭较少选用。

（三）鸡尾酒

鸡尾酒最初是一种量少而性烈的冰镇混合饮料，后来不断发展变化，到现在它的范围已变得广多了。到目前为止，各种类型的鸡尾酒已有两千多种，达 30 个类别之多。一般来说，将两种或两种以上的饮料，通过一定的方式混合而成的一种新口味的含酒精饮品，我们都称之为鸡尾酒。一般鸡尾酒是用基本成分（烈酒）、添加成分（利口酒和其他辅料）、香料、添色剂及特别调味用品按一定分量配制而成的一种混合饮品。美国的韦氏字典是这样注释的：鸡尾酒是一种量少而冰镇的酒。它是以 Rum、Whisky 或其他烈酒、葡萄酒为酒基，再配以其他辅料，如果汁、蛋清、苦精、糖等以搅拌或摇晃法调制而成的，最后再饰以柠檬片或薄荷叶。

鸡尾酒非常讲究色、香、味、形的兼备，故又称艺术酒。其分类如下：

1. 根据饮用时间和地点划分

（1）餐前鸡尾酒

它是以增加食欲为目的的混合酒，口味分甜和不甜两种，如被称为混合酒鼻祖的马爹尼（Martini）和曼哈顿便属此类。

（2）俱乐部鸡尾酒

它在用正餐（午、晚餐）时，或代替头盆、汤菜时提供。这种混合酒色泽鲜艳、富有营养并具有刺激性，如三叶草俱乐部鸡尾酒。

（3）餐后鸡尾酒

几乎所有餐后鸡尾酒都是甜味酒，如亚历山大鸡尾酒。

（4）晚餐鸡尾酒

晚餐时饮用的鸡尾酒一般口味很辣，如法国的鸭臣鸡尾酒。

（5）香槟鸡尾酒

它在庆祝宴会上饮用，先将调制混合酒的各种材料放入杯中预先调好，饮用时斟入适量香槟酒即可。

2. 按混合方法划分

（1）短饮类

短饮是指酒精含量较高、香料味浓重，所使用的器皿容量通常不超过 4.5 盎司的一种含酒精的饮料。一般的标准口味通常不带气泡，需要在短时间内饮尽，酒量约 60mL，3~4 口喝完，不加冰，10~20 分钟内不变味。其酒精浓度较高，适合餐前饮用。如马爹尼、曼哈顿均属此类，通常用短杯提供。

（2）长饮类

用烈酒、果汁、汽水等混合调制，酒精含量较低，所使用的器皿容量通常是 6 盎司以上的高杯。并且可以用带气泡的饮料调制，而且绝大多数的长饮是相对口味。长饮类是一种温和的混合酒，放 30 分钟也不会影响风味。喝时加冰，用高脚杯，适合餐时或餐后饮用。所用杯具是以酒品的名称命名的，如哥连士，放在哥连士（长饮）杯中。

（3）热饮类（Hot Drink）

与其他混合酒最大的区别是用沸水、咖啡或热牛奶冲兑，如托地（Toddy）、热顾乐（Grog）等。

3. 按所用基酒划分

根据所用基酒不同，将其分为威士忌类、金酒类、白兰地类、伏特加类、兰姆类、特基拉类及其他类。

4. 依其酒精成分、冷热口味划分

（1）硬性饮料

含酒精成分较高的鸡尾酒属之。

（2）软性饮料

不含酒精或只加少许酒的柠檬汁、柳橙汁等调制的饮料。

（3）冷饮料

温度控制在 5℃~6℃ 之间的鸡尾酒。

（4）热饮料

温度控制在 60℃~80℃ 之间，以 Hot Whisky Today 最具代表性。

此外，鸡尾酒的味道可分为 5 种，即甘、辛、中甘、中辛、酸。世界上各种鸡尾酒约有 2000~3000 种，分类方法也多种多样。

酒的品评与选购

品评是一门科学，也是古代留传下来的传统技艺。据《世说新语·术解》记载："桓公（桓温）有主簿善制酒，有酒辄令先尝，好者谓'青州从事'，恶者谓'平原督邮'。"明代胡光岱在《酒史》中，已对"酒品"的"香、色、味"提供了较为系统的评酒术语。由此可见，从古到今，对酒的芳香及其微妙的口味差别，用感官鉴定法进行鉴别，仍具有其明显的优越性。酒好、酒坏，关键在"味"。在评酒记分时，"味"一般占总分的50%。苏东坡认为评判酒的好坏"以舌为权衡也"，才是行家至理。

人们运用感觉器官（视、嗅、味、触）来评定酒的质量，区分优劣，划分等级，判断酒的风格特征，称为品评，人们习惯地将之称为评酒，又称为品尝、感官检查、感观尝评等。至今为止，尚未出现能够全面正确地判断香味的仪器，理化检验还不能代替感观尝评。酒是一种味觉品，它们的色、香、味是否为人们所喜爱，或为某个国家和地区的人民、民族所喜爱，必须通过人们的感觉进行品评鉴定。

1. 对酒品色泽的鉴定

色彩能有力地表达感情、传递信息，使人获得美的享受，酒品给人的第一感觉和印象就是酒品的颜色。酒品的颜色不但品种繁多，而且变化大，酒品世界五彩缤纷，红橙黄绿青蓝紫，应有尽有，令人目不暇接。带有颜色的酒在我国很早就已出现，而且品种较多，从众多的诗词中便可略见其风姿，如李贺的"小槽酒滴真珠红"、杜甫的"鹅儿黄似酒"、白居易的"倾如竹叶盈绿"等，描写的是珍珠般闪亮的红酒、鹅雏般嫩黄的黄酒、竹叶般青绿的绿酒，丰富多彩、美不胜收。此外，还有金黄色的酒、琥珀色的酒、碧绿色的酒、咖啡色的酒等等。

各种酒品都有一定的色泽标准要求：如白酒的色泽要求是无色、清亮透明、无沉淀；白兰地的色泽要求是浅黄色至赤金黄色、澄清透明、晶亮、无悬浮物、无沉淀；黄酒的色泽要求是橙黄色至深褐色、清亮透明、有光泽，允许有微量聚集物；葡萄酒的色泽要求是白葡萄酒应为浅黄微绿、浅黄、淡黄、禾秆黄色，红葡萄酒应为紫红、深红、宝石红、红微带棕色，桃红葡萄酒应为桃红、淡玫瑰红、浅红色，加香葡萄酒应为深红、棕红、浅黄、金黄色，澄清透明，不应有明显的悬浮物（使用软木塞密封的酒，允许有洁白泡沫）；淡色啤酒的色泽要求是淡黄、清亮透明，没有明显的悬浮物，当注入洁净的玻璃杯中时应有泡沫升起，泡沫洁白细腻、持久挂杯。对这些色泽标准要求，必须利用肉眼来看酒的外观、色泽、澄清度、异物等。对酒的观看方法是：当酒注入杯中后，将杯举起，白纸作底，对光观看；也可将杯上口与眼眉平视，进入观看；若是啤酒，首先观泡沫和气泡的上升情况。正常的酒品应符合上述标准要求，反之为不合格的酒品。那么，酒品的颜色是怎样形成的呢？从生产的角度来看，酒品颜色的形成有以下几条途径：

（1）来自酿酒原料

很多果酒由于其酿造原料中含有色素，酿出的酒也就带有不同的颜色。如红葡萄酒，在葡萄压榨发酵过程中，果皮和果肉里的色素不断析出，并进入酿成的酒液里，使得酿成的红葡萄酒大多成棕红色。可以说，红葡萄酒的这种颜色也是葡萄本身的颜色。酒原料的自然本色能给人以纯朴清新之感，显得朴实无华，因此一般情况下酿酒者都能尽量使酒液保持酿造原料的本色。

（2）酒品在生产过程中自然生色

这是酒在生产过程中由于温度的变化，形态的改变从而改变酿酒原料的本色，这种自然生色现象是在酒品生产过程中不可避免的，如蒸馏白酒在经过加温、汽化、冷却、凝结之后，改变了原来的颜色而呈无色透明状。一般情况下，这种自然生色现象只要不影响产品质量，生产者是不会去改变它的。

（3）人工或非人工增色

人工增色是生产者为了取悦顾客而在酒液中添加一定的色素或调色剂，以此来改善酒品的风格。这种调色剂的增加有时会导致酒液变味变坏，产生不良后果。如果滥用色素或调色剂还会使酒色风格出现不协调，以至破坏酒品的风格。非人工增色大多发生在生产过程中，酒液改变了原来的色泽，如陈酿中的酒染上容器上的颜色，它的目的是使酒液色泽更加美丽。如白兰地酒，装入橡木桶进行陈酿时，一方面慢慢地与空气中的氧气作用，使酒更趋成熟；另一方面在陈酿过程中不断吸收橡木桶木质的颜色，使酒液呈令人悦目的琥珀色。

随着人民生活的不断提高、营养知识的不断普及，人们越来越意识到色酒比白酒更适合于现代消费。因为色酒具有酒度较低、刺激性小、富含营养成分等特点，适量饮用有益于身体健康。

此外，色酒有时还能起到增添饮酒气氛的作用，使人充分品味到饮酒的快乐与满足感。酒的色泽千差万别、各具特色，但只要能充分表现酒品的独特风格，达到使人赏心悦目的效果，一般都会受到欢迎。

2. 对酒品香气的鉴定

酒品香气形成的原因十分复杂，它除了原料本身的香气外，还受生产过程中外来香气、发酵和陈酿过程中容器香气等的影响。中国白酒十分讲究酒品的香气并以其来划分白酒的种类，以中国白酒为例，简单介绍中国白酒的典型特点。

中国白酒的酒香比较复杂、香气十分丰富，因为呈香成分中含有清雅香气的乙酸乙酯、丁酸乙酯、庚酸乙酯、辛酸乙酯、异丁醇、异戊醇等。有些成分虽香味不大，但有溶解其他香气成分的定香作用，如乳酸、乳酸乙酯等。中国白酒概括起来可以分5种香型。即：

（1）酱香型：这类香型的白酒香气香而不艳、低而不淡、醇香幽雅、不浓不猛、回味悠长，倒入杯中过夜香气久留不散，且空杯比实杯还香，令人回味无穷。

（2）浓香型又称泸香型：浓香型的酒具有芳香浓郁、绵柔甘洌、香味协调、入口甜、落口绵、尾净余长等特点。

（3）清香型又称汾香型：酒气清香芬芳醇正、口味甘爽协调、酒味纯正、醇厚绵软。

（4）米香型：米香型酒蜜香清柔、幽雅纯净、入口柔绵、回味怡畅，给人以朴实纯正的美感，米香型酒的香气组成是乳酸乙酯含量大于乙酸乙酯，高级醇含量也较多，共同形成它的主体香。

（5）兼香型又称复香型：即兼有两种以上主体香气的白酒。这类酒在酿造工艺上吸取了清香型、浓香型和酱香型酒之精华，在继承和发扬传统酿造工艺的基础上独创而成。兼香型白酒之间风格相差较大，有的甚至截然不同，这种酒的闻香、口香和回味香各有不同香气，具有一酒多香的风格。

以上几种香型只是中国白酒中比较明显的香型，但有时即使是同一香型白酒的香气也不一定完全一样。就拿同属于浓香型的五粮液、泸州老窖特曲、古井贡酒等来说，它们的香气和风味也有显著的区别，其香韵也不相同。因为各种名酒的独特风味除取决于其主体香含量的多寡外，还受各种香味成分的相互烘托、平衡作用的影响。

在对酒气的鉴定过程中，人的嗅觉器官是鼻腔。嗅觉是有气味物质的气体分子或溶液，在口腔内受体温热蒸发后，随着空气进入鼻腔的嗅觉部位而产生的。鼻腔的嗅觉部位在鼻黏膜深处的最上部，称为嗅膜，也叫嗅觉上皮，又因有黄色色素，也叫嗅斑，大小为 2.7～5 平方厘米。嗅膜上的嗅细胞呈杆状，一端在嗅膜表面，附有黏膜的分泌液；另一端为嗅球，与神经细胞相联系。当有气味的分子接触到嗅膜后，被溶解于嗅腺分泌液中，借化学作用而刺激嗅细胞。嗅细胞因刺激而发生神经兴奋，通过传导至大脑中枢，遂发生嗅觉。

酒类含有芳香气味成分，其气味成分是酿造过程中由微生物发酵产生的代谢产物，如各种酶类等。酒进入口腔中时的气味所挥发的分子进入鼻咽后，与呼出的气体一起通过两个鼻孔进入鼻腔，这时，呼气也能感到酒的气味。而且酒经过咽喉时，下咽至食管后，便发生有力的呼气动作，带有酒气味分子的空气，便由鼻咽急速向鼻腔推进，此时，人对酒的气味感觉会特别明显。这是气味与口味的复合作用。酒的气味不但可以通过咽喉到鼻腔，而且咽下以后还会再返回来，一般称为回味。回味有长短，并可分辨出是否纯净（有无邪、杂气味），有无刺激性。酒的香气与味道是密切相关的，人们对滋味的感觉，有相当部分要依赖于嗅觉。

人的嗅觉是极容易疲劳的，对酒的气味嗅的时间过长就会迟钝不灵，这叫"有时限的嗅觉缺损"。我国古人说，"入芝兰之室，久而不闻其香；入鲍鱼之肆，久而不闻其臭"，指的就是嗅觉易于迟钝。所以人们嗅闻酒的香气时，不宜过长，要有间歇，藉以保持嗅觉的灵敏度。

据说国外对威士忌酒的评级分类，完全靠鼻子闻香。在英国有一个专门用鼻子检查威士忌的机构。他们共有 6 个人，对品尝威士忌都有经验。其中有 5 人专门用鼻来评麦芽威士忌，一个人专门评硬谷类威士忌。他们每天评威士忌样品可以达到 200 个。他们提出的意见，生产单位和勾兑单位都是作为第一手参考意见的。

3. 对酒品口味的鉴别

人的味觉器官是口腔中的舌头。舌头之所以能产生各种味觉，是由于舌面上的黏膜分布着众多不同形状的味觉乳头，由舌尖和舌缘的蕈状乳头、舌边缘的叶状乳头、舌面后的轮状乳头组成。在味觉乳头的四周有味蕾，味蕾是味的感受器，也是在黏膜上皮层下的神经组织。味蕾的外形很像一个小蒜头，里面由味觉细胞和支持细胞组成。味觉细胞是与神经纤维相联的，味觉神经纤维联成小束，进入大脑味觉中枢。当有味的物质溶液由味孔进入味蕾，刺激味觉细胞使神经兴奋，传到大脑，经过味觉中枢的分析，各种味觉就产生了。

由于舌头上味觉乳头的分布不同，味觉乳头的形状不同，各部位的感受性也就各不相同。在舌头的中央和背面，没有味觉乳头，就不受有味物质的刺激，没有辨别滋味的能力，但对压力、冷、热、光滑、粗糙、发涩等有感觉。舌前 2/3 的味蕾与面神经相通，舌后 1/3 的味蕾与舌咽神经相通。软腭、咽部的味蕾与迷走神经相通。味蕾接受的刺激有酸、甜、苦、咸四种，除此之外的味觉都是复合味觉。舌尖的味觉对甜味最为敏感。舌根的反面专司苦味。舌的中央和边缘对酸味和咸味敏感。涩味主要由口腔黏膜感受。辣味则是舌面及口腔黏膜受到刺激所产生的痛觉。味蕾的数量随着年龄的增长而变化。一般 10 个月婴儿的味觉神经纤维已成熟，能辨别出咸、甜、苦、酸。味蕾数量在 45 岁左右增长到顶点。到 75 岁以后，味蕾数量大为减少。

酒类含有很多呈味成分，主要有高级醇、有机酸、羰基化合物等。这是与酿造原料、工艺方法、贮存方法等分不开的。人们对酒的呈味成分，是通过口腔中的舌头、刺激味蕾产生感觉，才能鉴定出酒质优劣、滋味好坏的。酒品的口味是消费者普遍关注的酒品风格，酒味的好坏也反映了酒品质量的好坏。人们习惯用酸、甜、苦、辣、咸等来评价酒的口味风格。

（1）酸

酸味是针对甜味而言，是指酒中含酸量高于含糖量，英语中常用"Dry"一词表示，因此酸型通常又称为干型，如干白葡萄酒、半干型葡萄酒等。酸味型酒常给人们醇厚、干洌、爽快等感觉，酸还具有开胃作用。

目前，酸型酿造酒尤其是葡萄酒越来越受消费者的喜爱，如天津的王朝半干白葡萄酒，销量逐年上升，主要借助于其独特的口味和上乘的质量。青岛华东葡萄酒酿酒公司生产的全干型单品种年份葡萄酒"青岛意斯林"更是酸而不涩、酸而不过、酸而不苦、入口爽净，被外宾称为"中国最好的葡萄酒"。

（2）甜

甜味是酒品口味中最受欢迎的，而且以甜为主要口味的酒数不胜数。酒品中甜味主要来自酿酒原料中的麦芽糖和葡萄糖，特别是果酒含糖量尤其大。甜味能给人以滋润圆正、纯美丰满、浓郁绵柔的感觉。

（3）苦

苦味是一种独特的酒品风格，在酒类中苦味并不常见，比较著名的比特酒（Bitters）就是以苦味为主。此外，啤酒中也保留了其独特的苦香味道，适量的苦味给人以净口、止渴、生津、开胃等作用，但是苦味有较强的味觉破坏功能，切忌滥用。

（4）辣

也称为辛。辛辣口味使人有冲头、刺鼻等感觉，尤以高浓度的酒精饮料给人的辛辣感最为强烈，辛辣味主要来自酒液中的醛类物质。

（5）咸

咸味在酒中很少见，但少量的盐类可以促进味觉的灵敏，使酒味更加浓厚。以墨西哥特基拉酒为例，饮用时就必须加入少量盐粉，以增加其独特的风格。

除上述几种常见的口味外，还有与苦味紧密相连的涩味，以及与众不同的怪味等。

4. 酒体

酒体是对酒品风格的综合表现，但国内和国外品酒界人士对酒体的解释却不一样。在中国，专家们普遍认为酒体是色香味的综合表现，是对酒品的全面评价。国外一些专家则认为酒体是专指酒品的口味，侧重于单项风格的评价，不过无论是哪种观点更全面正确，一种酒品酒体的好坏应该是对酒品风格概括性的感受，酒体讲究的应是协调完美，色、香、味缺一不可的。酒品的风格千变万化、各不相同，这都是由于酒中所含的各种物质决定的，影响酒品风格和质量的因素很多。了解了这些因素之后，对酒品的风格特色的形成将会有进一步的认识，同时对酒的神秘感也就会自然消失。

（1）水

酿酒离不开水，水是构成酒成品的主要因素之一。优良的水质不仅能提高酒的质量，还能赋予酒以特殊的风味。我国劳动人民自古以来对酿酒用水都很重视，把水比作"酒之血"。许多名酒厂都选建在有良好水源的地方，"名酒所在，必有佳泉"。蒸馏酒对水质要求不像啤酒等酿造酒的要求高，但长期的实践证明，好水是酿成好酒的重要因素之一。例如 pH 值过高的碱性水，由于能抑制酶的作用，使糖化不良、不纯净的水或带有水藻等污染水对酒母质量和发酵有危害，且常常有不正常的气味，对成品酒有直接的影响。又如绍兴酒，取用鉴湖水酿造。鉴湖水来自群山深谷，经过砂面岩土的净化作用，又含有一定量适于酿造微生物繁殖的矿物质，因此对保证绍酒的质量有很大的帮助。当地酿酒工人说，只有用鉴湖水，黄酒才有鲜、甜、醇厚的特点。

啤酒对水的要求高于其他任何酒品，因为啤酒中 90%以上的成分是水，特别是用以制麦芽和糖化的水与啤酒质量有密切关系。所以，啤酒对水有以下几个基本要求：

第一，水质无色透明、无沉淀、无异味。

第二，每升中含氨不得超过 0.05 毫克，因水中的硝酸盐和亚硝酸盐会影响淀粉的糖化作用和酵母的繁殖，并且有害健康。

第三，每升水中的含铁量不得超过 20~30 毫克，因为铁会阻碍发酵，影响色、味。

第四，水的硬度大小应与酿制啤酒的类型相适应，如生产淡色啤酒的水硬度要低于 80 以下，浓色啤酒 140 以下等。

总之，酿造啤酒的用水不得含有妨碍糖化、发酵以及有害于色、香味的物质。

（2）酸类物质

酒中的酸类含量与白酒的风味有极大关系，酸类是白酒的重要口味物质，酸量过少、酒味寡淡、后味短。但酸量过大、酸味露头、酒味粗糙，甚至入口有尖酸味，从而使酒的风味和品质严重下降。以中国白酒为例，一般含酸量不得超过每 100 毫升 0.06~0.15 克。白酒中含有 20 多种有机酸，它们有的能够直接影响酒的风味和质量，如乙酸，是刺激性强的酸味；丁酸，量少能增加"客香"，过浓则有"汗臭"气味；乳酸能增加白酒的醇厚性，起调味作用，过多则呈涩味。

（3）酯类物质

酯类物质是在酒精发酵过程中产生的，它是一种芳香物质，在白酒中能增加香气。因此，一般比较芳香的酒含酯量都较高。酒类中含各种酯类30多种，其中乙酸乙酯稀薄时呈梨的清香，是我国清香型白酒的主体香气。而丙酸乙酯能赋予白酒一种特殊的米香，是桂林三花酒的香气。但有人认为：白酒中含酯量过高，会引起人们在饮用时有不舒适的感觉，甚至头晕。

（4）醛类物质

酒液中醛类物质含量极少时可以增加芳香，但它们是造成刺激性和辛辣味的主要成分，因此一般白酒中总醛量不得大于 0.02 克/100 毫升。如果一般酒品中出现酒味辣燥、刺鼻现象，并有焦苦味出现，那必定是酒中含糠醛较高的缘故（一般高于 0.03 克/100 毫升就会出现上述现象）。

（5）醇类物质

酒精发酵过程中会形成微量的高级醇，由于它像油状物质，故称为"杂醇油"。白酒香味中需要有一定量的高级醇，它呈苦味、涩味和辣味。杂醇油有很大的毒性，其毒性和麻醉力比乙醇（酒精）大十几倍。如果饮入含杂醇油多的酒类，能引起剧烈的头痛，易使人酩酊大醉。因此，我国规定每 100 毫升酒中，杂醇油不应超过 0.15 克。

此外，酒液含有的铅、氰化物以及甲醇等都是有毒物质，含量过高不但严重危害人体健康，而且对各种酒品的色香味都会有很大影响。

一、白酒

（一）白酒的品评

白酒的品评主要包括色、香、味、体 4 个部分。即通过眼观色、鼻嗅香、口尝味，并综合色香味三方面的因素来确定其风格，即"体"。

具体方法为：

1. 白酒的色：

这是白酒的外观形态，是指举杯对光、白纸作底，用眼观察酒的色泽、透明度、有无悬浮物、沉淀物或渣滓等。由于发酵期和贮存期长，常使酒带微黄色，如酱香型白酒大多带微黄色，这是允许的。如果酒色发酽或色泽过深、失光混浊或有夹杂物、浮游沉淀物等都是不允许的。

2. 白酒的香：

白酒的香气主要应该是主体香气突出、香气协调、有愉快感，而无邪杂味。通常是将白酒杯端在手里，离鼻一定的距离进行初闻，鉴别酒的香型，检查芳香的浓郁程度，继而将酒杯接近鼻孔进一步细闻。分析其芳香的细腻性、是否纯正、是否有邪杂味。在闻的时候，一定要注意先呼气再对酒吸气，不能对酒呼气。为了再鉴别酒中的特殊香气，也可采用以下的方法作为辅助鉴别的办法：

（1）用一小块吸水纸（过滤纸），吸入适量的酒样，放在鼻孔处细闻。

（2）然后将此过滤纸放置半小时左右，继续闻其香，以此来确定放香时间的长短和放香大小。

当然，以上介绍的都是专业品评白酒的方法，在我们生活中大可不必如此大费周折。不过，以上的很多方法和要点，对于我们鉴别和品评白酒，还是很有益处的。

（二） 白酒的选购

白酒是我国传统的一种酒类，工艺独特、历史悠久、享誉中外。从古至今白酒在消费者心目中都占有十分重要的位置，是社交、喜庆等活动中不可缺少的特殊饮品。

在选购、饮用白酒产品时应注意以下几点：

1. 在选购白酒产品时，应首先选择大中型企业生产的国家名优产品。

产品质量国家监督抽查发现，名优白酒质量上乘，感官品质、理化指标俱佳，低度化的产品也能保持其固有的独特风格。

2. 建议不要购买无生产日期、厂名、厂址的白酒产品。

因为这些产品可能在采购原料、生产加工过程中不符合卫生要求，如甲醇、杂醇油等有毒有害物质超标。

3. 要仔细观看商标。

真正名优白酒的商标印刷精美，图案、字迹清晰，颜色鲜明。而冒牌酒的标识印刷粗糙，图案、字迹模糊，或者稍有改动、偷梁换柱。

4. 检查酒内是否有杂质。

把酒瓶拿在手中，慢慢地倒置过来对着光观察瓶的底部，如果有下沉的物质或有云雾状现象，说明酒中杂质较多。如果没有悬浮物、不失光、不浑浊，说明酒的质量比较好。

5. 闻气味。

质量好的酒具有特有的醇香，无其他异味。若发现酒的味道发苦或者有其他异味，则属质次或劣质白酒。

6. 低度白酒（通常指酒精度40°以下的产品）是我国当前白酒产品中的主流。

白酒产品并非"越陈越香"，在购买低度白酒时，最好应选择两年以内的白酒产品饮用。这是因为近几年来，发现低度白酒在存放一段时间后（通常需一年或更久，但因酒而异）出现的酯类物质水解，并导致口味寡淡的现象。

二、黄酒

（一）黄酒的品评

黄酒品评时基本上也分色、香、味、体（即风格）4个方面。

1. 色

通过视觉对酒色进行评价，黄酒的颜色占10%的影响程度。好的黄酒必须是色正（注：黄酒一般有橙黄、橙红、黄褐、红褐等几种颜色）、透明清亮有光泽。黄酒的色度是由于各种原因增加的：

（1）黄酒中混入铁离子则色泽加深。

（2）黄酒经日光照射而着色，是酒中所含的酪氨酸或色氨酸受光能作用而被氧化，呈赤褐色色素反应。

（3）黄酒中氨基酸与糖作用生成氨基糖而使色度增加，并且此反应的速度与温度、时间成正比。

（4）外加着色剂，如在酒中加入红曲、焦糖色等而使酒的色度增加。

2. 香

黄酒的香在品评中一般占 25％的影响程度。好的黄酒，有一股强烈而优美的特殊芳香。构成黄酒香气的主要成分有醛类、酮类、氨基酸类、酯类、高级醇类等。

3. 味

黄酒的味在品评中占有 50％的比重。黄酒的基本口味有甜、酸、辛、苦、涩等。黄酒应在优美香气的前提下，具有糖、酒、酸调和的基本口味。如果突出了某种口味，就会使酒出现过甜、过酸或有苦辣等感觉，影响酒的质量。一般好的黄酒必须是香味幽郁、质纯可口，尤其是糖的甘甜、酒的醇香、酸的鲜美、曲的苦辛配合和谐、余味绵长。

4. 体

体即风格，是指黄酒组成的整体，它全面反映了酒中所含基本物质（包括乙醇、水、糖）和香味物质（包括醇、酸、酯、醛等）。由于黄酒生产过程中，原料、曲和工艺条件等不同，酒中组成物质的种类和含量也随着不同，因而可形成黄酒的各种不同特点的酒体。在评酒中黄酒的酒体占 15％的影响程度。

感官鉴定时，因为黄酒的组成物质必然通过色、香、味三方面反映出来，所以必须通过观察酒色、闻酒香、尝酒味之后，才综合三个方面的印象，加以抽象的判断其酒体。现行黄酒品评一般采用 100 分制。

（二）黄酒的选购

黄酒是我国的民族特产，其中以浙江绍兴酒为代表的麦曲稻米酒是黄酒历史最悠久、最有代表性的产品；山东即墨老酒是北方粟米黄酒的典型代表；福建龙岩沉缸酒、福建老酒是红曲稻米黄酒的典型代表。在选购时应注意如下几个方面：

1. 应在正规的大型商场或超市中购买黄酒产品。这些经销企业对经销的产品一般都有进货把关，经销的产品质量和售后服务有保证。

2. 购买时应该选择大型企业或有品牌的企业生产的产品，这些企业管理规范、生产条件和设备好、产品质量稳定。

3. 选购时要从产品名称、含糖量来判别产品的类型，更好地选择适合自己需要的黄酒种类。消费者在不了解购买产品企业的情况下，尽量选购产品标签上注明执行国家标准的黄酒产品，如 GB/T13662、GБ17946 等。因为符合这些标准的产品质量有保证。

4. 黄酒的酒液应呈黄褐色或红褐色，无论哪种颜色酒液都应该清亮透明，但允许有少量沉淀。

三、啤酒

（一）啤酒的品评

啤酒的品质主要看色、泡沫、香、味这 4 个感官指标。啤酒注入杯中，先观察酒的色泽，酒液中有无悬浮物，然后通过视觉观察泡沫洁白、细腻及挂杯程度，再嗅香味，最后品味道。品评啤酒的最佳温度是在 15℃ 以下保持 1 小时，然后通过啤酒的外观、泡沫、二氧化碳含量、口味等几方面综合评价啤酒的优劣。总体来说啤酒品评如下：

1. 看色

在适宜光线下直观或侧观，注意酒液的色泽，有无悬浮物、沉淀物等情况。把啤酒倒入洁净透明的玻璃杯中，向着光亮处检验色泽和透明度，色泽淡黄略带微绿色或淡金黄色，且富有光泽、泡沫高高升起，其泡沫洁白细腻、持久不散，喝完后玻璃杯壁上牢牢附着泡沫的是优质啤酒。否则，就说明质量比较差。变质啤酒，泡沫粗糙，呈淡黄色，泡沫升不高或消失很快，没有泡沫。

啤酒色泽的色度难以用眼直接观察判断，可用 0.1 毫升碘液，配 100 毫升蒸馏水为标准，评酒时用酒样与之对比，在标准的范围内即为合格。

2. 泡沫

泡沫也是啤酒品评的一个质量指标，与啤酒酒液中的二氧化碳气、麦芽汁等成分有关。优质的啤酒倒入杯中，酒液上部大半应有洁白细腻、状似奶油的泡沫，并覆盖酒液，以防给啤酒带来爽口感觉的二氧化碳溢出。优良啤酒的泡沫应当是洁白、细腻、挂杯，泡沫体积大，能持续 5 分钟以上。啤酒泡沫的优劣可用以下方法判断：好的啤酒应具有开瓶香和开口香。开瓶香即打开瓶盖就能闻到扑鼻香味；开口香是指先吸入少量空气，大口喝下啤酒，而后从鼻孔中透出的香味。

3. 香味

啤酒的酒花香气是否新鲜清爽也是啤酒品评的一个重要方面。啤酒倒入杯中用鼻闻，或稍摇动再闻，有新鲜柔和的酒花香味，并伴有麦芽的香味，是优质啤酒。否则，就是劣质啤酒。

4. 二氧化碳

啤酒中二氧化碳充足与否也是对啤酒品评的一个方面。常用平静、不平静、起泡、多泡等评语来说明酒液中的二氧化碳气是否充足。用气泡如珠、细微连续、持久、暂时涌泡、泡不持久、形成晕圈等评语评价气泡升起的现象。喝一口啤酒后，不要立即咽下去，在口中停留几分钟，优质的啤酒喝到口中后应有柔和、协调、清爽、醇厚的感觉。因为啤酒中含有二氧化碳，在口中也应感到有刺激的二氧化碳，并有清爽愉快的感觉。若有怪味、杂味和酸味等不愉快的感觉，则证明是劣质啤酒。当然二氧化碳含量过高也不好，二氧化碳含量过高会导致酒瓶内压力过高。如果啤酒开启后，连酒带沫一起溢出，甚至喷射几十厘米，说明瓶内压力太高了。

当然对于各种不同品评也有细微的差别：如啤酒按色泽可分为淡色啤酒、浓色啤酒和黑色啤酒。淡色啤酒又分为淡黄色、金黄色，其特点是泡沫洁白、细腻，酒花香气突出，口味纯正爽口；浓色啤酒又分为棕色、红棕色、红褐色，产品特点是麦芽香味突出、口味醇厚，酒花苦味略轻；黑啤酒色泽呈深红褐色，产品特点是风味浓香、醇厚、回味足。

黄啤酒，色泽要淡黄、黄色或金黄色，带绿，黄而不显暗色，清亮透明、无悬浮物、无沉淀。啤酒注入杯中后：

（1）泡沫高，可以达到杯的1/2—1/3高度；（2）泡沫要洁白、细腻、持久、挂杯，其持续时间在5分钟以上；（3）酒体应有明显的新鲜柔和的酒花、特有香气、无老化气味及生酒花气味，口味纯正、爽口、醇厚而杀口。

黑啤酒，色泽是泽黑红、黑红色或黑棕色，清亮透明、无悬浮物、无沉淀。啤酒注入杯中泡沫亮而持久，细腻、洁白或微黄并挂杯。有明显的麦芽香气，香正，无老化气味及不愉快的气味（如双乙酰气味、烟气味、酱油气味等），无任何异常。口味纯正、爽口、醇厚而爽口。

（二）啤酒的选购

在选购啤酒时，要根据自己的口味选择喜爱的品牌，购买新鲜的啤酒，不要购买已过保质期的啤酒。在贮存啤酒时应低温贮存，不要急冷急冻；要放在安全处，轻拿轻放，并减少啤酒瓶的碰撞。在选购、饮用啤酒产品时应注意以下几点：

1. 在选购啤酒产品时，应首先选择大中型企业生产的国家名牌产品。名牌啤酒质量上乘，感官品质、理化指标俱佳。

2. 不要购买标签标识不规范、使用非 "B" 字标记玻璃瓶包装的啤酒，以免发生玻璃瓶爆炸事故，危及人身健康。

3. 啤酒的最佳饮用温度在 8℃～10℃。啤酒所含二氧化碳的溶解度是随温度高低而变化的，适宜的温度可以使啤酒的各种成分协调平衡，给人一种最佳的口感。

4. 不宜过量饮用啤酒。长期过量饮用啤酒，将导致脂肪堆积而阻断核糖核酸合成，造成 "啤酒心" "将军肚"，从而影响心脏的正常功能，也会抑制、影响细胞的正常活力。

5. 保存期限。选购时应注意出厂日期或批号。

四、葡萄酒

（一）葡萄酒的品评

葡萄酒的品尝是一门学问，但只要有兴趣，并善于练习，人人都能成为品酒专家。

品尝葡萄酒要用专用的品酒杯，有一种被称为郁金香型的品酒杯被认为是最合适的葡萄酒品尝用杯。

品尝葡萄酒一般从三个方面进行，即所谓的 "一观其色，二嗅其香，三尝其味"。

1. 观色

把酒倒入透明葡萄酒杯中，举至齐眼高观察酒体颜色。优质高档葡萄酒都应具有相对稳定的颜色，葡萄酒的色度通常直接影响酒的结构、丰满度和后味。一般而言，白葡萄酒呈浅禾杆黄色，澄清透明；干红葡萄酒呈深宝石红色，澄清得近乎透明；干桃红葡萄酒呈玫瑰红色，澄清透明。

2. 闻香

葡萄酒是一种发酵产品，它的香气应该是有葡萄的果香、发酵的酒香、陈酿的醇香，这些香气应该平衡、协调、融为一体，香气幽雅、令人愉快。而质量差的葡萄酒，不具备上述特点，或者有突出暴烈的水果香（外加香精）、或者酒精味突出、或者有其他异味。所以"闻香"是判定酒质优劣最明显、最可靠的方法，只要闻一下便能辨其优劣。在"闻香"时，可将酒杯轻轻旋动，使杯内酒沿杯壁旋转，这样可增加香气浓度，有助于嗅尝。优质干白葡萄酒香气比较浓，表现为清香怡人的果香而不能有任何异味；优质干红葡萄酒的香气表现为酒香和陈酿香。而劣质葡萄酒闻起来都有一股不可消除的令人不愉快的"馊味"。这股"馊味"是酒中的杀菌剂二氧化硫的气味，劣质酒因使用霉烂、变质的葡萄原料，或者为了防止酒的变质，而被迫加大二氧化硫的用量。

3. 口感

任何一种好的葡萄酒其口感应该是舒畅愉悦的，各种香味应细腻、柔和，酒体丰满完整，有层次感和结构感，余味绵长；而质量差的葡萄酒，或者有异味、或者异香突出、或者酒体单薄没有层次感、或者没有后味。

4. 品味

将酒杯举起，杯口放在唇之间，压住下唇，头部稍向后仰，把酒轻轻地吸入口中，使酒均匀地分布在舌头表面，然后将葡萄酒控制在口腔前部，并品尝大约10秒钟后咽下，在停留的过程中所获得的感觉一般并不一致，而是逐渐变化。每次品尝应以半口左右为宜。

品酒的温度也很重要。白葡萄酒一般在10℃~14℃时品尝较合适，而红葡萄酒则宜在更高的温度下品尝。

另外，如果同时品尝几种葡萄酒，则要讲究品尝顺序。先品尝"果香型"或称"轻型"的葡萄酒，后品尝所谓"复杂型"或"重型"的葡萄酒；先品尝干葡萄酒，再品尝甜葡萄酒；先品尝白葡萄酒，再品尝红葡萄酒。事实上，喝酒与品酒仅一步之遥，平常喝酒的人如果每次喝酒时都用心品尝，那么他一定能成为一个好的品酒师。

下面我们列出几种常见的葡萄酒的品评标准以供大家参考：

（1）干白葡萄酒

色：麦秆黄色、透明、澄清、晶亮。

香：有新鲜怡悦的葡萄果香（品种香），兼有优美的酒香。果香和谐、细致，令人清心愉快，不能有醋的酸气味感。

味：完整和谐、轻快爽口、舒适洁净。不应有过重的橡木桶味、异杂味。

（2）甜白葡萄酒

色：麦秆黄色、透明、澄清、晶亮。

香：有新鲜怡悦的葡萄果香（品种香）、优美的酒香，且果香和酒香配合和谐、细致、轻快，不应有醋的酸气感。

味：甘绵适润、完整和谐、轻快爽口、舒适洁净。不应有橡木桶味及异杂味。

（3）干红葡萄酒

色：近似红宝石色或本品种的颜色，不应有棕褐色，透明、澄清、晶亮。

香：有新鲜怡悦的葡萄果香及优美的酒香，香气协调、馥郁、舒畅，不应有醋气感。

味：酸、涩、利、甘、和谐、完美、丰满、醇厚、爽利、浓洌幽香。不应有氧化感及过重的橡木桶味感，不应有异杂味。

（4）甜红葡萄酒（包括山葡萄酒）

色：红宝石色，可微带棕色或本品种的正色，透明、澄清、晶亮。

香：有怡悦的果香及优美的酒香，香气协调、馥郁、舒畅，不应有醋气感及焦糖气味。

味：酸、涩、甘、甜、和谐、完美、丰满、醇厚爽利、浓洌香馥、爽而不薄、醇而不烈、甜而不腻、馥而不艳。不应有氧化感及过重的橡木桶味，不应有异杂味。

（5）香槟酒

色：鲜明、协调、光泽。

透明：澄清、澈亮、无沉淀、无浮游物、无失光现象。

音响：清脆、响亮。

香：果香、酒香柔和、轻快，不具异臭，且风味独特。

味：纯正、协调、柔美、清爽、香馥、后味杀口、轻快、余香、无异味、有独特风格。

（6）果酒

色：鲜明、协调、光泽、无褪色、变色。

透明：澄清、澈亮、无沉淀、无浮游物、无失光现象。

香：具有原果香、酒香（配制酒具原果或植物芳香），浓馥持久、无异臭、风味独特。

味：纯正、完美、协调、柔美、爽适。有余香、无异味、风味独特。

（二）葡萄酒的选购

葡萄酒一般为防止酒液发生光化学反应，大多用绿色玻璃瓶包装，故在选购时应注意瓶标的颜色和标注的糖、酸、酒精含量，明确酒的品种，一般白葡萄酒的瓶标主体颜色采用金黄色较多，而红葡萄酒则多用红色。酒度低于9°通常为普通酒。另外，葡萄酒没有保存期规定，出现适量的沉淀也是质量标准允许的，关键是要瓶口密封良好，酒精不能挥发，这样风味就能保持不变。在购买葡萄酒时还应清楚酒口味依品种而异，如：干型葡萄酒应爽口、丰富、和谐；甜型葡萄酒应醇厚浓郁，酸、涩、甘、酸各味和谐，爽而不薄、醇而不烈、甜而不腻、馥而不艳。

1. 购买地点的选择

一般情况下，专卖店、商场及超市的专柜是较有保障的去处。但无论是什么地方，对店内葡萄酒的陈列环境须十分留意，如果暴露在强光下或受到阳光直接照射，那么这种葡萄酒很可能尚未开封就已变质。

2. 品牌的选择

首先应选择知名企业、知名品牌。一般来说，知名度高的品牌酒较有质量保证。

3. 看包装

葡萄酒一般为防止酒液发生光化学反应，大多用绿色玻璃瓶包装，故在选购时应注意瓶标的颜色和标注的糖、酸、酒精含量，明确酒的品种。

一般白葡萄酒的瓶标主体颜色采用金黄色较多，而红葡萄酒则多用红色。酒度低于9°度通常为大路货、普通酒。另外，葡萄酒没有保存期规定，出现适量的沉淀也是质量标准允许的，关键是要瓶口密封良好，酒精不能挥发，这样风味就能保持不变。

4. 阅读酒标

买葡萄酒首先要了解酒瓶上的标牌。《中国葡萄酒酿酒技术法规》要求在酒瓶标牌上注明产品的名称、原料、净含量、含糖量、酒精度、厂名、厂址、产地、生产日期、保质期、产品标准代号等。一般商标标签都必须标明以上内容，消费者在购买前应仔细阅读上述内容。

阅读酒标是选购前了解每瓶酒的背景资料及特性的最直接办法。酒标是酒的身份证，按国家有关规定，必须在酒瓶标识上注明：产品的名称、配料表、净含量、纯汁含量、酒精度、糖度、厂名、厂址、生产日期、保质期、产品标准代号等内容，如有标注不全或不标注出厂日期、厂名、厂址的则是伪劣产品。要喝好葡萄酒，应购买执行国家标准的产品，执行企业标准的产品要慎选。关于葡萄酒的生产日期，很多人都认为越久越好，但事实上，不是每一瓶葡萄酒都是可以收藏的。多数酒的寿命只有 5 年，之后便失去它的精华了，正如美人迟暮。所以葡萄酒也需要在适当的时间饮用，才能品尝出它最巅峰的风味。即使是在那些有条件被收藏的酒，也要懂得如何在适当的潮湿度与气温下好好收藏。大多数消费者购买干红葡萄酒是饮用，因此购买时应选择灌装日期较近的酒，比较新鲜。

酒标上的"特定产区酒"或"年份酒"也是消费者评判葡萄酒品质的参考条件。而瓶标上的"中国驰名商标""3·15标志""绿色食品标志""国家免检产品"等标识，则代表着该品牌被国家质检部门推荐和认可，选购时也可作为对该产品质量评判的依据。

5. 看外观

肉眼的观察有助于在选购前初步了解每瓶酒的品质。将酒瓶高举对着光源，从外观观其色，干红葡萄酒应该是澄亮透明（深颜色的酒可以不透明），有光泽，其颜色应与酒的名称相符，色泽自然、悦目；而质量差的葡萄酒，或者混浊无光，或者色泽艳丽，有明显的人工色素感。瓶装干红葡萄酒中有少量的沉淀是正常的，沉淀物是一些色素及一些化合物，对酒的风味和口感没有影响。但若酒体浑浊且暗淡无光，则此酒属劣质酒。

6. 选择合适的酒型

要从自己的爱好来选择葡萄酒的酒型。就价格来说，一般价钱越高的酒，品质越高。但品质高的酒不一定是最好的酒。除了从酒的质量上来讲，最重要的是它是不是最适合你。每个人有每个人适合的口味，一瓶大家一致赞赏的酒未必适合你。没有一种酒是能够衬合每一种场合与心情的。有时候，即使是一瓶十几块钱的酒，带去海边或野餐时喝，也会觉得很贴切。换成你带的是一瓶几百元的佳酿，一边啜饮一边心痛，又何必呢？

7. 产地和年份

在选择好适合自己的葡萄酒类型后，接着就要参考它的产地。产地标识，分为大范围的区域产地和区域产地里的特定产地。按照特定的葡萄产地收获的葡萄酿出的特殊品质的酒，也称为"特定小产区酒"。标注的产地范围越小，说明其质量越好，产地越有知名度。

中国也有自己的"特定小产区酒"。以建于1986年的长城葡萄酒"华夏葡园"为例，它处在北纬40°酿酒葡萄生长的黄金地带河北昌黎的凤凰山亿年火山坡地上，位于中国十大葡萄酒产区——渤海湾之中。因而华夏葡园A区被称为"园中之园"，是昌黎产区中的特定小产区。用这里的葡萄酿造出的"华夏葡园A区干红葡萄酒"曾在第五届中国国际葡萄酒烈酒评酒会上，夺得"唯一特别金奖·最佳中国红葡萄酒"桂冠。消费者在选购葡萄酒时，应该多留意酒标上的大产区里的特定小产地特征。

年份标识，即按照酿酒葡萄的采摘年份进行标识区分。因为葡萄的品质决定了酒质的优劣，所以即使是来自同一片葡萄园，不同年份出品的葡萄酒，酒质也有很大的不同。因而年份酒的好坏不仅取决于时间的久远程度，也取决于当年所收成的葡萄的品质。年份酒的酒瓶包装上，都会有很醒目的年份标志。以华夏长城2000年份干红为例，瓶标正面明显印有"2000"标注，表明酿制这瓶酒的葡萄是在2000年采摘酿造的。

在选购葡萄酒前尽量多了解一些酒类常识，才能保证理性消费，避免走人选购误区，最终拥有高品位的美酒享受。

专家提醒我们，有木塞的葡萄酒应倒放或平放，让木松塞因接触到酒而膨胀，保持密封，防止空气透进瓶内。同时，一次未饮用完的干型山葡萄酒，可用原木塞密封后存放几天，但酒质量会下降，应尽快饮用；一次未饮用完的甜型葡萄酒，必须用原木塞密封后于0℃~4℃处冷藏。

酒的贮藏

一、白酒

白酒的保存。瓶装白酒应选择较为干燥、清洁、光亮和通风较好的地方，相对湿度在70%左右为宜，湿度较高瓶盖易霉烂。白酒贮存的环境温度不得超过30℃，严禁烟火靠近。容器封口要严密，防止漏酒和"跑度"。

二、黄酒

黄酒的包装容器以陶坛和泥头封口为最佳，这种古老的包装有利于黄酒的老熟和提升香气，在贮存后具有越陈越香的特点。保存黄酒的环境以凉爽、温度变化不大为宜。黄酒合适的贮藏温度为15℃以下，储存在阴凉干燥处，如地下室、地方窖。在其周围不宜同时存放异味物品，如发现酒质开始变化时，应立即食用，不能继续保存。瓶酒经贮存可能会出现沉淀，这是黄酒中蛋白质凝固，不影响酒质，加温即溶而清亮透明。

三、啤酒

保存啤酒的温度一般在0℃~12℃之间为适宜，熟啤酒温度在4℃~20℃之间，保存期为两个月。保存啤酒的场所要保持阴暗、凉爽、清洁、卫生，温度不宜过高，并避免光线直射。要减少震动次数，以避免发生浑浊现象。

四、葡萄酒

葡萄酒是非常敏感的，装入酒瓶之后仍然会逐渐成熟，因此在不良情况下保存会破坏味道的平衡。所以，请注意温度、湿度、光度、震动、臭味等影响因素。

1. 温度

葡萄酒最佳的储存温度是10℃恒温，而冰箱的蔬菜水果储藏室一般约在8°左右，葡萄酒可以被保存得很好，甚至可到两年以上。不过要注意的是：若是温度太低，可能会使软木塞很快地干缩，之后冰箱里面的味道就会渗透到葡萄酒之中。

2. 湿度

70%左右为理想湿度。湿度过低会造成软木塞干燥，不容易拔起；湿度过高会使软木塞综合缩小，造成空气或有害微生物进入葡萄酒中，使之容易变质。保存葡萄酒时必须横躺摆放，就是为了维持软木塞的湿度。

3. 光度

葡萄酒酒瓶虽然采用不易透光的材料，但葡萄酒对于光线还是相当敏感的，阳光或日光灯都是让葡萄酒变劣质的原因。

4. 震动

震动会使葡萄酒过度成熟（速度过快），容易造成劣质化（变坏）。购买餐用酒后立刻畅饮而尽，或是摆放在客厅，倒是没保存的问题。

5. 平放

不论是白酒、红酒，或是香槟，尽量让酒平躺呈水平状，这样可以使葡萄酒与软木塞接触，保持软木塞不干缩，否则外在的空气和气味，就会渗透到瓶中破坏葡萄酒。另外，过高的温度或是温差太大，都可能会使酒质变差，丧失鲜度与个性。

那么什么样的葡萄酒需要贮藏？

在葡萄酒分级中属于日常餐酒和地区餐酒的，可随时打开喝。只有法定产区餐酒AOC才需要贮藏。

白葡萄酒不含单宁，所以一般不用贮藏。通常贮藏的是红葡萄酒。

葡萄酒有生命周期，并不是愈陈愈好。贮藏时间的长短取决于酒单宁的含量，单宁多则需要贮藏时间长。通常，好酒可以贮藏 15~25 年，其他的一般不超过 10 年。

（注：单宁——化学结构比较复杂，是一种多元酚的衍生物，此物不仅能与钙、镁等金属阳离子作用，生成单宁酸盐，而且还能吸收游离的氧，特别是在咸性溶液中，是一种强氧化剂。）

五、药酒

有些泡制药酒的成分由于长期贮存和温度、阳光等的影响，常常会使原来浸泡的物质离析出来，而产生微浑浊的药物沉淀，但这不说明酒已变质或失去饮用价值，但发现有异味就不能再饮用了。因此，药酒的保存期不宜太长。

第二章 药酒概述

服用药酒的意义

在《汉书·食货志》中，称"酒为百药之长"。中医认为，酒本身就是药，也可以治病。酒为水谷之气，味辛、甘，性热，入心、肝经，具有畅通血脉、活血祛瘀、祛风散寒、消冷积、祛胃寒、养脾气、厚肠胃、促消化的作用。如果把药放入酒中，酒能引药上行，助药力，促进药效的发挥，成为一种有疗效和强身健体的药酒。药酒，在中医方剂学中又称为酒剂。所谓药酒，一般是把植物的根、茎、叶、花、果和动物的全体或内脏以及某些矿物质成分按一定比例浸泡在低浓度白酒、黄酒、米酒或葡萄酒中，使药物的有效成分溶解于酒中。经过一定时间后，去除药渣而制成的。也有一些药酒是通过发酵等方法制成。因为酒有它本身的作用，所以酒与药材配伍，可以增强药力，是既能防病治病，又可用于病后的辅助治疗的一种酒剂。由于酒系谷类和曲酿制成的流质，其气剽悍、质清，具有强身治病的功效。而用于泡制药酒的中草药，一般系天然之品，其性味平和，毒副作用少。酒药配制的药酒，介于药食之间，有病可以医病，无病可以防病强身，因此，饮用药酒只要适量就少有副作用。

药酒除了能防治疾病外，还有延年益寿之功效，这一点在历代的医疗实践中已得到证实。宋元时期，药酒发展的一个重要特点就是用于补益强身的、可以延年益寿的保健药酒，有些药酒不但有治病养生的特点，而且口味纯正，成了宫廷御酒。到了清代的药酒，除了用于治病外，最大的特点就是养生保健药酒更为盛行，尤其是宫廷补益药酒空前兴旺发达。例如，乾隆皇帝经常饮用之益寿药酒方"松龄太平春酒"，对老年人诸虚百损、关节酸痛、纳食少味、夜寐不实等症均有治疗作用。又如，对老年人具有补益作用的寿星酒和补肾强阳、乌须黑发的回春酒等等。李时珍在《本草纲目》中列举了有 69 种不同功效的药酒，如五加皮酒可以"祛一切风湿痿痹，壮筋骨，填精髓"；当归酒"和血脉，壮筋骨，止诸痛，调经"；人参酒"补中益气，通治诸虚"；黄精酒"壮筋骨，益精髓"等。

药酒的作用，包含有"酒的作用和药物功效"双重作用。由于每种药酒都配入了不同的中药材，因此药酒的作用也随之而异。就其总体而言，药酒的作用非常广泛，既有补益人体之阴、阳、气、血偏虚的补性药酒，也有祛邪治病的药性药酒。如以补虚强壮为主的养生保健美容药酒，主要作用有滋补气血、温肾壮阳、养胃生精、强心安神、抗老防衰、延年益寿；以治病为主的药性药酒，主要作用有祛风散寒、止咳平喘、清热解毒、养血活血、舒经通络等。

药酒是由酒与药物配制而成的。然而药物的配入，是有针对性和选择性的，都是按特定要求加入的，因此配入酒中的药物不同，其药酒的作用也不同。如药性药酒，是以防治疾病为主的药酒，在配方上都有严格细致的要求，是专为疾病而设的；补性药酒，虽然对某些疾病也有一定的防治作用，主要还是对人体起滋补增益作用，促进人体健康，精力充沛，预防病邪袭入，但也有一定要求，是专门为补虚纠偏，调整阴阳而设的。因此，每一种药酒的具体作用，都因药材的不同性质而不同。

由此可见，药酒的作用是多种多样的。其另一主要作用是，酒入药中，可以缓和苦寒药物的药性，免除了平时服药的苦涩，人们很乐意接受。如有很多善于饮酒的人，用日常的食品配制药酒，既有医疗作用，又有滋补保健作用，乃一举两得之功，真可谓善饮也。

药酒疗法的优点

在封建时代，制造药酒的技术仅被少数人掌握，制作的量少，制作周期长。物以稀为贵，所以药酒只有宫廷贵族和达官贵人才享用得起。现在，随着保健知识的日益普及，服用药酒的人群也不断地在增多。药酒的长处越来越显现出来。

酒剂所含的有效成分多

酒是一种良好的有机溶媒，易于进入药材内部，可把中药里大部分水溶性成分，以及水不能溶解的需非极性溶媒溶解的有机物质溶解出来，最大限度地保留药物中的生物活性物质。药物中的有效成分溶解在酒中的要比溶解在水中的多得多，故而在同样的疗效下，使用药酒对药材的消耗量要少一些，从而有利于节约药材，降低成本。

酒助药力

某些药物经酒制之后，治疗作用显著增强。如王好古所云，药"有宜酒浸以助其乐"，"阻塞之气味，假酒力而行气血也"。像菟丝子、生地黄、淫羊藿、红蓝花、莪术、白头翁等药物，俗称"得酒良"，其含义正在于此。

酒剂起效迅速

中医认为酒是入血分的，酒一旦进入体内，可以直接透过消化道黏膜，进入血液，扩散到全身。而其他口服药如药片、药丸、药汤之类，都要经过消化道的消化吸收方能到达血液。所以酒剂起效较快，尤其适合于急需用药的人，服用后可借酒的宣行走窜之性，促进对药物中有效成分迅速地最大限度地吸收，在较短的时间内发挥治疗作用。

酒剂与其他剂型一样，用于治疗疾病的种类遍及内、外、妇、儿、五官各科，其中，尤以关节疼痛、腰腿疼痛、风湿痹痛、肢体麻木拘挛、中风缓弱不遂等病症用之为多。这与酒行药势，通行血脉，走窜经络的作用密切相关，它与祛风除湿、活血化瘀和蠲痹止痛之药相合有相得益彰之效。

酒有引经作用

酒的引经作用，是指用酒引导诸药，选择性治疗某经病变的功能。如"大黄酒浸入太阳经，酒洗入阳明经"（《汤液本草》）、香附子"酒浸炒则引经络"（《本草纲目》），皆属此类。所以中医中药的引经理论，其实就是引导药物直达病所，使病灶的药力更加集中，也是一种选择性的治疗。

酒剂防治并举

酒剂在中医临床方面的应用广泛。中药保健侧重养生预防之用，此类药酒具有补益气血、补益脾胃、滋补肝肾、温肾壮阳、强筋壮骨、养心安神、补虚扶羸、健脑益智、延年益寿、强身健体、平补阴阳等功能。如八珍酒、人参酒、仙灵固精酒、万寿药酒等。这些保健药酒，无病时服用可以养生，调理脏腑、气血、阴阳之偏，有病用之亦可祛疾，只要有针对性地选用，均可取得良好的养生保健作用。

祖国医学以预防促保健的思想在药酒中也得到了很好的体现。在我国历史上流传最广、使用时间最长的屠苏酒，即用桂心、防风、菝葜、川椒、桔梗、大黄、乌头、赤小豆等酒制而成。大年初一至初三，阖家男女老幼依次饮服，拜贺，旨在辟疫疬（指各种传染病）及一切不正之气，以图全家人年中太平。在宋代，这一习俗曾是春节期间三大民俗活动之一。著名的北宋政治家王安石有诗为证："爆竹声中一岁除，春风送暖入屠苏，千门万户瞳瞳日，早把新桃换旧符。"此外，《本草纲目》中的椒柏酒（由川椒和侧柏叶以酒制成）亦属辟疫防病之剂。

酒可矫味杀毒

一些动物药，如白花蛇、乌梢蛇等，经酒制后可消除或掩盖其不良气味，并减缓其毒性。另如，常山"若酒浸炒过，则气稍缓"（《本经逢源》）；大黄酒制，则峻下之势锐减。因此，可根据酒的这些作用调剂药物，祛除药物的异味与毒性，缓和其峻烈之性，更好地发挥养生祛病的功能。

酒可防腐，便于贮存

药酒中含有乙醇，可延缓许多药物的水解，增强药剂的稳定性，并有不同程度的抑菌作用，故而酒剂可长期存放，不易腐败变质。这样，可以随时饮用，十分方便。对于花、叶和质地松软的中药材来说，尤为适用。此外，酒里的微生物会抑制腐败微生物的生长，这样就延长了药物的保存期。旅游、出差、出国时带上药酒，就不会中断治疗了。

有了药酒不用每天煎药

有了药酒就不用天天煎药，方便了工作或学习紧张的人，使之仍然能每天服药。慢性病、体质差需要长期服药的人，也适合服用药酒。

药酒的渊源

本书所讲的药酒在中药方剂学上又称之为酒剂。所谓药酒一般是把植物的根、茎、叶、花、果和动物的全体或内脏以及某些矿物质成分按一定比例浸泡在低浓度食用酒精、白酒、黄酒或葡萄酒中，使药物的有效成分溶解于酒中，经过一定时间后去除渣滓而制成的，也有一些药酒是通过发酵等方法制得的。因为酒有通血脉、行药势、温肠胃、御风寒等作用，所以酒和药配伍可以增强药力，既能防治疾病，又可用于病后的辅助治疗。

古时医字从酉（酒），可见酒与药的关系密切，而药酒的产生更是我国医药发展史上的重要创举。药酒的起源与酒的产生是分不开的，我国现存的最早的药酒方见于1973年马王堆出土的帛书《养生方》和《杂疗方》中，虽多已不完整，但仍可辨认出药酒配方、酿制工艺等记述，由此可见，我国的药酒在先秦时期就已有了一定的发展。先秦时期的医学代表作《黄帝内经》也对酒在医学上的贡献作了专门论述，其中，《素问·汤液醪醴篇》论述了醪醴与防病治病的关系，在其他篇中还提及了治膨胀的"鸡矢醴"，治经络不通、病生不仁的"醪药"等，这些均是较早的药酒记载。

至汉代，随着中药方剂的发展，药酒逐渐成为中药方剂的一个组成部分，而且针对性和疗效也有了很大提高。在《史记·扁鹊仓公列传》中有"其在肠胃，酒醪之所及也"的记载，表明了扁鹊认为可用酒醪治疗肠胃疾病的看法。这篇著作中还收载了西汉名医淳于意的25个医案。东汉·张仲景的《伤寒病杂论》中记载："妇人六十二种风，腹中血气刺痛，红蓝花酒主之"，该书还收载了许多以酒煎药或服药的方例。

北魏·贾思勰的《齐民要术》对药酒的酿造方法，特别是对浸药专用酒的制作做了较为详细的说明。晋·葛洪的《肘后备急方》中记载了海藻酒、桃仁酒、金牙酒、猪胰酒等药酒的治病方法。梁·陶弘景在《本草经集注》提出"酒可行药势"，尤其是对药酒的浸制方法论述较详，并指出有71种药物不宜浸酒。

唐·孙思邈的《千金方》中共有药酒方80余首，涉及补益强身、内科、外科、妇科等方面，并对酒与药酒的毒副作用已有一定认识，针对当时一些人因嗜酒纵欲所引起的种种病症，研制了一些相应的解酒方剂。《千金翼方》还对药酒的服法提出了要求："凡服药酒，饮得使酒气相接，无得断绝，绝则不达药力，多少皆以知为度，不可全醉及吐，则大损人也。"唐·王焘《外台秘要》卷三十一"古今诸家酒方"一节中共收载了药酒11方。

宋元时期的药酒有了很大发展，药酒的种类和应用范围均有明显的扩展。仅《太平圣惠方》中就设有药酒专节达6篇之多，加上《圣济总录》《太平惠民和剂局方》《三因方》《本事方》《济生方》等书中的药酒方，计有药酒数百种。运用药酒治病的范围也已涉及内、外、妇、五官等多科疾病，对于药酒的主要功效也有了进一步的认识。在药酒的制法上已开始采取隔水加热的方法，这样可以提高药物有效成分的浸出率，增强药酒的功效。这一时期药酒发展的一个重要特点就是用于养生的药酒渐多，有些药酒不但具有治病养生的特点，而且口味纯正，成了宫廷御酒。除了上述大型方书所记载的药酒外，宋·陈直《养老奉亲书》和元·忽思慧《饮膳正要》《御药院方》等书中也收载了许多适合老年人服用的养生保健药酒。

明代的医药学家在整理继承前人经验的同时，又创制出许许多多新的药酒方。在明代医书中，如《普济方》、方贤的《奇效良方》、陈梦雷的《医学全录》、王肯堂的《证治准绳》、李时珍的《本草纲目》等，收载了大量的药酒配方，既有前人的传世经典之作，又有当代人的创新之举。仅《本草纲目》就辑录了各类药酒配方 200 余种，《普济方》通卷收载的药酒达 300 余方。明代的民间作坊已有药酒出售，如薏仁酒、羊羔酒等，而老百姓自饮自酿的酒中也有不少药酒，如端午的菖蒲酒、中秋的桂花酒、重阳的菊花酒等。

清代的医药学家同样也创制出许多新的药酒方。这一时期的医药学著作中，如汪昂的《医方集解》、王士雄的《随息居饮食谱》、吴谦的《医宗金鉴》、孙伟的《良朋汇集经验神方》、项友清的《同寿录》等，均收载了明清时期新创制的药酒配方。清代的药酒除了用于治病外，最大的特点就是养生保健药酒较为盛行，尤其是宫廷补益药酒空前兴旺发达。例如，乾隆皇帝经常饮用的益寿药酒"松龄太平春酒"对老年人诸虚百损、关节酸软、纳食少味、夜寐不实诸症均有治疗作用。"夜合枝酒"也是清宫御制的一大药酒，组方中除了夜合枝外，还有柏枝、槐枝、桑枝、石榴枝、糯米、黑豆和细曲等，可治中风挛缩之症。

民国时期，战乱不断，百业不兴，药酒也难逃厄运，没有多少进展。

新中国成立后，中医中药事业得到了空前的大发展，作为中药方剂之一药酒不仅继承了传统的制作经验，而且采取了现代科学技术的方法，严格卫生与质量标准，使药酒的生产逐步走向标准化和工业化，药酒质量也大大提高。医药学家还对许多传统药酒方的功效、配方进行了实验研究和临床验证，为药酒的应用和提高疗效提供了宝贵依据。此外，药酒规范已被收进我国的药典，由此可见国家对药酒的重视。

药酒的选用

　　选用药酒很重要，一要熟悉药酒的种类和性质；二要针对病情，适合治疗疾病的需要；三要考虑自己的身体状况；四要了解药酒的使用方法。

　　具体如何选用药酒呢？一般可以请教中医师，也可以参考本书对症选用。现举例如下：

　　（1）气血双亏者可选用龙凤酒、山鸡大补酒、益寿补酒、八珍酒、十全大补酒等。

　　（2）脾气虚弱者可选用人参酒、当归北芪酒、长寿补酒、参桂营养酒等。

　　（3）肝肾阴虚者可选用当归酒、枸杞子酒、蛤蚧酒、枸圆酒等。

　　（4）肾阳亏损者可选用羊羔补酒、龟龄集酒、参茸酒、三鞭酒等。

　　（5）风寒湿痹、中风后遗症等病症可选用驰名中外的史国公酒、冯了性药酒和其他药酒。

　　（6）风湿性类风湿性关节炎或风湿所致的肌肉酸痛者可选用风湿药酒、追风药酒、风湿性骨痛酒、五加皮酒等。如果风湿症状较轻者可选用药性温和的木瓜酒、养血愈风酒等；如风湿多年，肢体麻木，半身不遂者则可选用药性较猛的蟒蛇药酒、三蛇酒、五蛇酒等。

　　（7）骨骼损伤者可选用跌打损伤酒、跌打药酒等。

　　（8）阳痿者可选用多鞭壮阳酒、助阳酒、淫羊藿酒、青松龄药酒、海狗肾酒等。

　　（9）神经衰弱者可选用五味子酒、宁心酒、合欢皮酒等。

　　（10）月经病者可选用妇女调经酒、当归酒等。

　　凡此种种，这里不一一列举。药酒所治疾病甚多，一般可参考本书所列病症之药酒方，随证选用。

　　在预防疾病上，古人和民间也早有实践，如重阳节饮用菊花酒，可抗老防衰；夏季饮用杨梅酒，可预防中暑；常饮山楂酒，可防止高脂血的形成，减少动脉硬化的产生；长期服用五加皮酒、人参酒则可健骨强筋、补益气血、扶正防病等等。

总之，选用药酒要因人因病而异。如选用滋补药酒时要考虑到人的体质，如形体消瘦的人，多偏于阴虚血亏，容易生火，伤津，宜选用滋阴补血的药酒；形体肥胖的人，多偏于阳衰气虚，容易生痰、怕冷，宜选用补心安神的药酒。选用以治病为主的药酒，更要随证选用，最好在中医师的指导下选用为宜。要选用有针对性、适宜的药酒。药酒既可治病，又可强身，这并不是说每一种药酒都能包治百病，患者随意拿一种药酒饮用，就可见效。饮用者必须仔细挑选，认清自己的病症和身体状况，选用要有明确的目的，切不可人用亦用，见药酒就饮。

滋补药酒的选用

冬令进补，老年人往往喜欢喝少量补酒来补益身体。根据中医理论，各种补酒有寒、热、温、凉等不同药性，人体也有虚、实、寒、热等不同体质。所以进补之道，也得遵循"虚则补之，实则泻之，寒则热之，热则寒之"的用药原则。因补酒种类繁多，各具特色，所以，冬令饮补益酒时，要根据各人体质、虚实情况区别对待，做到科学地选择和应用，才能发挥药酒的功效，达到补益的目的。

一般来说，平素阳虚，每到冬天，就格外怕冷，小便多者，应该选择有温肾助阳的药酒。补阳功效最好的要属鹿茸类药酒，它有温补肾阳、益精血的作用，而且温而不燥，如参茸酒、周公百岁酒、龟龄酒等。此外，以鹿角胶为主配制的如虫草补酒、福禄补酒、人参鹿茸酒等也可选用。

平素气短懒言、面色无华、疲倦乏力、易出虚汗的气虚者，应该选择有补气作用的药酒。人参是补气药中的佼佼者，故应选择一些含有人参为主的药酒，如人参补酒、参桂酒、人参百岁酒、人参鹿茸酒、十全大补酒等。

有血虚者，症见头昏眼花、面色苍白，以及妇女月经延后、量少色淡，应该选择有补益气血功效的药酒，如十全大补酒、补益杞圆酒、桑葚酒、味美思等。若是妇女产后血虚、面色萎黄或苍白者，还可以选用一些适应妇女特点的补酒，如乌鸡补酒、八珍酒、毛鸡酒，这类酒能促进产妇健康，祛瘀生新，润和气血，振奋精神。

有脾胃虚弱、消化不良、不思饮食者，可选择有健补脾胃作用的药酒，如十二红药酒、竹叶青、松龄太子春酒、中国养命酒等。

平素易腰酸背痛、筋骨不健、易劳累者，可选择有舒筋活血、强壮筋骨作用的药酒，如虎骨酒、史国公酒、状元红、杜仲糯米酒、养血愈风酒等。但这类药酒性较猛烈，身体虚弱者及老年人应慎用。

药酒的种类

药酒的品种繁多，功效各异，常用的有以下几种：

（1）补益类：如人参酒、十全大补酒。

（2）壮筋骨、治不遂类：如鹿茸酒、五加皮酒。

（3）治风湿痹病类：如虎骨酒、风湿药酒。

（4）治肺结核久咳类：如蛤蚧酒、天门冬酒。

（5）治恶疮类：如蝮蛇酒等。

（6）外用类：如跌打损伤药酒、十一方药酒等。

药酒由于所含有药物成分不同，功用和适应证也不同，因此必须合理选用，才能产生较好的疗效。服用药酒时应注意以下几个方面：

（1）药酒是用酒浸泡中药材，它除具有滋补性质外，还有规定的剂量和疗程，在病愈后应即刻停服。

（2）药酒一般应在饭前服用，以使药物能迅速为人体吸收，较快地发挥药效。佐膳服用时，药物的有效成分会因一部分被食物吸收而影响药效。

（3）药酒以温饮为佳，因温饮能更好地发挥药酒温通、补益的作用。

（4）药酒要针对病情选用，不同治疗作用的药酒不可交叉服用，以免影响疗效。有些药酒有少量沉积于瓶底的沉淀物为无效成分，不宜饮用。

（5）补益类药酒忌与萝卜、葱、蒜等同服。

药酒的制作方法

药酒服用简便，疗效显著，家庭中亦可自制，但要掌握正确的方法。

选好配方

自制药酒应当选用适合家庭自制的安全可靠的药酒配方。有些配方并不适宜自制，如某些有毒性的中药，是必须炮制后才能用的，一般家庭无此条件。民间流传的一些单方、验方，如要配制药酒，应当先去请教医生，弄清楚药物性质和适用范围，以免不对症甚至引起中毒。

配料

按处方配料。处方的选择可根据医生的处方或参考有关书籍。将原料配齐后，去除杂质，有些药物还需先行炮制。具体方法均按当地炮制经验进行操作。

药材处理

一般制备酒剂的药材都切成薄片或捣碎成粗颗粒。要按医生处方配齐所用药物的种类、剂量，将其洗净晒干。凡坚硬的皮、根、茎等药物，切成3毫米厚的药片子；草质茎根，切成3厘米长的段；种子类用棒捣碎。有些药物，还需经过一定的加工炮制处理。民间验方的中药，首先要弄清其品名、规格，要防因同名异物或异名同物而搞错药材。

酒的选择

以酒精度不低于60°的白酒较适合。若用70%的药用酒精来代替，则更有利于药材成分释出。对于不善饮酒者，亦可用低度白酒或黄酒，但浸出时间及次数宜适当增加。

　　生产酒剂用的白酒，应符合卫生部关于白酒卫生质量标准的规定。烊糖烊胶，可取适量白酒以热溶法或冷溶法充分溶解，加入浸出液或渗漉液中。如有胶料者，应用 4 倍量的水加热溶化，先加入糖酒，搅匀，然后加入浸出液或渗漉液中。浸出液或渗漉液加入糖酒（或糖胶酒）后，应密闭静置，充分澄清，方可滤过，分装。

具体制作方法

　　（1）浸制法

　　①冷浸法。系将药材碎成片或粗粉，置于带盖的陶、瓷罐或带塞玻璃瓶等容器中，加处方量白酒（如未规定酒的用量，则一般酒量为药材量的 8~12 倍，可根据药材性质，适当增减）密闭放置。每天振荡或搅拌 1~2 次，浸渍 7 天后，改为每周 1 次振荡搅拌，搅拌次数多一些，浸出效果更好。避光在常温下静置 20 天左右（冬季则放置时间更长一些）。然后倾出上清液，并压榨残渣。榨出液与上清液合并，静置澄清，纱布过滤即得。如连续浸制，残渣则不必压榨，可再添加新酒浸渍。调补之品如人参、黄芪、当归及陈皮等多系如此。若所制药酒需加糖、蜜矫味着色，可将糖用等量白酒温热溶解，过滤，将药液与糖液混合，搅匀，再过滤即成药酒。如自制五味子酒：取五味子 500 克，冲洗干净，装入细口瓶中，加入 60°白酒 500 毫升，再封严瓶口，然后每日振摇 1 次，15 天后可开始饮用。其饮用数量为每日 3 次，每次 3 毫升。此药酒主治神经官能症，以及失眠、心悸、健忘、乏力、烦躁等。

　　②热浸法。药料和酒同煎一定时间，然后再放冷，贮存。这种方法的优点是既能加速浸取速度，又能使药的成分容易浸出。制作方法基本上与冷浸法相同。先将原料粗粉置坛中，加一定量的酒，可采用隔水炖煮的间接加热方法，即把药材加酒先放在小铝锅、搪瓷罐等容器中，然后再放在另一盛水的大锅里炖煮，以有利药材成分的浸出，隔日 1 次。热浸时间不宜过长，否则酒易挥发散发。见到药酒表面出现泡沫时，立即端起离火，并马上趁热密封。静置 15 天左右，吸取上清液，压出残渣中的余酒，和上清液合并，静置澄清，滤过即得。如自制青梅煮酒；青梅 30 克，黄酒 100 毫升，按热浸法隔水蒸炖 20 分钟。饮用剂量为每次温饮 10~30 毫升。此药酒主治食欲不振、

蛔虫引起的腹痛，以及慢性消化不良引起的泄泻等病症。

（2）酿制法

先将原料加水煎煮，过滤去渣，浓缩成药汁（有些原料如桑葚、梨、杨梅等，可以直接压榨，取得药汁）。再将糯米蒸煮成饭，然后把糯米饭、药汁和酒曲拌匀，置于干净的容器内，加盖密封。尽量减少与空气的接触，保持一定的温度，放置4~6天即成。

（3）煎煮法

将原料碾成粗末后，全部放入砂锅。加水量高出药面10厘米，浸泡6小时，加热煮沸1~2小时，过滤取汁。加水再煎煮1遍。2遍煎出液合并后过滤，静置8小时，取上清液，加热浓缩成稠状清膏（比例为生药5000克煎成清膏2000克）。待冷却后，加入与清膏等量的酒，和匀，放入坛内，密封7天，取上清液过滤即得。本法用酒量少，服用时酒味不重。古代医家认为，酒能使药力尽快抵达病所，迅速发挥治疗作用，因而对一些急性病变，多半采用此法。煎煮法可视为酒剂的一种速成法。易挥发的芳香物质受热后会加速挥发，因此芳香类药物不宜采用煎煮法。

（4）渗漉法

将切制后的中药材用白酒等润湿膨胀后，装入渗漉柱中，然后不断添加白酒，酒自上口流入，缓缓渗过药材，从下口渗流而出。集渗出液，并榨取药渣中汁液，与渗漉液合并静置沉淀，过滤即得。此法操作相应比较复杂，从自制药酒角度，不如浸渍法简便易行。

（5）加药酿制法

这是古时常用的方法，近代应用不多。这种方法是以米、曲加药直接发酵成酒。依据处方备好适量的糯米或黄黏米、曲和药物，将药材、曲粉碎。米以水浸泡，令吸水膨胀，然后进行蒸煮，使内无白心或成粥状，使其糊化。将蒸煮好的米冷却至30℃或略高的温度，然后再加入事先已经加工好的药材、曲末，拌匀，置于缸内糖化发酵。已糊化的米，在酒曲中真菌分泌的淀粉酶作用下，转化成可发酵糖类，又在曲中酵母的作用下，进行酒精发酵，产生酒精和二氧化碳。发酵过程中，必须维持适当温度。如温度升高，应开耙搅拌，使温度降下来，并可排出二氧化碳，供给酵母氧气，促进繁殖。7~14天发酵即可完成，然后经压榨、过滤，取澄清酒液。酒液盛入存贮容器后，应隔水加热至75℃~80℃，以杀灭酵母菌及杂菌，保证质量和适于贮存。古人采用该法时，有的先以水煎药取液，后冷渍曲，待发后再加入蒸好的饭发酵成酒。加药酿制法可制备低度药酒，在其制法、使用效果等方面有研究的价值。

除了上述几种方法外，近年还有回流加热法等。

药酒的适用范围与禁忌

药酒的适用范围

因为药酒具有"药食同用"的特点，因此药酒的适用范围日益广泛。概而言之，主要适用于：

（1）治疗疾病。药酒能治疗之疾病甚多，凡内科、妇科、儿科、骨伤科、外科、皮肤科、眼科和耳鼻喉科为各科 190 多种常见多发病和部分疑难病症均可疗之，无论急性疾病还是慢性疾病均适用，而且疗效显著。

（2）预防疾病。由于药酒有补益健身之功，能增强人体的免疫功能和抗病能力，防止病邪对人体的侵害，故能预防疾病而免于发病。

（3）美容润肤，保护人体的外在美观。

（4）养生保健，益寿延年。坚持服用保健药酒，能保持人的旺盛精力，延长人的寿命，使之达到最高极限。对年老体弱者尤为适用。

（5）做病后调养和辅助治疗，促进病体早日康复。

药酒的饮用禁忌

药酒不是万能疗法，既有它的适用范围，也有它的禁忌一面。古谓："水能载舟，亦能覆舟。"酒和药酒与健康的关系，正如古训这一哲理。适用的饮之则受益，反之则受害；适量饮用者受益，过量饮用者则受害。对此应当切记。

酒本身就是药，也可以治病，与药同用，药借酒势，酒助药力，其效尤著，而且使适用范围不断扩大。因为药酒既有防病治病之效，又有养生保健、延年益寿之功，因而深受民众欢迎。我国目前饮酒者约 1 亿人，每年酿酒用粮食约 125 亿千克，可谓饮酒大国。但如果不宜饮用或饮用不当，也会适得其反。因此，有节制地饮酒和注意饮用酒和药酒的各种禁忌则尤为重要。

（1）饮用不宜过多，要少饮。凡服用药酒或饮用酒，要根据人的耐受力，要合理、适宜，不可多饮滥服，以免引起头晕、呕吐、心悸等不良反应。即使是补性药酒也不宜多服，如多服了含人参的补酒，可造成胸腹胀痛、不思饮食；多服了含鹿茸的补酒则可引起发热、烦躁甚至鼻衄（即鼻出血）等症状。

（2）不宜饮酒的人，不能饮。凡是药酒和饮用酒，不是任何人都适用的，不适用的，就要禁饮。如孕妇、乳母和儿童等人就不宜饮用药酒，也不宜饮用酒。年老体弱者，因新陈代谢功能相对缓慢，饮用药酒也应当减量，不宜多饮。

（3）要根据病情选用药酒，不能乱饮。每一种药酒，都有适应范围，不能见药酒就饮。如遇有感冒、发热、呕吐、腹泻等病症的人，要选用适应药酒，不宜饮用滋补类药酒。

（4）不宜饮酒的病症，不能饮酒。对于慢性肾炎、慢性肾功能不全、慢性结肠炎和肝炎、肝硬化、消化系统溃疡、浸润性或空洞型肺结核、癫痫、心脏功能不全、高血压等患者来说，禁饮酒，即使药酒也是不适宜的，以免加重病情。不过，也不是绝对的，有的病症服用有针对性的低度药酒，不仅无碍，反而有益。但也应当慎用。此外，对酒过敏的人或某些皮肤病患者也要禁用或慎用药酒。

（5）外用药酒，不能内服。凡规定外用的药酒，则禁内服。如我国民间有端午节饮雄黄酒灭五毒和饮黄酒的习俗。其实，雄黄酒只宜外用杀虫，不宜内服。因为雄黄是一种有毒的结晶矿物质，主要成分为二硫化砷，遇热可分解成三氧化二砷，毒性更大。如果雄黄中混有朱砂（硫化汞砷）情况更糟。因为砷和汞都是致癌物质，并易为消化道吸收而引起肝脏损伤。饮用雄黄酒，轻则出现头昏、头痛、呕吐、腹泻等症状；重则引起中毒死亡。因此，端午节时饮雄黄酒的习俗是有害人体健康的，不宜再沿袭这一旧习裕了。

药酒的饮用和贮存方法

药酒的饮用方法

药酒的用法，一般可分为内服和外用两种。药酒中，多数是内服或外用，但有的药酒，既可内服，也可外用。外用法，一般按要求使用即可，但内服法，尤宜注意。

（1）服用量要适度。服用药酒，要根据人的耐受力，一般每次可饮用10~30毫升。每日早晚各饮1次。或根据病情及所用药物的性质和浓度而调整。总之饮用不宜过多，要按要求而定。平时习惯饮酒的人服用药酒的量可稍高于一般人，但也要掌握分寸，不能过度。不习惯饮酒的人服用药酒时则应从小剂量开始，逐步过渡到需要服用的量，也可以用冷开水稀释后服用。

（2）服用药酒要注意年龄和生理特点。对于女性来说，在妊娠期和哺乳期一般不宜饮用药酒；在行经期，如果月经正常也不宜服用活血功能较强的药酒。就年龄而言，年老体弱者因新陈代谢较为缓慢，服用药酒的量宜适当减少；而青壮年的新陈代谢相对旺盛，服用药酒的量可相对多一些；对于儿童来说，其大脑皮质生理功能尚不完善，身体各器官均处于生长发育过程中，容易受到酒精的伤害，且年龄越小的幼儿，酒精中毒的机会越多。酒精可对儿童组织器官产生损害，导致急性胃炎或溃疡病，还能引起肝损伤，导致肝硬化。酒精对脑组织的损害更为明显，使儿童记忆力减退，智力发育迟缓。因此，儿童一般不宜服用药酒，如病情需要，也应注意适量，或尽量采用外用法。

（3）药酒服用时间。通常应在饭前或睡前服用，一般佐膳饮用，以使药性迅速吸收，较快地发挥治疗作用。同时药酒以温饮为佳，以便更好地发挥药性的温通补益作用，迅速发挥药效。

（4）要病愈即止。用于治疗的药酒，在饮用过程中，应病愈即止，不宜长久服用；补性药酒，也要根据自己的身体状况，适宜少饮，不可过量。

（5）饮用药酒时，应避免不同治疗作用的药酒交叉使用，以免影响治疗效果。

药酒的贮存方法

凡从药房购进或自己配制的药酒，如果贮存与保管不善，不但影响药酒的治疗效果，而且会造成药酒的变质或污染，因而不能再饮用。因此，对于服用药酒的人来说，掌握一定的贮存和保管药酒的基本知识是十分必要的。一般来说，贮存药酒的要求是：

（1）用来配制或分装药酒的容器均应清洗干净，然后再用开水煮烫消毒，方可盛酒贮存。

（2）家庭配制的药酒，应及时装进细口长颈大肚子的玻璃瓶中，或者其他有盖的容器中，并将容器口密封好。

（3）药酒贮存宜选择在温度变化不大的阴凉处，室温以 10℃～15℃ 为好。不能与汽油、煤油以及有刺激性气味的物品混放，以免药酒变质、变味。

（4）夏季存放药酒时要避免阳光的直接照射，以免药酒中的有效成分被破坏，使药酒的功效减低。

（5）家庭自制的药酒，要贴上标签，并写明药酒的名称、作用和配制时间、用量等内容，以免时间久了发生混乱，造成不必要的麻烦，或导致误用错饮而引起不良反应。

饮服药酒的注意事项

酒本身就是药，与药酒一样，在饮用时，除注意药酒禁忌外，还必须注意以下各点：

（1）服用某些西药时不宜饮用酒和药酒，饮了酒和药酒后就不要连着服用下列药物：

①大量饮酒并服用巴比妥类中枢神经抑制药物会引起严重的中枢抑制。当饮用了中等量的酒并同时服用镇静剂量的巴比妥类药物时就引起明显的中枢抑制，使病人的反应能力低下，判断及分析能力下降，出现明显的镇静和催眠效果。如果加大用量可导致昏迷，出现意外。

②精神安定剂氯丙嗪、异丙嗪、奋乃静、安定、利眠宁和抗过敏药物扑尔敏、赛庚啶、苯海拉明等如与酒同用，对中枢神经亦有协同抑制作用。轻则使人昏昏欲睡，重则使人血压降低，产生昏迷，甚至出现呼吸抑制而死亡。

③在服用单胺氧化酶抑制剂时，人体内多种酶的活性会因此而受到抑制。此时饮酒会因其分解酒精的酶系统受抑制而使血液中的乙醛浓度增加，导致乙醛中毒，出现恶心、呕吐、头痛、血压下降等反应。酒精还有诱导增加药物分解酶的作用，可使抗凝血药的作用时间缩短。

④酒精对凝血因子有抑制作用，会使末梢血管扩张，所以，酒与抗凝血药不宜同时服用。

⑤酒精的药酶诱导作用可使利福平分解加快，对肝脏的毒性增强；还可使苯妥英钠、氨基比林等药物的分解加快，从而降低药物的作用。

⑥糖尿病人服药期间宜戒酒，因为少量的酒即可使药酶分泌增多，使降血糖药物胰岛素、优降糖等药物的疗效降低，以致达不到治疗效果。如果大量饮用酒会抑制肝脏中药酶的分泌，使降糖药的作用增强，导致严重的低血糖反应，甚至昏迷、死亡。

⑦心血管疾病患者服药时宜戒酒，以免出现严重的不良反应；服用硝酸甘油的患者，如果大量饮酒会引起肠胃不适，血压下降，甚至会发生昏厥。

⑧高血压患者如果既饮酒又服用肼苯达嗪等降压药或速尿、利尿酸、氯噻酮等利尿药，均会引起体位性低血压。服用优降宁时则反应更为严重，会出现恶心、呕吐、胸闷、呼吸困难等，甚至会出现高血压危象。

⑨酗酒会增加和诱发多种药物的毒副作用，酗酒者会发生酒精性肝炎，如服用甲氨蝶呤会干扰胆碱合成，加重肝损伤，使谷丙转氨酶升高，引起肝性脑病和呼吸抑制。

⑩酒精和阿司匹林都能抑制胃黏膜分泌，增加上皮细胞脱落，并破坏

胃黏膜对酸的屏障作用，阻断维生素 K 在肝脏的作用，阻止凝血酶原在肝脏中的形成，引起出血性胃炎，促使胃出血加剧或导致胃穿孔等严重后果。

⑪酒与磺胺类药物同用会增强酒精的精神毒性。而灰黄霉素与酒同用则易出现情绪异常及神经症状。酒与地高辛等洋地黄制剂同用，可因酒精降低血钾浓度的作用，使机体对洋地黄药物的敏感性增强而导致中毒。

（2）要防止"闭门留寇"，在外邪未尽时，不要过早使用补酒，以免留邪为患。防止"虚不受补"，对于一般慢性虚证患者，只能缓缓调养，不宜骤补。或于补益药酒原料中，酌加助运之品，以免滋腻呆胃之弊。此外，还要防止"损阳耗津"，阳虚内寒不宜清补，以免助阴损阳；阴津亏损者也不宜温补，以免助火伤阴。

（3）妊娠期间，应注意避免服用药酒，尤其是某些具有滑胎、堕胎性质之药酒，防止造成流产的后果，孕妇饮酒还会对胎儿造成损害。女性在哺乳期亦不宜饮用药酒，以防对婴儿带来不良影响。儿童一般不宜口服酒剂，但可用于外治。

（4）酒的服用应考虑患者的酒量，切勿过多，以免引起头晕、呕吐、心悸等不良反应。对有低热盗汗、消瘦无力、颧红、手足心热的阴虚火旺患者，药酒也宜慎用，因为药酒大多辛温性燥，容易化火伤津。有些疾病，如肝炎、肝硬化、消化性溃疡、浸润型或空洞型肺结核、癫痫、心功能不全、慢性肾炎、慢性结肠炎等，均不适宜服用药酒，以免加重病情。

（5）保健药酒应以冬季饮用为宜，夏季炎热则以少用为佳。因为，有些药酒是由补气或补阳药组成，其药性温热，易助炎伤阴，引发阴虚阳亢之证，如五心烦热、口苦咽干、失眠多梦等。

（6）在使用药酒过程中，如遇感冒发热或罹患其他病时，应斟酌其宜，再决定是否继续使用药酒。若需停用治疗新病，可在治愈新病后再恢复饮用药酒。

（7）对酒精过敏者，不要使用中药药酒。对某些药酒的特殊注意事项（如禁房事等）亦应严加遵守，以确保药酒发挥养生祛病的医疗保健效果。

（8）饮用中药药酒时，通常应忌食生冷、油腻、腥臭等不易消化和有特殊刺激性的食物，还应注意忌口。在服药后因误食所忌饮食，常能使药物的疗效降低或引起不良的反应，因此服药酒时也应注意饮食禁忌。如服人参制作的药酒后忌食茶叶，因为茶叶能解药性，会影响疗效。

选用药酒来防治疾病时，必须以中医学辨证施治的原则为指导，因时、因地、因人制宜，根据患者身体素质、年龄、性别、患病程度选用不同类型的药酒。

药酒常用的药品

【西洋参】

西洋参为五加科草本植物西洋参的根。性味甘、苦，凉。含有人参甙、树脂、挥发油等成分，有强壮和镇静作用。具有益气生津、润肺清热的功效。适用于气虚所致少气、口干口渴、乏力等症。

【太子参】

太子参为石竹科植物异叶假繁缕的块根。性味甘、苦，微温。含有果糖、淀粉、皂甙等成分。具有补肺、健脾、补气、生津的功效。

【五味子】

五味子为木兰科木质藤本植物北五味子和南五味子的成熟果实。性味酸、甘，温。含有五味子素、苹果酸、柠檬酸、酒石酸、维生素 C、挥发油、脂肪油、糖类、树脂、鞣质等成分。具有益气生津、补肾养心、收敛固涩的功效。适用于肺虚喘嗽、津亏口渴、自汗盗汗、腹泻、神经衰弱等症。

【白术】

白术为菊科植物白术的根茎。性味甘、苦，温。含有挥发油、维生素 A 等成分。具有健脾益气、燥温利水、益气止汗的功效。适用于脾胃虚弱、不思饮食、倦怠、少气、水肿、泄泻、自汗、胎气不安、小便不利等症。

【白扁豆】

白扁豆为豆科植物扁豆的种子。性味苦，平。含有蛋白质（22.7%）、脂肪、糖类、钙、磷、铁、锌、氰甙、酪氨酸酶等成分。具有健脾和中、消暑化湿的功效。适用于脾胃虚弱、暑湿泄泻、白带等症。

【川贝母】

川贝母为百合科贝母属多种草本植物的鳞茎。性味苦、甘，微寒。含有川贝母碱等多种生物碱。具有化痰止咳、清热散结的功效。适用于阴虚燥咳、咯痰带血等症。

【半夏】

半夏为天南星科植物半夏的块茎。性味辛、温，有小毒。含有挥发油、氨基酸、胆碱、生物碱、葡萄糖苷和醛类等成分。具有燥湿化痰、降逆止呕、消痞散结的功效。适用于湿痰咳嗽、呕吐、反胃、咳喘痰多、胸膈胀满、痰厥头痛、头昏眼花等症。

【干姜】

干姜为姜科草本植物姜的根茎。性味辛，热。含有挥发油（如姜醇、姜烯、姜辣素、龙脑）、树脂、淀粉等成分。具有回阳温中、温肺化痰的功效。适用于肢冷脉微、脘腹胀满冷痛、恶心呕吐、痰饮喘咳等症。

【附子】

附子为毛茛科草本植物乌头块根上所附生的块状子根。性味辛、甘，大热，有毒。含有乌头碱、次乌头碱等多种生物碱。具有回阳救厥、温肾助阳、祛寒止痛的功效。适用于亡阳虚脱、四肢厥冷、风寒湿痹、汗出脉微、虚寒泄泻、脘腹冷痛、阳虚水肿等症。

【丁香】

丁香为桃金娘科乔木植物丁香的花蕾。性味辛，温。含有挥发油（丁香油）、丁香素、鞣质等成分。具有温中止呕、暖肾助阳的功效。适用于脾胃虚寒、呕吐、腹泻、冷痛、肾虚阳痿、遗精等症。

【柏子仁】

柏子仁为柏科乔木植物侧柏的种仁。性味甘，平。含有大量脂肪油、少量挥发油、皂甙等成分。具有养心安神、润肠通便的功效。适用于心悸、心烦、失眠、肠燥便秘等症。

【熟地黄】

熟地黄为玄参科植物地黄或怀庆地黄的根茎。性味甘，微温。含有樟醇地黄素、糖类、维生素 A、甘露醇、氨基酸等成分。具有滋阴补血的功效。适用于血虚及肺肾阴虚、腰膝痿弱、劳嗽骨蒸等症。

【阿胶】

阿胶为马科动物驴的皮，经漂去毛后，熬制而成的胶块。性味甘，平。含胶原、钙、硫等成分。具有补血止血、滋阴润肺的功效。适用于贫血、心悸、燥咳、咯血、崩漏、先兆流产、产后血虚、腰酸乏力等症。

【龙眼肉】

龙眼肉为无患子科植物龙眼的假种皮。性味甘，温。含有葡萄糖、蔗糖、蛋白质、脂肪酸类、腺嘌呤和胆碱等成分。具有益心脾、补气血、养血安神的功效。

【北沙参】

北沙参为伞形科植物珊瑚菜的根。性味甘、微苦，微寒。含有淀粉、生物碱，果实含珊瑚菜素。具有润肺止咳、益胃生津的功效。适用于肺热燥咳、虚劳久咳、阴伤咽干、喉痛等症。

【麦门冬】

麦门冬为百合科植物沿街草或麦门冬的须根上的小块棍。性味甘、微苦，微寒。含有各种甾体皂甙、黏液质、葡萄糖苷、β-谷甾醇、维生素A样物质等成分。具有养阴润肺、清心除烦、益胃生津的功效。适用于肺燥干咳、吐血、咯血、肺痿、肺痈；虚劳烦热、热病伤津、便秘等症。

【天门冬】

天门冬为百合科植物天门冬的块根。性味甘、苦，寒。含有天门冬素、黏液质卜谷甾醇、甾体皂甙、糖醛衍生物等成分。具有滋阴清热、润肺生津的功效。适用于阴虚发热、咳嗽吐血、肺痿、肺痈、消渴、便秘、咽喉肿痛等症。

【百合】

百合为百合科植物百合、细叶百合和麝香百合及其同属多种植物鳞茎的茎叶。性味甘、微苦，微寒。含有多种生物碱、淀粉、蛋白质、脂肪等成分。具有润肺止咳、清心安神的功效。适用于阴虚久咳、痰中带血、虚烦惊悸等症。

【玉竹】

玉竹为百合科植物玉竹的根茎。性味甘，平。含有铃兰甙、铃兰苦甙、山奈、酚甙、槲皮醇甙、维生素A、淀粉、黏液质等成分。具有养阴润燥、生津止渴的功效。适用于热病阴伤、咳嗽、烦渴、虚劳发热、小便频数等症。

【石斛】

石斛为兰科植物石斛属多种草本植物的茎。性味甘，淡。含有黏液质、石斛碱、石斛次碱、石斛胺等成分。具有益胃生津、养阴清热、益精明目的功效。适用于热病伤津、口干烦渴、病后虚热等症。

【黄精】

黄精为百合科植物黄精、多花黄精或滇黄精，以及同属若干种植的干燥根茎。性味甘，平。含有淀粉、黏液质、醌类等成分。具有补中益气、滋阴润肺、强壮筋骨的功效。适用于体虚乏力、心悸气短、肺燥干咳、糖尿病等症。

【女贞子】

女贞子为木樨科植物女贞的果实。性味甘、苦，平。含有齐墩果酸、甘露醇、葡萄糖、脂肪酸等成分。具有补肝肾、明目的功效。适用于阴虚内热、头晕、目花、耳鸣、腰膝酸软、须发早白等症。

【旱莲草】

旱莲草为菊科植物鳢肠的干燥全草。性味甘、酸，凉。含有皂甙、挥发油、鞣质、维生素A、旱莲草素等成分。具有滋补肝肾、凉血止血的功效。适用于肝肾阴虚、须发早白、吐血、尿血、便血、血痢、带下、淋浊等症。

【龟板】

龟板为脊椎动物龟科乌龟的腹甲。性味咸、甘，平。含有脂肪、胶质、钙、磷等成分。具有滋阴潜阳、补肾健骨的功效。适用于阴虚潮热、盗汗、结核病、热病后期伤阴抽搐、腰膝酸软、崩漏带下等症。

【鳖甲】

鳖甲为鳖科动物中华鳖鱼的背甲。性味咸，微寒。含有角蛋白、动物胶、碘质、维生素D及钙盐等。具有滋阴潜阳、软坚散结的功效。适用于阴虚潮热、盗汗、热病后期伤阴抽搐、腹部肿块、肝脾肿大、经闭等症。

【蛤蟆油】

蛤蟆油为蛙科动物中国林蛙或黑龙江林蛙雌性的干燥输卵管。性味辛，寒。含有蛋白质、脂肪等成分。具有补肾益精、润肺养阴的功效。适用于产后虚弱、肺痨咳嗽、盗汗等症。

【燕窝】

燕窝为雨燕科动物金丝燕及多种同属燕类用唾液与羽绒等混合凝结成的巢窝。性味甘,平。含有多种蛋白质、糖类、脂肪微量、纤维素、钙、磷、钾、硫等成分。具有滋阴润燥、补益脾胃的功效。适用于虚损、痨瘵、咳嗽、痰喘、咯血、吐血、久痢、久疟、噎膈反胃等症。

【鹿角胶】

鹿角胶为鹿科动物梅花鹿或马鹿的角煎熬制而成的胶块。性味甘、咸,温。含有胶质（25%）、磷酸钙（50%~60%）、碳酸钙和氮化物等成分。具有补血、益精的功效。适用于腰膝无力、阳痿、滑精、虚寒崩漏等症。

【鹿鞭】

鹿鞭为梅花鹿的雄性外生殖器。性味甘、咸,温。具有补肾壮阳、益精的功效。适用于肾阳虚所致的阳痿、腰膝酸痛、耳鸣、妇女子宫寒冷不孕等症。

【海狗鞭】

海狗鞭为海狗科动物海狗或海豹科动物海豹的雄性外生殖器。性味咸,热。具有补肾壮阳、益精补髓的功效。适用于虚损劳伤、肾精衰损所致的阳痿、滑精、精冷、腰膝冷痛、酸软等症。

【黄狗鞭】

黄狗鞭为犬科动物狗主要为黄狗的阴茎和睾丸。性味甘、咸,温。含有雄性激素、蛋白质、脂肪。具有补肾壮阳的功效。适用于肾阳虚、阳痿、腰酸、尿频等症。

【蛤蚧】

蛤蚧为守宫科动物蛤蚧除去内脏的干燥体。性味咸,平。含有蛋白质、脂肪等成分。具有补肺益肾、益精助阳、止咳的功效。适用于喘促气短、咯血、阳痿等症。

【九香虫】

九香虫为蝽科昆虫九香虫的干燥全虫。性味咸,温。含有脂肪、蛋白质、甲壳质等成分。具有温中壮阳、理气止痛的功效。适用于胸膈气滞、脘痛痞闷、脾肾亏损、腰膝酸楚、阳痿等症。

【巴戟天】

巴戟天为茜草藤本植物巴戟天的根。性味辛、甘,微温。含有维生素

C、糖类、树脂等成分。具有补肾阳、强筋骨的功效。适用于腰膝无力、关节酸痛、阳痿、少腹冷痛、遗精等症。

【淫羊藿】

淫羊藿为小檗科草本植物淫羊藿或箭叶淫羊藿、心叶淫羊藿的全草。性味辛，温。含有淫羊藿甙、植物甾醇、挥发油、鞣质、油脂、维生素 E 等成分。具有补肾壮阳、强筋健骨、祛风除湿、止咳平喘的功效。适用于阳痿、腰膝酸弱、四肢麻痹、神疲健忘、更年期高血压等症。

【仙茅】

仙茅为石蒜科草本植物仙茅的根茎。性味辛，热。含有树脂鞣质、脂肪油、淀粉等成分。具有补肾阳、温脾阳、强筋骨、祛寒湿的功效。适用于阳痿、四肢麻痹、腰膝冷痛等症。

【沙苑子】

沙苑子为豆科草本植物扁茎黄芪的成熟种子。性味甘，温。含有脂肪油、鞣质、维生素 A 类物质等成分。具有补肾固精、养肝明目的功效。适用于遗精、早泄、白带、目昏、头晕、腰膝酸软、尿频余沥等症。

【补骨脂】

补骨脂为豆科草本植物补骨脂的种子。性味甘、苦，大温。含有挥发油、树脂、香豆精衍生物、黄酮类化合物等成分。具有补肾助阳、温脾止泻的功效。适用于腰膝冷痛、尿频、遗尿、泄泻，外治白癜风、鸡眼等症。

【锁阳】

锁阳为锁阳科肉质寄生植物锁阳的肉质茎。性味甘，温。含有花鱼甙、三萜皂甙、鞣质等成分。具有补肾壮阳、润肠通便的功效，适用于腰膝酸软、阳痿、滑精、肠燥便秘等症。

【杜仲】

杜仲为杜仲乔木植物杜仲的树皮。性味甘，温。含糖苷、有机酸等成分。具有补肝肾、强筋骨、安胎的功效。适用于肾虚腰痛、腰膝无力、先兆流产、胎动不安、高血压等症。

【续断】

续断为续断科草本植物续断或川续断的根。性味苦，微温。含有续断碱、挥发油、维生素 E、有色物质等成分。具有补肝肾、强筋骨、通血脉、止血、安胎的功效。适用于腰膝酸软、关节酸痛、崩漏、先兆流产、跌打损伤等症。

【骨碎补】

骨碎补为水龙骨科草本植物斛蕨的根状茎。性味苦，温。含有葡萄糖、淀粉、柏皮甙等成分。具有补肾、接骨、活血、生发的功效。适用于跌打损伤、牙齿松动、耳鸣、斑秃等症。

【海马】

海马为海龙科动物克氏海马或刺海马、大海马、三班海马、日本海马等除去内脏的干燥体。性味甘，温。含有雄性激素。具有温肾壮阳、调气活血的功效。适用于阳痿、腹部肿块、淋巴结核、跌打损伤、痈肿疔疮等症。

【紫河车】

紫河车来源于健康产妇的干燥胎盘。性味甘、咸，微温，含有蛋白质、糖、钙、维生素等成分。具有补气、养血、益精的功效。适用于体质虚弱、久病体虚、虚喘、盗汗、遗精等症。

【山茱萸】

山茱萸为山茱萸科小乔木植物山茱萸去果核的成熟果肉。性味甘、酸，微温。含有维生素 A、山茱萸甙、皂甙、鞣质、熊果酸、没食子酸、苹果酸、酒石酸等成分。具有补益肝肾、收敛固涩的功效。适用于耳鸣眩晕、自汗盗汗、小便频数、遗精、月经过多、腰膝酸软等症。

【藿香】

藿香为唇形科草本植物广藿香和藿香的茎叶。性味辛，微温。含有挥发油等成分。具有化湿和中、解表祛暑的功效。适用于暑热感冒、胸闷食少、恶心呕吐、腹胀腹泻等症。

【佩兰】

佩兰为菊科草本植物兰草的茎味。性味甘、辛。含有挥发油等。具有化湿和中、解表祛暑的功效。适用于伤暑头重、胸脘胀闷、食欲不振、口中甜腻、口臭等症。

【砂仁】

砂仁为姜科草本植物阳春砂和缩砂的成熟种仁。性味辛，温。含有挥发油，油中主要为龙脑、乙酸、龙脑酯、右旋樟脑、芳樟醇、橙花三烯等成分。具有消食开胃、行气化湿、温脾止泻、温胃止呕、安胎的功效。适用于脘腹胀痛、食欲不振、恶心呕吐、胎动不安等症。

【白豆蔻】

白豆蔻为草本植物白豆蔻的成熟果实。性味辛，温。含有挥发油等成分。具有化湿行气、温中止呕的功效。适用于脘腹胀痛、恶心呕吐、食欲不振等症。

【草豆蔻】

草豆蔻为姜科草本植物草豆蔻的成熟种子。性味辛，温。含有挥发油等成分。具有燥湿健脾、温胃止呕的功效。适用于脘腹胀满、冷痛、嗳气、呃逆、寒温吐泻等症。

【草果】

草果为姜科草本植物草果的成熟种子。性味辛、温。含有挥发油等成分。具有温中燥湿、除痰截疟、开郁消食的功效。适用于脘腹胀满、冷痛、反胃、呕吐、食积、痰饮、疟疾等症，还可增香调味。

【建曲】

建曲为多种药物与麦麸、面粉的发酵制品。性味辛、甘，温。含有维生素 B、酶类、麦角、醇、蛋白质、脂肪等成分。具有消食健胃的功效。适用于饮食积滞、消化不良等症。

【山楂】

山楂为蔷薇科小乔木或灌木植物山楂或野山楂的成熟果实。性味酸、甘，微温。含有黄酮类、甙类、有机酸、内酯、糖类、蛋白质、维生素 C、脂肪等成分。具有消食化积、散瘀、化痰行气的功效。适用于食积不化、瘀阻症瘕、胸胁疼痛、痰饮、痢疾等症。

【木香】

木香为菊科草本植物云木香和川木香的根。性味辛、苦，温。含有挥发油、生物碱、菊糖等成分。具有行气止痛的功效。适用于胸胁胀痛、呕吐、腹泻、痢疾、里急后重等症。

【陈皮】

陈皮为芸香科亚乔木植物橘柑的成熟果皮。性味苦、辛，温。含有挥发油、橙皮甙、维生素 B 族、维生素 C 等成分。具有行气健脾、燥湿化痰、降逆止呕的功效。适用于脘腹胀满、嗳气、呕吐、咳嗽、多痰等症。

【丹参】

丹参为唇形科草本植物丹参的根。性味苦，微寒。含有丹参酮、丹参醇、维生素 E 等成分。具有活血祛瘀、凉血消痛、养血安神的功效。适用于月经不调、经闭、宫外孕、肝脾肿大、心绞痛、心烦不眠、疮疡肿毒等症。

【川芎】

川芎为伞形科草本植物川芎的根茎。性味辛，温。含有挥发油、生物碱、阿魏酸、酚性物质等成分。具有活血行气、祛风止痛的功效。适用于头痛、胸胁痛、经闭、腹痛、风湿痛、跌打损伤等症。

【黄连】

黄连为毛茛科草本植物黄连和三角叶连的根茎。性味苦，寒。含有小檗碱、黄连碱、甲基黄连碱、棕榈碱等多种生物碱，具有清热燥湿、泻火解毒的功效。适用于热盛心烦、痞满呕逆、肺结核、吐血、衄血、呕恶、痢疾、肠炎、目赤肿痛、口舌生疮、中耳炎、痈疖疮疡、黄水疮等症。

【金银花】

金银花为忍冬科缠绕藤本植物金银花的花蕾。性味甘，寒。含有绿原酸、黄酮类（本犀草素等）、肌醇、皂甙、鞣质、挥发，油等成分。具有清热解毒的功效。适用于温病发热、风热感冒、咽喉肿痛、肺炎、痢疾、痈肿、疮疡、丹毒等症。

【银柴胡】

银柴胡为石竹科草本植物银柴胡的根。性味甘，微寒。含有皂草甙类物质等成分。具有退虚热、清疳热的功效。适用于阴虚发热、疳积发热等症。

【侧柏叶】

侧柏叶为柏科乔木植物侧柏的嫩枝和叶。性味苦、涩，微寒。含有挥发油（内含侧柏酮、侧柏烯等）、黄酮类、鞣质、维生素 C 等成分。具有清热凉血、止咳、生发的功效。适用于咳嗽痰中带血、支气管炎、衄血、吐血、便血、崩漏、关节炎等症。

【艾叶】

艾叶为菊科草本植物艾的叶。性味苦、辛，温。含有挥发油、鞣质、氯化钾、微量维生素 B 族、维生素 C 等成分。具有温经止血、散寒止痛的功效。适用于痛经、崩漏、胎动不安、关节酸痛、腹中冷痛、皮肤瘙痒等症。

【紫苏】

紫苏为唇形科植物皱紫苏、尖紫苏等的叶。性味辛，温。含有挥发油、精氨酸、葡萄糖苷、紫苏醛、丁香油酚等成分。具有发表、散寒、理气、和营的功效。适用于风寒感冒、恶寒发热、咳嗽、气喘、胸腹胀满、胎动不安等症，并能解鱼、蟹毒。

【菊花】

菊花为菊科植物菊的头状花序。性味甘、苦，凉。含有挥发油、胆碱、腺嘌呤、菊甙、氨基酸、黄酮类、微量维生素 B_1 等成分。具有疏风、清热、明目、解毒的功效。适用于头痛、眩晕、目赤、心胸烦热、疔疮肿毒等症。

【白矾】

白矾为明矾矿石经加工提炼而成的块状结晶体。性味酸、涩。含有硫酸铝钾等成分。具有祛痰、燥涩、止泻、止血、解毒、杀虫的功效。适用于癫痫、喉痛、痰壅、肝炎、黄疸、胃及十二指肠溃疡、子宫下垂、白带、下痢、痔疮、衄血、疥癣等症。

【人参】

人参为五加科植物人参的干燥根。性味甘、微苦，平。含有人参皂甙、葡萄糖、鼠李糖、阿拉伯糖、挥发油、人参醇、人参酸、植物甾醇、胆碱、氨基酸、肽类、果糖、麦芽糖、蔗糖、人参三糖、果胶、维生素 B_1、维生素 B_2、烟酸、泛酸等成分。白参类具有大补元气、固脱生津、安神之功效。适用于治劳伤虚损、食少、倦怠、反胃吐食、虚咳喘促、阴虚盗汗、惊悸健忘、眩晕头痛、妇女崩漏、产后暴脱、久虚不复等症。红参类具有大补元气、补阳固脱、安神之功效。适用于脾肾虚寒、真阳衰弱、中气不足、四肢欠温、自汗暴脱、脾虚泄泻、阳痿遗精、尿频遗尿、消渴等症。

【山药】

山药为薯蓣科植物薯蓣的干根茎。性味甘，平。含有皂甙、黏液质、胆碱、淀粉、糖蛋白和氨基酸、多酚氧化酶、维生素 C、植物酸等成分。具有健脾、补肺、固肾、益精之功效。适用于脾虚泄泻、久痢、虚劳咳嗽、消渴、遗精、带下、小便频数等症。

【三七】

三七为五加科植物三七的根。性味甘、微苦，温。含有皂甙、五加皂甙等成分。具有止血、散瘀、消肿、定痛的功效。适用于吐血、咳血、衄血、便血、血痢、崩漏、产后血晕、恶露不下、跌扑瘀血、外伤出血、痈肿疼痛等症。

【甘草】

甘草为豆科植物甘草的根和根茎。性味甘，平。含有三萜皂甙、甘草酸、还原糖、淀粉、胶质等成分。具有和中缓急、润肺、解毒、调和诸药的功效。炙用，适用于脾胃虚弱、食少、腹痛便溏、劳倦发热、肺痿咳嗽、心悸、惊痫等症。生用，治咽喉肿痛、消化性溃疡、痈疽疮疡、解药毒及食物中毒等症。

【乌梅】

乌梅为蔷薇科植物梅的未成熟的果实。性味酸，温。含有柠檬酸、苹果酸、琥珀酸、糖类、谷甾酸、蜡样物质、齐墩果酸样物质等成分。具有收敛生津、安蛔驱虫的功效。适用于久咳、虚热烦渴、久疟、久泻、痢疾、便血、尿血、血崩、蛔厥腹痛、呕吐、钩虫病、牛皮癣等症。

【何首乌】

何首乌为蓼科植物何首乌的块根。性味苦、甘、涩，微温。含有蒽醌类、大黄素甲醚、大黄酚蒽酮、淀粉、脂肪、卵磷脂等成分，具有补肝、益肾、益血、祛风的功效，适用于肝肾阴亏、须发早白、血虚头晕、腰膝软弱、筋骨酸痛、遗精、崩漏、久疟、久痢、慢性肝炎、痈肿、瘰疬、痔疾等症。

【黄芪】

黄芪为豆科植物黄芪和内蒙黄芪的根。性味苦，微温。含有多种氨基酸、苦味素、胆碱、甜菜碱、叶酸、蔗糖、葡萄糖醛酸、黏液质等成分。生用，具有益卫固表、利水消肿、托毒、生肌的功效，适用于自汗、盗汗、血痹、浮肿、痈疽溃或溃久不敛等症。炙用，具有补中益气的功效，适用于内伤劳倦、脾虚泄泻、脱肛、气虚、血脱、崩漏、气衰血虚等症。

【当归】

当归为伞形科植物当归的根。性味甘、辛，温。皂化部分中含棕榈酸、硬脂酸、肉豆蔻酸、不饱和油酸、亚油酸，不皂化部分中含 β-谷甾醇等成分。具有补血和血、调经止痛、润燥滑肠的功效。适用于月经不调、经闭腹痛、症瘕结聚、崩漏、血虚头痛、眩晕、痿痹、肠燥便秘、赤痢后重、痈疽疮疡、跌打损伤等症。

【肉苁蓉】

肉苁蓉为列当科植物肉苁蓉、迷肉苁蓉等带鳞叶的肉质茎。性味甘、酸、咸，温。含有微量生物碱等成分。具有补肾、润燥、滑肠的功效。适应于男子阳痿、女子不孕、带下、血崩、腰膝冷痛、血枯便秘等症。

【白果】

白果为银杏科植物银杏的成熟种子。性味甘、苦、涩，平。含有少量氰甙、赤霉素，内胚乳中还分离出两种核糖核酸酶，种皮含有毒成分如白果酸、氢化白果酸、氢化白果亚酸等。具有敛肺气、定喘嗽、止带浊、缩小便的功效。适用于哮喘、痰嗽、白带、白浊、遗精、淋病、小便频数等症。

【赤小豆】

赤小豆为豆科植物赤小豆或赤豆的种子。性味甘、酸，平。含有蛋白质、脂肪、糖类、粗纤维、钙、磷、铁、硫胺素、核黄素、烟酸等成分。具有利水、除湿、和血排脓、消肿解毒的功效。适用于水肿、脚气、黄疸、泻痢、便血、痈肿等症。

【枸杞子】

枸杞子为茄科植物枸杞和宁夏枸杞的成熟果实。性味甘，平。含有胡萝卜素、硫胺素、核黄素、烟酸、抗坏血酸、β-谷甾醇、亚油酸等成分。具有滋肾、润肺、补肝、明目的功效。适用于肝肾阴亏、腰膝酸软、头晕、目眩、目昏多泪、虚劳咳痰、消渴、遗精等症。

【荜茇】

荜茇为胡椒科植物荜茇的未成熟果穗。性味辛，热。含有胡椒碱、棕榈酸、四氢胡椒酸、芝麻素等成分。具有温中、散寒、下气、止痛的功效。适用于脘腹冷痛、呕吐吞酸、肠鸣泄泻、冷痢、阴疝、头痛、鼻渊、牙痛等症。

【菟丝子】

菟丝子为旋花科植物菟丝子和大菟丝子的种子。性味辛、甘，平。含有树脂、甙、糖类等成分。具有补肝肾、益精髓、明目的功效。适用于腰膝酸痛、遗精、消渴、尿有余沥、目暗等症。

【槟榔】

槟榔为棕榈科植物槟榔的种子。性味苦、辛，温。含有生物碱、缩合鞣质、脂肪、槟榔红色素等成分。具有杀虫、破积、下气、行水的功效。适用于虫积、食滞、脘腹胀痛、泻痢后重、疟疾、水肿、脚气、痰癖等症。

【薏苡仁】

薏苡仁为禾本科植物薏苡的种仁。性味甘、淡，凉。含有蛋白质、脂肪、糖类、少量维生素 B 族、氨基酸、薏苡素、三萜化合物等成分。具有健脾补肺、清热、利湿的功效。适用于泄泻、湿痹、筋脉拘挛、屈伸不利、水肿、脚气、肺痿、肺痈、肠痈、淋浊、白带等症。

【天麻】

天麻为兰科多年寄生草本植物天麻的块茎。性味甘，平。含有香荚兰醇、香荚兰醛、维生素 A 类物质、结晶性中性物质及微量生物碱、黏液质等成分。具有熄风、定惊的功效。适用于头风头痛、肢体麻木、半身不遂、小儿惊痫动风等症。

【白芍】

白芍为毛茛科多年生草本植物芍药的根。性味苦，平、微寒。含有芍药甙、苯甲酸、挥发油、脂肪油、树脂、鞣质、糖、淀粉黏液质、蛋白质、卜谷甾醇和三萜类等成分。四川产者含酸性物质，对金黄色葡萄球菌有抑制作用。具有养血柔肝、缓中止痛、敛阴收汗的功效。适用于胸胁疼痛、泻痢腹痛、自汗盗汗、阴虚发热、月经不调、崩漏带下等症。

【牡丹皮】

牡丹皮为毛茛科草本植物牡丹的根皮。性叶苦、辛，微温。含有牡丹酚原甙（易被酶解为牡丹酚和牡丹酚甙）、挥发油（芍药油），植物甾醇、苯甲酸、生物碱等成分。适用于热入血分发斑、惊痫、呕吐、便血、骨蒸劳热、经闭、痈疡等症。

【胖大海】

胖大海为梧桐科植物胖大海的种子。性味甘、淡，凉。种子的外层含西黄芪胶黏素，果皮含半乳糖等成分。具有清热、润肺、利咽、解毒的功效。

适用于干咳无痰、喉痛音哑、骨蒸内热、吐衄下血、目炎、痔疮瘘管等症。

【郁金】

郁金为姜科植物姜黄、莪术的块根。性味辛、苦，平。含有挥发油、姜黄素、脱甲氧基姜黄素、双脱甲氧基姜黄素、姜黄酮、芳基姜黄酮等成分。具有行气解郁、凉血破瘀的功效。适用于胸腹胁诸痛、癫狂、热病神昏、吐血、衄血、尿血、血淋、妇女倒经等症。

【党参】

党参为桔梗科植物党参的根。性味甘，平。含有皂甙、微量生物碱、蔗糖、葡萄糖、菊糖、淀粉、黏液质、树脂等成分。具有补中、益气、生津的功效。适用于脾胃虚弱、气血两亏、体倦无力、食少、口渴、久泻、脱肛等症。

【明党参】

明党参为伞形科植物明党参的根。性味甘、微苦，凉。含有少量挥发油、多量淀粉等成分。具有清肺、化痰、平肝、和胃、解毒的功效。适用于痰火咳嗽、喘逆、头晕、呕吐、目赤、白带、疔毒疮疡等症。

【银耳】

银耳为银耳科植物银耳的子实体。性味，甘、淡，平。含有蛋白质、糖类、无机盐、维生素 B 族、脂肪、粗纤维等成分。具有清肺热、益脾胃、滋阴、生津、益气活血、润肠的功效。适用于肺热咳嗽、肺燥干咳、胃肠燥热、血管硬化、高血压等症。

【冬虫夏草】

冬虫夏草为麦角菌科植物冬虫夏草菌的子座，是其寄生主蝙蝠蛾科昆虫蝙蝠蛾等的幼虫尸体的复合体。性味甘，温。含有脂肪、粗蛋白、粗纤维、糖类、虫草酸、冬虫夏草素、维生素 B_{12} 等成分。具有补虚损、益精气、止咳化痰的功效。适用于痰饮咳嗽、虚喘痨嗽、咯血、自汗、阳痿、遗精、腰膝酸痛、病后久虚不复等症。

【茯苓】

茯苓为多孔菌科植物茯苓的菌核。性味甘、淡，平。含有 β-茯苓酸、β-羟基羊毛甾三烯酸、树脂、甲壳质、蛋白质、脂肪、甾醇、卵磷旨、葡萄糖、胆碱、β-茯苓聚糖分解酶、脂肪酶、蛋白酶等成分。具有渗湿利水、益脾和胃、宁心安神的功效。适用于小便不利、水肿胀满、痰饮咳逆、呕吐、泄泻、遗精、淋浊、惊悸、健忘等症。

【香附子】

香附子为莎草科草本植物莎草的根茎。性味辛、微苦，平。含有挥发油、脂肪酸、酚性物质等成分。具有疏肝理气、调经止痛、健脾消食的功效。适用于胸胁脘腹疼痛、痛经、月经不调、肝郁积食等症。

【酸枣仁】

酸枣仁为鼠李科植物酸枣的种子。性味甘，平。含有多量脂肪油、蛋白质、甾醇、三萜化合物、酸枣皂甙、维生素C等成分。具有养肝、宁心、安神、敛汗的功效。适用于虚烦不眠、惊悸怔忡、烦渴虚汗等症。

【白花蛇】

白花蛇为蝮蛇科动物五步蛇除去内脏的干燥全体。性味甘、咸，有毒。含有蛋白质、脂肪、皂甙、蛇毒等成分。具有祛风、通络定惊的功效。适用于风湿痹痛、中风半身不遂、破伤风、痉挛抽搐、惊厥、皮肤顽癣、瘰疬痈疽、恶疮等症。

【脆蛇】

脆蛇为蛇蜥科动物脆蛇蜥的全体。性味甘，平。具有散瘀、祛风、消肿、解毒的功效。适用于跌打损伤、骨折、风湿痹痛、麻风等症。

【泽泻】

泽泻为泽泻科草本植物泽泻的根。性味甘、淡，寒。含有挥发油（内含糖醛）、生物碱、泽泻醇、植物甾醇、天门冬素、树脂、蛋白质、有机酸淀粉等成分。具有利水渗湿泻热的功效。适用于小便不利、尿路感染、水肿痰饮、眩晕等症。

【芡实】

芡实为睡莲科水生草本植物芡实的成熟种仁。性味甘、涩，平。含有蛋白质、脂肪、糖类、钙、磷、铁、核、黄素、维生素C等成分。具有补肾固精、健脾止泻、祛湿止带的功效。适用于遗精、白带、遗尿、尿频、泄泻等症。

第三章　日常疾病的药酒治疗

内科用酒类

健脾和胃

人参茯苓酒

【药物配比】人参30g　生地30g　茯苓30g　白术30g　白芍30g　当归30g　红曲面30g　川芎15g　桂圆肉120g　冰糖250g　白酒2L

【功能主治】补气血，益脾胃，宽膈进食。气血亏损，脾胃虚弱，形体消瘦，面色萎黄。

【用法用量】每日任量徐徐饮之。

【自制方法】以上9味，共锉为碎粗末，装入白布袋中，扎口，置于净器中，用高粱白酒浸泡4~5日，去渣再加冰糖250g，装瓶备用。

【酒方来源】《民间验方》

山核桃酒

【药物配比】山核桃3kg　白酒5L

【功能主治】收敛、消炎、止痛。急、慢性胃病。

【用法用量】每日 3 次，每次服 10mL。

【自制方法】取青核桃 3kg 捣碎，置净器中，加白酒浸泡，密封，20 天后开启，以酒变褐为度，过滤去渣，装瓶备用。

【酒方来源】《中药制剂汇编》

王旭高药酒

【药物配比】黄芪（炙）90g　白芍 60g　地肤子 40g　茯苓 90g 酒 2L

【功能主治】健脾退黄，虚黄型黄疸，两目及身体皆黄，小便自利而清，此属脾虚，非湿热所致，名为"虚黄"。

【用法用量】每日 2 次，每次温饮 20~30mL。

【自制方法】将诸药洗净，捣碎，用白纱布袋盛之，置净器内，入酒浸泡，密封，5~7 日后开启，去掉药袋，过滤后装瓶备用。

【酒方来源】《清代名医医案精华》

术苓忍冬酒

【药物配比】白术 60g　白茯苓 60g　甘菊花 60g　忍冬叶 40g　白酒 1.5L

【功能主治】补脾和胃，益智宁心，明耳目，祛风湿。脾虚湿盛，脘腹痞，心悸、目昏、腰脚沉重。

【用法用量】每日 1~2 次，每次 10~15mL，空腹温饮。

【自制方法】将白术、白茯苓捣成碎末，忍冬叶切细，然后将四味药用白纱布袋盛之，置于净器中，用醇酒浸泡，封口，经 7 日后开启，去掉药袋，过滤后再添入冷开水 1L，即可装瓶备用。

【酒方来源】《民间验方》

半夏人参酒

【药物配比】半夏 30g　黄芩 30g　干姜 20g　人参 20g　炙甘草 20g 黄连 6g　大枣 10g　白酒 0.7L

【功能主治】和胃降逆，开结散痞。

胃气不和，寒热互结，心下痞硬，呕恶，呕恶上逆，肠鸣下利，不思饮食，倦怠乏力。

【用法用量】每日 2 次，每次 20mL，早晚温饮。

【自制方法】上述 7 味，共捣碎，布包，浸于酒中，5 日后，再加冷白开水 500mL 和匀，去渣备用。

【酒方来源】《伤寒论》

地仙酒

【药物配比】羊膝 35g　肉苁蓉 35g　川椒 35g　炮附子 35g　木鳖子 50g　地龙 50g　覆盆子 30g　白附子 30g　菟丝子 30g　赤小豆 30g　天南星 30g　防风 30g　骨碎补 30g　何首乌 30g　羌活 30g　狗脊 30g　人参 20g　黄芪 20g　炙川乌 10g　白术 10g　茯苓 10g　炙甘草 10g　白酒 3L

【功能主治】益气健脾，补肾温阳，壮筋骨，活经络；五劳七伤，肾气衰败，精神耗散，行步艰难，饮食无味，耳聋眼花，皮肤枯燥；妇人宫冷无子，下部秽恶，肠风痔漏，吐血泻血，诸风诸气。

【用法用量】每日 1 次，每次 5~10mL，晚间饮用较佳。

【自制方法】上药洗净，共捣末，纱布包之，入酒中浸泡 60 余天，过滤，去渣备用。

【宜忌】方中木鳖子有毒，饮用时宜从小剂量开始。

【酒方来源】《寿亲养老新书》

羊羔酒

【药物配比】嫩肥羊肉 1500g　杏仁 200g　木香 15g　曲 200g　糯米 5000g

【功能主治】健脾胃，益腰肾，大补元气；病后虚弱，脾胃虚寒，不思饮食，腹胀便溏，腰膝酸软。

【用法用量】每日 3 次，每次 10~30mL，空腹温饮。

【自制方法】将糯米如常法浸蒸，肥羊肉、杏仁（去皮光）同煮烂，连汁拌米，入木香与曲同酿酒。勿犯水，10 日熟。压去糟渣，收储备用。

又法：嫩羊肉 2500g 蒸烂，酒浸 1 宿，入好梨 7 个，同捣取汁，和曲、米同酿酒。

【酒方来源】《本草纲目》

灵脾肉桂酒

【药物配比】仙灵脾 100g　陈橘皮 15g　豉 30g　连皮大腹槟榔 3 枚　黑豆皮 30g　肉桂 30g　生姜 3 片　葱白 3 根（切）　黄酒 1L

【功能主治】温补肾阳，健脾利湿。脾肾两虚，脘腹冷痛，食欲不佳，腰酸体弱。

【用法用量】早、晚各温饮 10mL。

【自制方法】将药捣碎，以白纱布袋盛之，挂药于小坛内不令到底，火塘灰火（热灰火）外煨 1 日后取出候冷备用。

【酒方来源】《普济方》

附子酒

【药物配比】制附子 30g　醇酒 0.5L

【功能主治】温水散寒，止脘腹疼痛。四肢不温，冷汗淋漓，面色苍白，呕吐冷泻，畏寒怕冷，腹中冷痛，关节疼。

【用法用量】每服 10~20mL，以唇微麻为度。需要时服用，症状缓解后停饮，不宜久用。

【自制方法】上药捣碎，如麻豆大，置于酒中，5 日后，过滤，去渣备用。

【酒方来源】经验方

吴萸酒

【药物配比】吴茱萸 50g　黄酒 1L

【功能主治】温中止痛，理气燥湿。中恶心痛，心腹冷痛。

【用法用量】每日 3 次，每次 10mL，空腹饮用。

【自制方法】取吴茱萸（色绿，饱满者为佳）研为碎末，置于瓶中，入黄酒浸泡，密封，3~5 日后开启，过滤后即可饮用。

【宜忌】阴虚火旺者忌饮此酒。

【酒方来源】《本草纲目》

吴茱萸根浸酒

【药物配比】吴茱萸（根粗者）30cm　麻子50g　陈皮70g　白酒1L

【功能主治】温脾润肠，降逆止呕，杀虫；产后虚弱，大便秘结，呕吐涎沫，头额冷痛，蛲虫搔痒。

【用法用量】分作5份。需要时空腹温服1份。

【自制方法】将吴茱萸根切碎，备用；再捣陈皮、麻子为泥。然后拌入吴茱萸根末，置于净坛中，入白酒浸泡24小时；再放在慢火上微煎，去渣，储瓶备用。

【酒方来源】《圣济总录》

延寿酒

【药物配比】炒白术30g　青皮30g　生地30g　姜汁炒厚朴30g　炒杜仲30g　破故纸30g　陈皮30g　川椒30g　青盐15g　黑豆60g　巴戟肉30g　茯苓30g　小茴香30g　肉苁蓉30g　白酒1.5L

【功能主治】添精补髓，健脾养胃，久服身康体健。脾肾两衰，男子阳痿，女子经水不调，赤白带下，久不受孕。

【用法用量】每日2次，每次10~20mL，早晚空心温饮。

【自制方法】以上14味，共捣为粗末，用白纱布或绢袋盛之，置于净器中，用高粱白酒浸泡之，封口，春夏7日、秋冬10日开取，过滤去渣备用。

【宜忌】饮酒时，勿食牛、马肉；孕妇忌饮用。

【酒方来源】《中国医学大辞典》

参术酒

【药物配比】人参20g　炙甘草30g　白茯苓40g　炒白术40g　生姜20g　红枣30g　黄酒1L

【加减】痰湿重者，加半夏30g，陈皮20g；兼有呕吐痞闷、胃脘痛者，再加木香 20g，砂仁 25g。

【功能主治】健脾益气。脾胃气虚，气短乏力，面黄形瘦，食少便溏。

【用法用量】每日 2 次，每次 10~20mL，早晚空心温服。

【自制方法】上药洗净，研粗末，装入纱布袋中，扎口，置入黄酒中，密封。浸泡 3 日后，过滤，去渣留液，装瓶备用。

【酒方来源】《和剂局方》

参术补酒

【药物配比】人参 10g　白术 50g　炙甘草 45g，当归 50g　白芍 40g　山药 40g　白酒 1L

【功能主治】健脾和胃，补中益气。脾胃虚弱，食欲不振，腹胀，便溏，面包萎黄，语言低微无力，舌苔薄白，脉，细弱无力。尤其适合于老年人的胃肠功能紊乱，以及各种慢性疾病所表现的脾虚气弱症。

【用法用量】每日 3 次，每次 10~30mL。也可佐餐服用。

【自制方法】上药洗净，与白酒共入磁坛中，密封，埋于土中，月余后取出，过滤，去渣留液，装瓶备用。

【酒方来源】《和剂局方》

参苓白术酒

【药物配比】党参 45g　白术 30g　茯苓 30g　炙甘草 24g　山药 45g　砂红 24g　薏苡仁 30g　黄酒 2L

【功能主治】益气健脾，和中养胃。脾胃虚弱，食不消化，腹胀便溏，饮食减少，甚或四肢无力，脉象虚弱。

【用法用量】每日 2 次，每次 10~30mL，早晚饮用。

【自制方法】上药洗净后，研粗末，装入纱布袋中，扎口，浸入酒中，密封。浸泡 20 天后，去渣留液，装瓶备用。

【酒方来源】《和剂局方》

春寿酒

【药物配比】生地 30g　熟地 30g　山药 30g　天冬 30g　麦冬 30g　莲

肉 30g　红枣 30g　白酒 2L

【功能主治】补肾，养阴，健脾。腰酸腿软，神疲乏力，食欲不振，须发早白等症。

【用法用量】每日 3 次，每次 10~30mL，空腹温饮，或随量饮用。

【自制方法】将红枣去核切碎，与其余药共捣为粗末，用白纱布袋盛之，置于净坛中，入白酒后将坛加盖，置文火上煮数百沸，离火待冷后密封，5 日后开封，去掉药袋，过滤后即可饮用。

【酒方来源】《万氏家传养生四要》

茴香酒

【药物配比】茴香炒黄 120g　黄酒 0.5L

【功能主治】散寒止痛，开胃进食。寒疝少腹痛，睾丸偏坠牵引腹痛，妇女带下，脘腹疼痛胀闷，不思饮食，呕吐。

【用法用量】每日 3 次，每次 10~20mL，饭前温饮。

【自制方法】将上药与黄酒同置于净器中，上火，煮数沸，候凉，收瓶备用。

【酒方来源】《本草纲目》

茯苓酒

【药物配比】云茯苓 60g　白酒 0.5L

【功能主治】补虚益寿，强筋壮骨，减肥。肌肉沉重、麻木，身体肥胖，痰湿重而脾气不足者，也可用于冠心病，心区隐痛，神惊健忘者。

【用法用量】每日 1 次，每次 10~30mL，临睡前饮用。

【自制方法】将茯苓捣成小块，纱布袋盛之，泡入白酒中封固，浸泡 1 周后启封备用。

【宜忌】凡精液易滑出者，以及阴虚津液枯乏之人均不宜饮用此酒。

【酒方来源】《饮膳正要》

茱萸根酒

【药物配比】吴茱萸根 50g　大麻仁 50g　陈皮 25g　黄酒 1L

【功能主治】除虫。脾胃虚热，令人呕吐，出虫。

【用法用量】每日早晨空腹饮 10~20mL，晚饭前再饮 1 次，以下尽虫为度。

【自制方法】以上 3 味，共捣为粗末，置于瓶中，入黄酒浸泡，24 小时后，微火热之，候温，绞去渣，澄清备用。

【酒方来源】《太平圣惠方》

胃痛药酒

【药物配比】地榆 64g　青木香 64g　白酒 1L

【功能主治】行气消胀缓痛。慢性胃炎。

【用法用量】口服。每日 2 次，每次 10mL。

【自制方法】将药洗净，捣碎，用白纱布袋盛之，置净器中，加白酒浸泡，密封。15 日后开启，去掉药袋，过滤装瓶备用。

【酒方来源】《中药制剂汇编》

独活参附酒

【药物配比】独活 35g　制附子 35g　党参 20g　白酒 1L

【功能主治】散寒除湿，温中止痛。腰腿肿痛，四肢厥逆，小腹冷痛，身体虚弱。

【用法用量】随量饮服，宜常令有酒气相续。

【自制方法】将上药捣细末，用白纱布袋盛之，置于净瓶中，入白酒浸泡，封口，春夏 5 日，秋冬 7 日开启，去渣即可饮用。

【酒方来源】《民间验方》

复方香虫酒

【药物配比】九香虫 30g　五味子 30g　肉豆蔻 30g　党参 20g　白酒 1L

【功能主治】温补脾肾，散寒止泻。因脾肾阳虚引起的腹部畏寒，脐周冷痛，畏寒肢冷，泻后痛减等症。

【用法用量】每日 2 次，每次 10~15mL，空腹温饮。

【自制方法】以上 4 味，共捣粗末，用白纱布袋盛之，置于净器中，入白酒浸泡，密封，14 日后开启，去掉药袋，过滤去渣，即可饮用。

【酒方来源】《民间验方》

蚕蛹煮酒

【药物配比】蚕蛹 30g 水 0.4L 米酒 0.2L

【功能主治】长肌，退热，和脾胃。消渴热，或心神烦乱等症。

【用法用量】顿服或分 2~3 次服。

【自制方法】取蚕蛹（由蚕茧缫丝后取出晒干或烘干）与水、米酒同煮取 200mL 汁液，澄清后，去蚕蛹，瓶装备用。

【酒方来源】《中药大辞典》

姜附酒

【药物配比】干姜 60g 制附子 40g 黄酒 0.5L

【功能主治】温中散寒，回阳通脉，温肺化饮。

心腹冷痛，呃逆呕吐，泄泻，痢疾，充谷不化，塞饮喘咳，痰白而清稀，肢冷汗出。

【用法用量】每日 3 次，每次 10~20mL，食前温饮为佳。

【自制方法】以上 2 味，共研细末，浸酒中封口，7 日后开启，过滤，去渣备用。

【酒方来源】《医宗必读》

菖蒲酒

【药物配比】石菖蒲（根）90g 破故纸 90g 米酒（或淡黄酒）1.5L

【功能主治】化湿和胃，壮阳收敛。赤白带下。

【用法用量】每日 1 次，取药末 6g，用米酒（或淡黄酒）50mL 调服。

【自制方法】以上 2 味，炒为末，拌匀，装瓶备用。

【酒方来源】《妇人大全良方》

猪胰青蒿桂心酒

【药物配比】猪胰 1 具　青蒿叶 30g　桂心 30g　黄酒 0.5L

【功能主治】补脾散寒，温通气血，冷痢久不愈；此是脾气不足，暴冷入脾，舌上生疮，饮食无味，或食下还吐，小腹雷鸣，时时心闷，干皮细起，膝胫酸痛，羸瘦，渐成鬼气，及妇人血气不通，逆饮忧烦，四肢无力，丈夫痃癖，两胁虚胀，变为水汽，服之皆效。

【用法用量】每日 3 次，每次服 10mL。

【自制方法】取新鲜猪胰细切，与青蒿叶（切）相和，置砂锅中，入黄酒，文火温之，至微沸。再加桂心（研末）于酒中，搅匀，乘热放储净器内密封备用。

【酒方来源】《本草纲目》

温脾酒

【药物配比】干姜 30g　甘草 30g　大黄 30g　人参 20g　制附子 20g　黄酒 0.5L

【功能主治】温中通便，冷积便秘，腹满痛，喜温喜按，手足不温，或久痢赤白，经年不止。

【用法用量】每日 2 次，每次 10~20mL，早晚温服为宜。

【自制方法】以上 5 味，共捣细末，浸酒中，5 日后，过滤，去渣备用。

【酒方来源】《千金要方》

缩砂酒

【药物配比】缩砂仁 30g　黄酒 0.5L

【功能主治】行气和中，开胃消食。胸腹胀满，消化不良，呕恶胃痛，泄泻，痢疾，疝气等。

【用法用量】每日 3 次，每次 30~50mL，空腹温饮。

【自制方法】将缩砂仁炒后研成粗末，用白布袋盛之，置于净瓶中，入黄酒浸泡，封口；3~5 日后开封，去掉药袋，澄清后即可饮用。

【宜忌】阴虚有实热者不宜饮用此酒。

【酒方来源】《本草纲目》

人参蛤蚧酒

【药物配比】人参 15g 茯苓 15g 贝母 20g 桑白皮 15g 知母 20g 杏仁 24g 甘草 20g 蛤蚧 1 对 白酒 1L

【功能主治】益气清肺,止咳平喘。咳久气喘,痰稠色黄,或咳吐脓血,胸中烦热,身体日渐羸瘦,或面目浮肿,脉浮虚,或日久成为肺痿。

【用法用量】每日 2 次,每次 5~10mL,早晚饭前饮用

【自制方法】蛤蚧先用河,浸泡 5 天,逐日换水,洗去腥气,之后与诸药共研粗末,纱布包缝,浸入酒中,浸泡 30 日后,过滤,去渣备用。

【宜忌】因外邪引起的喘咳症状,不宜饮用。

【酒方来源】《卫生宝鉴》

天冬紫菀酒

【药物配比】天门冬 200g 紫菀 10g 饴糖 10g 白酒 1L

【功能主治】润肺止咳。肺痿咳嗽,吐涎沫,心中温温,咽燥而不渴者。

【用法用量】每日 2 次,每次 10~30mL。

【自制方法】将药洗净,捣碎,用白纱布袋盛之,连饴糖一起置入净器中,入白酒浸泡,密封。7~10 天后开启,去掉药袋,过滤装瓶备用。

【酒方来源】《肘后备急方》

冬虫夏草酒

【药物配比】冬虫夏草 40g 白酒 0.5L

【功能主治】补肺益肾,增强气力,止咳化痰,平喘。虚劳羸瘦,病后体弱,神疲乏力,自汗盗汗,饮食减少,阳痿遗精,腰膝酸软,失眠,痰饮喘嗽等症。

【用法用量】每日 3 次,每次 10~20mL,空腹饮服。

【自制方法】将冬虫夏草捣碎,装入净瓶中,倒入白酒,加盖密封,

置阴凉干燥处，7 日后开启，过滤去渣，即可饮用。

【酒方来源】《民间验方》

白前酒

【药物配比】白前 100g　白酒 0.5L

【功能主治】泻肺降气，下痰止嗽。肺实喘满，咳嗽，多痰。胃脘疼痛。

【用法用量】每日 3 次，每次 10~15mL，空腹温饮。

【自制方法】将白前捣成粗末，用白纱布袋盛之，置于净器中，入白酒浸泡，封口；7 日后开启，去掉药袋，澄清备用。

【酒方来源】《肘后备急方》

白藓皮酒

【药物配比】白藓皮 90g　白酒 0.5L

【功能主治】清热解毒，祛风化湿。老年慢性气管炎、湿疹、疥癣等皮肤病。

【用法用量】每日 3 次，每次 10mL，空腹温饮。

【自制方法】将白藓皮捣碎，用白纱布袋盛之，置于净瓶中，入白酒浸泡，封口；3 日后开封，去掉药袋，过滤备用。

【酒方来源】《潍坊医学》。

栝楼薤白酒

【药物配比】栝楼 1 枚　薤白 60g　米酒 0.3L

【功能主治】通阳散结，行气祛痰。气短，胸背痛，喘息，咳唾。

【用法用量】每日 1 次，每次温饮 20mL。

【自制方法】将栝楼打碎，与薤白同酒共煮取 200mL，候温，过滤去渣备用。

【酒方来源】《金匮要略》

百部酒

【药物配比】百部根 100g　白酒 0.5L

【功能主治】润肺下气，止咳杀虫。因百日咳、肺结核、气管炎等引起的咳嗽气急；外用可杀虫虱、疥疮，阴道滴虫等。

【用法用量】每日 3 次，每次 15~20mL，饭后徐徐慢饮。外用时，用百部酒涂患处。

【自制方法】将百部根炒后捣碎，置于净瓶中，入白酒浸泡，封口，7日后开启，过滤去渣，装瓶备用。

【宜忌】凡脾胃虚弱者，及大便溏泄者均慎饮本酒。

【酒方来源】《本草纲目》

竹黄酒

【药物配比】竹黄（为肉座菌科真菌竹黄的子座，生在竹竿上，主要产于四川、安徽、江苏、浙江等地）60g　白酒 1L

【功能主治】化痰止痛。咳嗽痰多，胃气痛。

【用法用量】日服 2 次，每次 5~10mL。

【自制方法】将竹黄置净器内，入白酒浸泡，密封，5 日后开启，装瓶备用。

【宜忌】灰指甲、鹅掌风等皮肤病患者忌服。

【酒方来源】《药酒与膏滋》

芥子酒

【药物配比】白芥子 250g　白酒 1L　黄酒 2~3L

【功能主治】温中散寒，利气豁痰。痰饮咳喘，胸胁胀满疼痛，反胃呕吐，中风不语，肢体痹痛麻木等症。

【用法用量】每日 3 次，每次 20~50mL，空腹温饮。

【自制方法】将白芥子研成粗末，用白纱布袋盛之，置于净器中，入白酒浸泡 3 日，再入黄酒或米甜酒 2~3L，再浸泡 3 日，去掉药袋，澄清后即可饮用。

【酒方来源】《本草纲目》

苦参酿酒

【药物配比】 苦参　童尿（适量）

【功能主治】 祛风痰湿热，利血气积。风热惊痰而引起的癫痫及久病癫痫。

【用法用量】 每日 2 次，每次 10~30mL。

【自制方法】 取苦参适量，劈碎，以童尿煎汁，兑入等量自来水，入糯米（使汁水浸过米上）作饭，拌曲（甜酒药）如常法酿酒。

【酒方来源】《本草纲目》

胡桃参杏酒

【药物配比】 胡桃肉 90g　杏仁 60g　人参 30g　黄酒 1.5L

【功能主治】 补肾，温肺止咳喘。喘咳日久不止。

【用法用量】 每日 2 次，每次 10~20mL，早晚空腹温饮。

【自制方法】 将上药捣成细末，用白纱布袋盛之，置入净器中，入黄酒浸泡，封口，21 日后开启，过滤去渣，装瓶备用。

【宜忌】 阴虚火旺者忌服。

【酒方来源】《本草纲目》

香橼酒

【药物配比】 香橼 1 枚　蜂蜜　清酒

【功能主治】 理气润肺，久咳。

【用法用量】 上药合好后，唤醒病人，嘱其用匙挑服，服毕再睡片刻，1 次即愈。

【自制方法】 香橼 1 枚，去核切片，以清酒同捣烂，入砂锅，文火徐徐煮之，自黄昏至五更为度（视汤汁挥发情况，注意补加清酒）。后用蜂蜜拌匀，待用。

【酒方来源】《串雅内编选注》

桑萸根皮酒

【药物配比】桑白皮 250g　吴茱萸根皮 50g　黄酒 1.5L

【功能主治】泻肺行水，清肺止咳。肺热咳喘，痰多而黄，身热口渴，甚者吐血。

【用法用量】上液分为 3 份，每日服 1 份，空腹时温服。

【自制方法】将以上 2 味切成细末，与黄酒入锅内煎煮，待酒液煎至 0.5L 时，离火，候温，过滤去渣，收藏备用。

【酒方来源】《民间验方》

桑白吴萸酒

【药物配比】桑根白皮 60g　生姜 40g　吴茱萸 10g　水 1.5L

【功能主治】理肺，止咳平喘，肺痿肺痈。

【用法用量】不拘时温服，每次服 10~20mL，或饭后随量饮之，以不醉为度。

【自制方法】将猪胰切成薄片，与大枣、白糖同置于小坛中，入白酒浸泡 5 日，不时搅拌，再加入米甜酒或封缸酒 2~3L，封口，3 日后开启，饮时取上清液。

【酒方来源】《肘后备急方》

葶苈酒

【药物配比】葶苈子 100g　白酒 0.5L

【功能主治】逐饮行水，泻肺定喘。咳嗽气喘，痰多，胸胁痞痛，水肿，小便不利（属痰水上犯，肺气壅实者）。

【用法用量】每日 2 次，每日 20mL，饮后以小便通利为度。

【自制方法】将葶苈子捣碎，用白纱布袋盛之，置于净瓶中，入白酒浸泡，封口；3 日后开启，去掉药袋，过滤后备用。

【宜忌】凡肺气虚引起的喘促，脾虚肿满，气虚引起的小便不利者，均忌饮此酒。

【酒方来源】《圣济总录》

照白杜鹃酒

【药物配比】照白杜鹃（鲜叶 13.5kg）　白酒 15L

【功能主治】止咳化痰。老年性慢性气管炎。

【用法用量】每日 3 次，每次 5~15mL，饭后 30 分钟服用，7~10 日为 1 疗程。

【自制方法】取照白杜鹃鲜叶 13.5kg，浸于白酒 15L 内，加水至 30L，浸泡 5 日，然后制成 30%照白杜鹃叶酒液。

【宜忌】服本酒期间，不能同时服用其他气管炎药或对症药物。

【酒方来源】《中药制剂汇编》

感　冒

葱根酒

【药物配比】葱根　豆豉

【功能主治】解肌发汗，解烦热，补虚劳，治伤寒头痛发热，及冷痢腹痛。

【用法用量】煮饮。

【自制方法】以葱根、豆豉浸酒。

【酒方来源】《本草纲目》

葱姜盐酒

【药物配比】葱白头、生姜各 30g　食盐 6g　白酒 1 盅

【功能主治】感冒。

【用法用量】涂擦前胸、后背、手心、脚心及腋窝、肘窝，涂擦一遍后，嘱患者安卧。

【自制方法】将上 3 味共捣如糊状，再把酒加入调匀，然后用纱布包之。

【酒方来源】《新中医》

按：中医治疗感冒以发散为主要法则，葱白头和生姜性能发散风寒，加酒外擦皮肤，增强了邪从皮毛而解的作用。

糯米酿酒

【药物配比】糯米 1 斗　曲 1.5L　防风（切）250g　苍耳子 3L

【功能主治】治外感风寒。

【用法用量】适量内服。

【自制方法】上药用水 8L，蒸取 6L，米、曲共拌，盛于瓷器中，捂 1 周即成。

【酒方来源】明·《普济方》

海桐皮酒

【药物配比】海桐皮（削去表面上黑者，切成 4 寸长）

【功能主治】治疗伤寒、时气，温病。

【用法用量】1 次服完，应当吐出青黄汁，服数 L 即愈。

【自制方法】以酒五合，用水 1L 煮成 1L，去滓。

【酒方来源】晋·《肘后备急方》

荆芥豉酒

【药物配比】豉 250g　荆芥 10g

【功能主治】外感风寒，发热无汗。

【用法用量】随量稍热饮之。

【自制方法】用酒 750mL，同豉、荆芥煎至 5~7 沸，去药渣，收储备用。

【酒方来源】《药酒验方选》

桑菊酒

【药物配比】桑叶 30g　菊花 30g　薄荷 10g　连翘 30g　芦根 35g　杏

仁 30g 桔梗 20g　甘草 10g

【功能主治】风温病初起，病位在上焦，发热不重，微恶风寒，咳嗽鼻塞，口微渴。

【用法用量】每日早、晚各 1 次，每次 15mL。

【自制方法】上 8 味药，捣细，用江米酒 1L 浸于瓶中，封口，经 5 日开放。

【酒方来源】《药酒验方选》

玉屏风酒

【药物配比】黄芪、党参、当归、白术、防风、桂枝（用量比例按 3：2：1：1：1：1.5 计算）、米酒 200ml。

【功能主治】益气固卫，改善机体免疫力，防治感冒。

【用法用量】每日服 3 次，每次服 50~100mL，摇匀后服。

【自制方法】上药与米酒一起加入消毒后的输液瓶中密闭，最后放入锅中加热至 100℃后置凉待用。

【酒方来源】《国医论坛》

咳　喘

老鸹眼子酒

【药物配比】老鸹眼子（即鼠李仁）60g

【功能主治】止咳祛痰。用于慢性支气管炎，肺气肿。

【用法用量】口服。每次 1 汤匙，每日 3 次。

【自制方法】将老鸹眼子以白酒 0.5L 浸泡 5 日备用。

【酒方来源】《山东医药》

红葵酒

【药物配比】天天果 4500 克　千日红花 2000 克

【功能主治】支气管哮喘。

【用法用量】每次 10~20mL，可用开水稀释后缓缓服下，每日 3 次或每晚 1 次，也可在发病以前开始服用进行预防。

【自制方法】取天天果 4.5L 加 60%白酒 15L，千日红花 2kg 加 60%白酒 15L，将以上两药分开，置于容器内浸泡，约一个月后，压渣过滤，取以上二种澄明液合并等量加 10%~15%单糖浆，装瓶密封标签即可。

【酒方来源】《新医药学杂志》

照白杜鹃酒

【药物配比】照白杜鹃（鲜叶）13.5kg　白酒（50°）15L

【功能主治】止咳化痰。用于老年慢性气管炎。

【用法用量】口服。每次 5~15mL。每日 3 次，饭后 30 分钟服用，7~10 日为 1 疗程。

【自制方法】取照白杜鹃鲜叶 13.5kg，浸于 50°白酒 15L，加水至 60L，浸泡 5 日，然后制成 30%照白杜鹃叶酒。

【宜忌】服药期间，不能同时服用其他治疗气管炎药或对症药物。

【酒方来源】《中药制剂汇编》

干姜酒

【药物配比】干姜末 0.5 两　清酒六合

【功能主治】老人冷气，逆心痛结，举动不便及感受寒邪引起的气逆喘息。

【用法用量】1 次服完。

【自制方法】温酒热，即下姜末投酒中。

【酒方来源】唐·《外台秘要》、明·《医方类聚》

桑皮姜萸酒

【药物配比】桑根白皮（切）3L　生姜（切）0.5L　吴茱萸 0.5L

【功能主治】疗卒上气，鸣息便欲绝。

【用法用量】1 次服完。

【自制方法】上 3 味药切碎，用酒 5L，煮 3 沸，去滓。

【酒方来源】唐·《外台秘要》

橘红酒

【药物配比】橘红 30g　白酒 500mL

【功能主治】化痰止咳。适用于慢性气管炎，哮喘等症。

【用法用量】每晚临睡前饮 1 小盅。

【自制方法】将橘红洗净，切成六分宽的块，装入纱布袋内，扎紧袋口。将白酒，纱布药袋放入酒瓶内盖好盖，封口，浸泡 7 日即成。

【酒方来源】《饮食辨录》

百部根酒

【药物配比】百部根 4 两

【功能主治】一切久咳、近咳。

【用法用量】每服半盏，慢火温饮，1 日 3 次。

【自制方法】上 1 味，以酒 1L 渍之经宿。

【酒方来源】宋·《圣济总录》、明·《本草纲目》

温阳止嗽酒

【药物配比】丹参、干地黄各 5 两　芎、石斛、牛膝、黄芪、白术、苁蓉各 4 两　防风、独活、附子炮、秦艽、桂心、干姜各 3 两　钟乳（研）6 分

【功能主治】久嗽。

【用法用量】初服 2 合，1 日 2 次，渐渐加大剂量。

【自制方法】上 15 味切，酒 3L，浸 7 日。

【宜忌】忌食桃李雀肉，生葱猪肉，冷水芜荑。

【酒方来源】唐·《外台秘要》

四味秦椒酒

【药物配比】秦椒（去目并闭口者，微炒出汗）50g　白芷 60g　旋覆

花 60g　肉桂 25g

【功能主治】肾虚耳鸣，咳逆喘急，头目昏痛。

【用法用量】每日早、晚各 1 次，每次空腹温服一二盅。

【自制方法】上 4 味药，共捣碎细，置于净瓶中，用醇酒 1L，浸之，封口，经 5 日后开取。

【宜忌】阴虚火旺者忌。

【酒方来源】《药酒验方选》

紫苏大枣酒

【药物配比】紫苏茎叶（切）1kg　大枣 40 枚

【功能主治】降逆下气，治疗肺气上逆。

【用法用量】分 2 次服完。

【自制方法】上 2 味，用酒 3L，煮取 1.5L（水煮亦得，一方加橘皮 0.5 两，《肘后方》无枣用橘皮）。

【酒方来源】唐·《千金要方》

龟肉酒

【药物配比】生龟 3 枚

【功能主治】治咳嗽日久，千方不效者，及四肢拘挛，或久瘫痪不收。

【用法用量】适量饮服。

【自制方法】生龟 3 枚，去肠，以水 5L，煮取 3L，浸曲酿林 4L。

【宜忌】外感风寒咳嗽者忌服。

【酒方来源】明·《本草纲目》

按：龟肉甘咸，性平，益阴补血，适用于痨瘵骨蒸，久嗽咯血等阴虚咳嗽。外感咳嗽则不宜应用。

蜂糖鸡蛋酒

【药物配比】鲜鸡蛋 0.5kg　蜂糖 0.5kg　三花酒或白酒 3 瓶（约1.5 kg）

【功能主治】润肺止咳，治疗老年虚寒咳嗽。

【用法用量】每次服 20~50mL，每日服 2 次，宜早餐后晚睡前服，一般病证以 6 日为一疗程。

【自制方法】在干净盆中倒入酒，将蛋清、蛋黄、蜂糖与酒充分混合均匀，再装入备好瓶中摇匀即可使用。

【宜忌】服用蜂糖鸡蛋酒不宜过量，忌喝醉。高血压、肾炎、结核，严重骨病患者及孕妇等禁用。

【酒方来源】《中国民族医药杂志》1998，（2）：32

肺痨骨蒸

冬虫夏草酒

【药物配比】冬虫夏草

【功能主治】滋补肺肾，止血化痰，用于肺阴不足，肾阳虚喘，痰咳有血。此外肾虚型腰膝疼痛，及病后虚损不复皆可用之。

【用法用量】日服一二次。

【自制方法】取此物数枚用酒浸泡 3 日。

【酒方来源】《中国古代养生长寿秘法》

绿豆山药酒

【药物配比】绿豆、山药各 2 两　黄柏、牛膝、元参、沙参、白芍、山栀、天麦冬、花粉、蜂蜜各 1.5 两　当归 1 两 2 钱　甘草 3 钱

【功能主治】治阴虚痰火诸疾，病后调理。

【用法用量】适量饮服。

【自制方法】用好酒浸之。

【酒方来源】清·《寿世青编》

猫眼酒

【药物配比】生雄猫脑髓、眼睛

【功能主治】治远年近日痨疾。

【用法用量】适量饮服。

【自制方法】取雄猫的脑髓眼睛生用，酒浸服。

【酒方来源】明·《普济方》

胃腹疼痛

生姜煮酒

【药物配比】生姜（捣碎）3 两

【功能主治】霍乱转筋，入腹欲死，心腹冷痛。

【用法用量】1 次服完，仍以渣贴疼处。

【自制方法】上药加入陈酒 1L，煮二三沸。

【酒方来源】清·《寿世青编》

生姜蜜酒

【药物配比】生姜汁 1 合　白蜜 1 匙　清酒倍生姜汁

【功能主治】若少觉不下食，服此酒。

【用法用量】加温，1 次服完，半月乃效，佳。

【自制方法】以上 3 味调匀。

【酒方来源】明·《普济方》

猪胆白酒汤

【药物配比】猪胆 1 个　白酒 30mL（视病人酒量大小也可略多或略少）

【功能主治】急性肠梗阻。

【用法用量】1 次服完。

【自制方法】将其混和于碗中置小锅内炖热，1 次服下。若无新鲜猪胆，也可用干品（其效稍缓），但 1 次需用 2 个，先将胆囊剪开，用热酒将里面的胆汁浇在碗里，按上法炖热后即可化开。

【宜忌】服药后不久，即可见肠蠕动加快，腹内气响 2~4 小时许，即放矢气而通下。

【酒方来源】《中成药学报》

丁香煮酒

【药物配比】黄酒 50mL　丁香 2 粒

【功能主治】感寒性腹痛、腹胀、吐泻等症。

【用法用量】趁热饮酒。

【自制方法】黄酒 50mL 放在瓷杯中，再加丁香 2 粒，把瓷杯放在有水的蒸锅中加热蒸炖 10 分钟。

【酒方来源】唐·《千金翼方》

杨梅酒

【药物配比】杨梅　烧酒

【功能主治】痧气痧气：夏秋间常见的一种发疹性热病、腹痛、吐泻。

【用法用量】饮服杨梅酒半酒盅，或食酒浸之杨梅二三只。

【自制方法】选好杨梅浸于高粱烧酒内（酒量以浸没杨梅为度）密封备用。

【酒方来源】《食物中药与便方》

山核桃酒

【药物配比】青核桃 3kg　白酒 5L

【功能主治】收敛，消炎，止痛，用于急慢性胃痛。

【用法用量】口服，每次 10～15mL。

【自制方法】取青核桃 3kg 捣碎加白酒 5L 浸泡 20 日，待酒变黑褐色为止，过滤取渣，浸液备用。

【酒方来源】《中药制剂汇编》

麻子酒

【药物配比】麻子 1L

【功能主治】止恶心。

【用法用量】1 日 2 次，适量饮。

【自制方法】麻子 1L，熬令香，熟捣，取酒 3L，熟研，滤取 1L。

【酒方来源】唐·《千金要方》

椒酒

【药物配比】舶上硫黄（明者）2 两　汉椒（净拣，去合口者去黑目）4 两　诃子（略捶碎）24 个

【功能主治】治翻胃，胃寒吞酸等。

【用法用量】适量饮服。

【自制方法】上 3 味，各用生绢袋盛之，以无灰酒 10 斤渍之，7 日即可服，饮 1 杯即加 1 杯生酒在内，汉椒 90 日一换，诃子 72 日一换，硫黄则长用，病除即止。

【宜忌】阴虚火旺者及孕妇忌服。

【酒方来源】明·《医方类聚》

西洋药酒

【药物配比】红豆蔻（去壳）　煨肉豆蔻（面裹煨，用粗纸包压去油）　白豆蔻（去壳）　高良姜（切片，焙）　甜肉桂（去粗皮）　公丁香（各研净细末，戥准五分）

【功能主治】脾胃虚寒，气滞脘满，进食不化，呕吐恶心，腹泻作痛等。

【用法用量】饮服随量。

【自制方法】先用上白糖霜 120g，水 1 碗，入铜锅内煎化，再入鸡子清 2 个，煎十余沸，加入 0.5L 干烧酒，离火置稳便处，将药末入锅内打匀，以火点着烧酒片刻，即盖锅，火灭，用纱罗滤去渣，入瓷瓶内，用冷水冰去火气。

【酒方来源】清·《冯氏锦囊秘录》

五香酒料

【药物配比】甘草 120g　菊花 120g　甘松 120g　官桂 120g　白芷 120g　藿香 120g　三奈 120g　青皮 120g　薄荷 120g　檀香 120g　砂仁 120g　丁香 120g　大茴香 120g　细辛 18g　红曲 18g　木香 18g　干姜 12g　小茴香 15g

【功能主治】醒脾健胃、散寒止痛、芳香辟秽、发表祛暑。可治疗脾胃气滞、虚寒脘满、食欲不振等症，并可用于寒凝气滞的小肠疝气及暑月感受风寒等症。

【用法用量】每日早、晚饮一二盅。

【自制方法】用多年陈烧酒 4.5L，将上药用绢袋盛好，浸入酒中，密封，10 日后可用。

【宜忌】若是感受暑热，温热之邪，病人不恶寒而怕热，多汗，口渴舌红的，则不可饮用该酒。此外该酒辛香温燥的药物居多，凡阴虚火旺者不宜服，以免重伤阴液。

【酒方来源】《清太医院配方》

红茅药酒

【药物配比】公丁香 6g　白豆蔻 6g　砂仁 10g　良姜 6g　零陵香 6g　红豆蔻 6g　白芷 10g　当归 30g　木香 2g　肉豆蔻 6g　陈皮 20g　枸杞 10g　檀香 2g　草豆蔻 6g　佛手 10g　桂枝 6g　沉香 4g　肉桂 20g　山药 6g　红曲 162g

【功能主治】理脾和胃，温中散寒，适用于寒湿中阻，脾胃气滞的脘满痞塞，腹胀腹痛，不思饮食，消化不良等症。

【用法用量】每服适量，酒须烫热饮用。

【自制方法】将上述药物装入布袋，浸于烧酒中，烧酒用量 5200mL 加热，煮数沸再兑入 1560g 蜂蜜，4162g 冰糖，溶化即成。

【酒方来源】《全国中药成药处方集》

按：本方在大量辛温药中加入当归、枸杞、山药滋阴养血，用以防止温燥伤阴，配方合理，气味芳香，是一种理想的药酒。

温脾酒

【药物配比】 干姜 30g 甘草 30g 大黄 30g 人参 20g 制附子 20g

【功能主治】 脘腹冷痛，大便秘结或久痢。

【用法用量】 每日早、晚各 1 次，每次温饮 10~20mL。

【自制方法】 上 5 药共捣细，置于净瓶中，用黄酒 0.5L 渍之，经 5 日后开取，去渣备用。

【酒方来源】 《药酒验方选》

状元红酒

【药物配比】 当归 15g 红曲 30g 砂仁 30g 广皮 15g 青皮 15g 丁香 6g 白蔻 6g 山栀 6g 麦芽 6g 枳壳 6g 藿香 9g 厚朴 6g 木香 3g

【功能主治】 醒脾开胃，化滞祛湿，疏肝理气，适用于脾胃失和，肝气郁滞。无明显症状者服之亦有醒脾开胃，增加食欲的作用。

【用法用量】 服用时，每次可饮二三小盅，早晚各 1 次。

【自制方法】 将上述药物装入布袋内，浸于 15L 白酒中，用文火煮 30 分钟后加入冰糖 1kg，取出放凉。

【宜忌】 孕妇忌服，阴虚津亏者不宜服用。

【酒方来源】 《全国中药成药处方集》

按：本方虽有当归滋阴养血，但总以温燥之品为主药，故适用于气滞而偏寒者。

白药酒

【药物配比】 白茯苓 15g 白术 15g 天花粉 15g 山药 15g 芡实 15g 牛膝 15g 薏苡仁 15g 白豆蔻 9g

【功能主治】 健脾祛湿开胃，凡脾虚食少，食后腹满，小便不利，大便溏者，均可服用此药酒。

【用法用量】 服用时每次一二盅。

【自制方法】 以上药物用白酒 5000mL 浸泡数日后使用。为了矫味，可加入适量白蜜。

【酒方来源】清·《良朋汇集》

蒜姜酒

【药物配比】独裹蒜1颗　生姜1分
【功能主治】治胃疟饥不能食。
【用法用量】未发时，慢慢饮服。
【自制方法】上药研碎，以酒0.5L调，去渣。
【酒方来源】明·《普济方》

松萝酒

【药物配比】松萝2两　乌梅、栀子各27枚　常山3两　甘草（炙）1两
【功能主治】主胸中痰积热。
【用法用量】顿服，亦可再服，得快吐止。
【自制方法】上药切细，以酒3L渍1宿，平旦合水3L煮取2L，去滓。
【宜忌】忌海藻、菘菜、生葱菜。
【酒方来源】唐·《外台秘要》

寄生虫

红藤酒

【药物配比】红藤　黄酒
【功能主治】胆道蛔虫病。
【用法用量】成人每日服2次，每次1剂，小儿用量酌减。
【自制方法】红藤30g加黄酒120mL，煎至60mL为1剂。
【酒方来源】《中华外科杂志》

土瓜根酒

【药物配比】土瓜根 1 两

【功能主治】蛊毒

【用法用量】1 次服完。

【自制方法】上药细判，用酒 1 盏浸 1 宿，次日去滓。

【酒方来源】宋·《圣济总录》

泻 痢

止痢酒

【药物配比】干地榆 1 斤 附子（炮）1 两

【功能主治】休息痢。

【用法用量】饮服，每次 1L。

【自制方法】以上 2 味，以酒 1 斗渍 5 宿。

【酒方来源】唐·《外台秘要》

回阳救急酒

【药物配比】公丁香 30g 肉桂 30g 樟脑 30g

【功能主治】温阳散寒，救急止痛，适用于阳气不振，阴寒凝滞的寒性腹痛，泄泻，痛经等症。也可用于有上吐下泻的副霍乱、急性肠炎、食物中毒等症。

【用法用量】每次服 10~20 滴，滴舌面，先含后咽。或以白开水冲服。因吐泻不止而转筋者，还可以用该药酒外擦患处。

【自制方法】将上述药物压碎，装入稀布袋中，用白酒（以南昌酒厂出品的三花酒为良）500mL 浸泡，宜用瓷坛做容器，密封一个月，然后将酒装入玻璃瓶中备用。

【宜忌】剧烈的吐泻常发生于肠道传染病，有的甚至是烈性传染病，病势凶险，传染性强，故须高度重视，及时诊断治疗，杜绝传染，有的需采取综合措施进行抢救，所以切不可掉以轻心，延误时机。

【酒方来源】《保健与治疗药酒》

猪胰青蒿酒

【药物配比】猪胰1具　青蒿叶、桂心末各一小两

【功能主治】治冷痢久不瘥。此是脾气不足，暴冷入脾，舌上生疮，饮食无味，或食下还吐，少腹雷鸣，时时心闷，干皮细起，膝胫疫痛，羸瘦，渐成鬼气。及妇人血气不通，逆饭忧烦，四肢无力，丈夫疾癖，两胁虚胀，变为水汽，服之皆效。

【用法用量】每旦温服1小盏，午、夜各再1服，甚验。

【自制方法】猪胰1具细切，与青蒿叶相和，以无灰酒一大升，微火温之，乘热纳胰中，暖使消尽。又取桂心末一小两，内酒中。

【宜忌】忌热面、油腻等食。

【酒方来源】明·《本草纲目》

高血压、高脂血

竹酒

【药物配比】嫩竹120克　白酒1000毫升

【制法与服法】将嫩竹粗碎，与白酒一同放容器中，密封12日即成，其间搅拌2次。日服2次，每次服20毫升。

【功效】清热利窍。适用于原发性高血压、便秘、痔疮等。

杜仲酒

【药物配比】杜仲30克　白酒500毫升

【制法与服法】以上1味切碎，放入白酒中浸泡7天即成。日服2~3次，每次服10~20毫升。

【功效】补肝肾，强腰膝，降血压。适用于高血压症、肾虚腰痛等。

灵芝丹参酒

【药物配比】灵芝 30 克　丹参 5 克　三七 5 克　白酒 500 毫升

【制法与服法】以上前 3 味洗净切片，置容器中，加入白酒，密封，每日振摇数下，浸泡 15 天，滤过，即成。日服 2 次，每次服 20~30 毫升。

【功效】益精神，治虚弱。适用于冠心病、神经衰弱等。

疟

乌贼骨酒

【药物配比】乌贼骨粉 30g　白酒 10mL

【功能主治】疟疾。

【用法用量】1 次服完。

【自制方法】取乌贼骨放入水中浸泡 2 日，然后晒干辗碎过筛后备用。现配现服，混合后 1 次服完。

【酒方来源】《江苏中医》

酒煎饮方

【药物配比】常山 1 两　鳖甲（去裙边，醋炙金黄）1 两　知母 3 分　白头翁 3 分　桂（去粗皮）0.5 两　青蒿 1 握　甘草（生）3 分　桃李、枝头心各 7 枚　葱、薤白各 7 茎　柴胡（去苗）3 分

【功能主治】疟疾，腰痛头重，寒热互作。

【用法用量】空腹 1 次服完，应当吐出痰，再煎渣服。

【自制方法】上药 12 味，细剉如麻豆大小，每次服五钱七，用酒一盏半，浸一宿，早晨煎取一盏，去药渣。

【酒方来源】宋·《圣济总录》

柴胡饮

【药物配比】柴胡（去苗）0.5两　常山3分　甘草（生）0.5两　附子（炮裂去皮脐）0.5两　干姜（炮制）1分

【功能主治】治久疟痰不愈，将成骨蒸痨，时寒时热。

【用法用量】分2次服，空腹未发时服，饭后第2服。

【自制方法】上药判如麻豆，每次用五钱，酒一盏半，煎至一盏去渣。

【酒方来源】明·《普济方》

青蒿酒

【药物配比】青蒿

【功能主治】治虚劳久疟。

【用法用量】饮服。

【自制方法】青蒿捣汁，煎，如常酿酒。

【酒方来源】明·《本草纲目》

常山竹叶酒

——原名"常山酒"

【药物配比】常山苗（无苗取根5两代之）一握　独颗蒜7颗　淡竹叶二握　鼓一合　鳖甲（炙）3两

【功能主治】疟疾。

【用法用量】临发根据酒量大小服之，服完当大吐而愈。

【自制方法】上切，用苦酒3L，煎取1L。

【宜忌】忌食苋、生葱、生菜。

【酒方来源】明·《普济方》

常山黑豆酒

【药物配比】常山1两　蒜（独头者去根茎横切）1颗　糯米、黑豆各100粒

【功能主治】治间日疟。

【用法用量】欲发时，三分饮1分，如未吐更服1分，及吐则愈。

【自制方法】上药切碎，用清酒1L，病未发前浸药于碗中以白纸覆之。

【酒方来源】宋·《圣济总录》

常山甘草酒

【药物配比】常山三分　乌梅肉（生用）、甘草（生用）各0.5两

【功能主治】治痰实疟，发歇不止，久不瘥。

【用法用量】早晨去渣煎服一盏，良久以筷子入喉中引之，吐痰即愈。

【自制方法】上药细判，用酒二盏，浸一宿。

【酒方来源】宋·《圣济总录》、明·《普济方》

常山蒜酒

【药物配比】常山（细切）3两　蒜7瓣

【功能主治】疗瘴疟及瘴气。

【用法用量】温服，一会儿呕吐为妙，适令尽好，过时食，若早晨发者，半夜服，要使吐。

【自制方法】上药捣碎，虚弱者2两，蒜7瓣去皮尖切，用酒1.5L半，渍浸1宿，旦去渣。

【酒方来源】唐·《外台秘要》

常山乌头酒

【药物配比】常山（切）1两　独头蒜（去根茎，横切）1颗　糯米100粒　乌头100粒　清酒1L

【功能主治】疟疾。

【用法用量】欲发时三分饮1分，如未吐更服1分，得吐则瘥。

【自制方法】上5味，病未发前1日，用酒浸药于碗中，用白纸一张覆。

【宜忌】忌生菜、生葱。

【酒方来源】唐·《外台秘要》

鳖甲蜀漆酒

【药物配比】鳖甲（炙令黄）2两　常山3两　蜀漆2两　附子1两　乌贼鱼骨（炙）1两　知母2两　椒（微炒去汁）1两

【功能主治】疟疾。

【用法用量】平日服一合，稍稍加至二合，一日三四服。

【自制方法】上药切，用酒3L，渍1宿。

【宜忌】忌苋菜、生葱、生菜、猪肉。

【酒方来源】明·《普济方》

鲮鲤甲常山酒

【药物配比】鲮鲤甲（酒浸，炙令黄色）0.5两　常山3分　鳖甲（去裙边，醋浸炙黄）0.5两　乌贼鱼骨（去甲）3分　乌梅肉（微炒）1分　竹叶一握　桃仁（汤浸去皮尖双仁）24枚　豉一合　葱白（切）7茎

【功能主治】治疟久不愈。

【用法用量】每日空腹温服牛盏，良久应呕吐，如不吐，至中午前再服，三二服，如不愈，隔日依前法服用。

【酒方来源】宋·《圣济总录》

疝

降椒酒

【药物配比】降真香（细剉）2两　川椒（去合口者）1两

【功能主治】预防外邪侵犯，兼治风湿脚气，疝气，冷气，及背面恶寒。

【用法用量】每日饮数杯。

【自制方法】上药用绢布储，浸无灰酒中约二斗许。

【酒方来源】明·《景岳全书》

茴香酒

【药物配比】茴香

【功能主治】治疝气痛，偏坠牵引及心腹痛。

【用法用量】煮饮。

【自制方法】茴香浸酒。

【酒方来源】明·《本草纲目》

香楝酒

【药物配比】南木香、小茴香、大茴香、川楝肉各 3 钱

【功能主治】疝气因劳累而发者，其脉沉紧，豁大无力，是夹虚也，其痛亦轻，治偏坠气。

【用法用量】空腹热服，极痛者，一服立愈。

【自制方法】上药合作一服，锅内炒至香，入葱白连须 5 根，用水 1 碗，淬入锅内，以碗罩住，候煎至半碗取出去渣，加好酒半碗合和，入炒盐一茶匙。

【酒方来源】明·《万病回春》

鼠李子酒

【药物配比】鼠李子

【功能主治】疗疝气。

【用法用量】每日二服，渐加至三服，每次饮服三合。

【自制方法】将新鲜鼠李子晒干，九蒸九曝，酒浸即成。

【酒方来源】明·《普济方》

橘核药酒

【药物配比】橘核 9g　荔枝核 9g　川楝子（盐炒）9g　小茴香 15g 牡蛎粉 15g　胡芦巴 9g　肉桂 6g　青皮 9g

【功能主治】温阳散寒、行气散结，适用于肝肾阴寒、疝气偏坠、阴

囊肿大，起消无常，痛引脐腹，因劳累或受冷即发等症。

【用法用量】视个人的体质，耐受情况，酌量饮用，每日 2 次。

【自制方法】将上述药物粉碎，装入瓶中，用高粱酒 500mL 左右浸泡三四月，过滤去渣。

【宜忌】儿童禁用。

【酒方来源】《中医验方汇选》

头痛、眩晕

延年薯蓣酒

【药物配比】薯蓣、白术、五味子（碎）、丹参各 8 两　防风 10 两　山茱萸（碎）2L　人参 2 两　生姜（屑）6 两

【功能主治】主头晕不能食，补益气力。

【用法用量】每次温服七合，每日 2 次，逐渐增加剂量。

【自制方法】上 8 味药切细，以绢袋盛。酒二斗 5L 浸五日。

【宜忌】忌桃李、雀肉等。

【酒方来源】唐·《外台秘要》、明·《普济方》

独活风眩酒

【药物配比】独活 6 两　枳实 3 两（一方用松实）　石膏、蒴藋各 4 两

【功能主治】疗风眩翻倒不定。

【用法用量】1 次服完，以药渣熨头覆眠取汗，觉冷，又内铛炒令热，熨之。

【自制方法】上药 4 味切细，以清酒 8L，煮取 4L 即可。

【酒方来源】唐·《千金要方》

复方蔓荆子酒

【药物配比】蔓荆子 120g　菊花 60g　川芎 40g　防风 60g　薄荷 60g
【功能主治】风热性头痛，头昏、偏头痛。
【用法用量】每日 3 次，每次饮 15mL，渐加至 20mL。
【自制方法】上 5 味药，共捣碎，用黄酒 1L 浸于净瓶中，经 7 日后，开封，去渣备用。
【酒方来源】《药酒验方选》

大豆蚕沙酒

【药物配比】大豆 150g　云茯苓 126g　蚕沙 126g
【功能主治】头痛烦热，肌疫体重，身痒，背强口噤及女子产后风湿。
【用法用量】每日 5~7 次，每次温饮一二小杯，微出汗则佳。
【自制方法】以上 3 味，将后 2 味碎细，置净瓶中，用黄酒 1.5L 浸之，另炒大豆，令声断，急投入酒中，封口，经 7 日后开封，去渣备用。
【宜忌】避风寒。
【酒方来源】《药酒验方选》

白菊花酒

【药物配比】白菊花
【功能主治】主男子妇人，久患头风眩闷，头发干落，胸中痰结，每风发，即头旋眼昏暗，不觉欲倒者，是其候也。民间用于治疗肝热型高血压眩晕症。
【用法用量】空腹饮适量，每日 3 次，常令酒气相续为佳。
【自制方法】春末夏初，收软苗，阴干捣末，合无灰酒即可。又秋八月合花收，曝干，切取三大斤，用生绢袋囊盛，储三大斗酒中，经 7 日即可。
【酒方来源】明·《普济方》

桑枝姜桂酒

【药物配比】桑根白皮 0.5 两　干姜 2 两　桂心 5 寸　大枣 20 枚
【功能主治】治同房后妇人头痛，欲呕心闷。
【用法用量】分 2 次服完，不令汗出。
【自制方法】上 4 味药切细，以酒一斗，煮取 3L，去渣即得。
【酒方来源】唐·《千金要方》

松花酒

【药物配比】松花半合
【功能主治】轻身疗病，治头旋脑皮肿痹。
【用法用量】每次空腹温饮五合，晚饭前再服。
【自制方法】上药，春三月取五六寸如鼠尾者，不计多少，蒸细切 1L，用生绢袋盛，以酒 3L，浸 5 日。
【酒方来源】宋·《太平圣惠方》

独活桂心酒

【药物配比】独活、桂心各 5 两
【功能主治】治眩晕，肌肤畏寒，外感病先兆。
【用法用量】每次服五合，每日 3 次渐加至 1L。
【自制方法】上 2 味药切细，用酒 3L 浸，在火边炙，使酒暖。
【宜忌】忌生葱。
【酒方来源】唐·《外台秘要》

失眠、心悸、健忘

桑龙药酒

【药物配比】桑椹子 120g　龙眼肉 120g

【功能主治】滋阴养血，养心安神，补益脾气。适用于心脾不足、阴虚血少所致的心悸失眠，体弱少力，耳聋目暗等症。

【用法用量】适量饮服。

【自制方法】以烧酒 5L 浸泡，坛口封固，10 日后开坛饮。

【酒方来源】清·《良朋汇集》

养神酒

【药物配比】大熟地 90g　甘枸杞 60g　白茯苓 60g　山药 60g　当归身 60g　薏苡仁 30g　木香 15g　酸枣仁 30g　续断 30g　麦冬 30g　丁香 6g　建莲肉 60g　大茴香 15g　桂圆肉 250g

【功能主治】安神定志。适用于心脾两虚、精血不足的神志不安、心悸失眠等症，平素气血虚弱者，也可服用。

【用法用量】适量饮用。

【自制方法】将上述茯苓、山药、薏苡仁、建莲肉制为细末，其余的药物制成饮片，一起装入细绢袋内，以白酒 10L 浸于适宜的容器内，封固，隔水加热至药材浸透，取出静置数日后即成。

【酒方来源】清·《同寿录》

黄酒核桃泥汤

【药物配比】核桃仁 5 个　白糖 50g

【功能主治】失眠、头痛。

【用法用量】口服。每日 2 次。

【自制方法】上药放在蒜罐或瓷碗中，用擀面杖捣碎成泥，再放入锅中加黄酒 30mL，用小火煎煮 10 分钟，每日食用。

【酒方来源】《中国食疗学》

仙酒

【药物配比】龙眼二三斤

【功能主治】补心血，壮元阳，悦颜色，助精神。疗怔忡、惊悸、不寐等症。

【用法用量】早、晚各随量饮数杯。

【自制方法】头酽好烧酒一坛，去壳龙眼放入酒中浸，日久则颜色娇红，滋味香美。

【酒方来源】明·《万病回春》

枸杞黄精酒

——原名枸杞药酒

【药物配比】枸杞子 2500g　熟地黄 500g　黄精（制）500g　百合 250g　白糖 5kg　50°白酒 50L　远志（制）250g

【功能主治】滋肾益肝。用于肝肾不足，虚劳羸瘦，腰膝酸软，失眠。

【用法用量】温服。每次 10～15mL，每日二三次。

【酒方来源】《新编中成药》

二至益元酒

【药物配比】女贞子 17g　墨旱莲 17g　熟地黄 13g　桑椹 13g

【功能主治】滋养肝肾，益血培元。适用于肝肾不足，腰膝鳌痛，眩晕失眠。

【用法用量】口服。每次 30mL，每日 2 次。

【酒方来源】《新编中成药》

丹参酒

【药物配比】丹参 30g　白酒 500g

【功能主治】通九窍，补五脏，益气养血，安神宁心，活血祛瘀，有令人不病之功。适用于神经衰弱、冠心病、闭塞性脉管炎等。

【用法用量】每日 3 次，每次一小盅，或量力饮之。

【自制方法】将丹参洗净，切成薄片，放入纱布袋内，扎紧袋口，将白酒、纱布袋放入酒瓶内，盖上盖封口，浸泡 15 日即成。

【酒方来源】宋·《太平圣惠方》

心痛、厥脱

桂萸酒

【药物配比】吴茱萸 5 合　桂 1 两

【功能主治】卒心痛。

【用法用量】1L 分 2 次服。

【自制方法】上药入酒 2.5L，煎成 1L。

【酒方来源】晋·《肘后备急方》

四逆酒

【药物配比】吴茱萸 2L　当归 3 两　桂心 3 两　芍药 3 两　细辛 2 两
通革 2 两　生姜 8 两　甘草炙 2 两　大枣 12 枚

【功能主治】主治多寒，手足厥冷，脉绝。

【用法用量】分 4 次温服。

【自制方法】上药以水 6L，清酒 6L，合煮取 3L。

【宜忌】忌生葱、生菜、海藻、菘菜。

【酒方来源】唐·《外台秘要》

桂枝酒

【药物配比】桂枝 2 两

【功能主治】治脱阳证，即因热性病汗出过多，或男子因性交而发生
的虚脱现象。

【用法用量】待酒温后，分 2 次给病人灌服。

【自制方法】上药用好酒 2L，煎成 1L。

【酒方来源】明·《普济方》

葱白酒

【药物配比】葱白连须 57 茎

【功能主治】治脱阳。

【用法用量】分作 3 次灌服，阳气即回。

【自制方法】上药细判，砂盆内细研，用好酒 5L，煮至 2L。

【酒方来源】明·《普济方》

茶根酒

【药物配比】新鲜茶树根 150g

【功能主治】治心力衰竭。

【用法用量】分 2 次饮服。

【自制方法】上药洗净，切片，加水适量，加黄酒 50g 同煎。

【宜忌】此为食疗单方，只能作辅助治疗，不能作为主治。

【酒方来源】《中国食疗学》

桂心栀豉酒

【药物配比】桂心 1 两　生姜 3 两　栀子 14 枚　豉 5 合

【功能主治】中恶，呼吸急促，难以为继。

【用法用量】令病人 1 次服完，引起呕吐更佳。

【自制方法】将药捣碎，用酒 2L 微火煮，然后去渣。

【酒方来源】唐·《外台秘要》

出　血

地黄酒

【药物配比】生地黄一石

【功能主治】治虚劳吐血，妊娠漏血，伤胎子死未下，补益预防白发。

【用法用量】每服酒饮一盏，不拘时候。

【自制方法】用生地黄一石洗切，木臼中捣取自然汁，绞去渣，用酒二斗和匀，同于瓷器中，煎熟为度。瓷器盛储。也可用酿酒法。

【酒方来源】唐·《千金要方》《外台秘要》、明·《普济方》

猪皮酒

【药物配比】猪皮 100g　黄酒 250mL　红糖 250g

【功能主治】养血滋阴，各种出血症状均可用。

【用法用量】适量服用。

【自制方法】猪皮 1000g 去毛洗净，切成小块，放入大锅中，加水适量，以小火煨炖至烂透汁液稠黏时，加黄酒 250mL，红糖 250g，调匀停火，倒入碗盆内，冷藏备用。

【酒方来源】《中国食疗学》

茅草酒

【药物配比】屋上茅草

【功能主治】治卒吐血。

【用法用量】适量饮服。

【自制方法】用屋上茅草，细判 3L，酒浸，煮取 3L。

《资料来源》明·《普济方》

阳痿不育

壮阳酒

【药物配比】狗肾 1 具　枸杞子 30g　蛇床子 20g　蜈蚣 3 条　白酒（或黄酒）1L

【功能主治】阳痿。

【用法用量】每次温饮 1 杯（约 40g），日饮 1 次，连服 10 日为 1 疗程。

【自制方法】上药浸入酒中，1 周后可饮用。

【酒方来源】《广西中医药》

公鸡殖酒

【药物配比】米酒（50°）2.5kg　鲜公鸡殖 200g　淫羊藿、夜交藤、仙茅、路路通、桂圆肉各 100g

【功能主治】补肾壮阳益精，治阳痿、早泄、精子数不足的男性不育症等。

【用法用量】内服药酒，每日早午空腹各服药酒 20mL，晚临卧服40mL。60 日为 1 疗程。

【自制方法】上药共置于瓶内加酒浸泡，密封，30 日后可用。鲜公鸡殖不宜用水洗或放置时间过长，忌日晒，令刲鸡者刲出鸡殖后即投入酒内。

【宜忌】在第一疗程用药期间，忌行房事，忌食萝卜、白菜等寒性食物。

【酒方来源】《新中医》

巴戟牛膝酒

【药物配比】巴戟天、牛膝各 3 两　枸杞根白皮、麦门冬、地黄、防风各 2 斤

【功能主治】治虚羸性功能衰退，阳道不举，五劳七伤。

【用法用量】温服，常令酒气相续，勿至醉吐。

【自制方法】以上均用新鲜药，若无鲜的用干的也可，拌匀后，用酒一担四斗，浸，春季浸七日，秋冬浸 27 日。

【宜忌】慎生冷、猪、鱼、油蒜。

【酒方来源】唐·《千金要方》

仙灵脾酒

【药物配比】仙灵脾 1 斤　无灰酒 2 斗

【功能主治】强筋骨、兴阳事、理腰膝冷，治偏风手足不遂，皮肤麻木不仁，及低血压。

【用法用量】每日随性温服，常令醺醺，不得大醉，酒尽，再合服之。

【自制方法】仙灵脾 1 斤，袋盛，浸无灰酒 2 斗，密封 3 日。

【宜忌】阴虚，性欲亢进及高血压患者忌服。

【酒方来源】宋·《太平圣惠方》

多子酒

【药物配比】甘枸杞 1 斤　桂圆肉 1 斤　核桃肉 1 斤　白米糖 1 斤

【功能主治】治无子。

【用法用量】每日服 3 次，适量。

【自制方法】上药放入绢袋内扎口，放坛内，用好烧酒 15 斤，糯米酒 10 斤，封口。经 21 日取出。

【酒方来源】清·《奇方类编》

对虾酒

【药物配比】大对虾 1 对　白酒（60°）250mL

【功能主治】性功能减退，阳痿。

【用法用量】每日随量饮酒，也可佐餐，酒尽时，蒸食对虾，分顿食用。

【自制方法】新鲜大对虾 1 对洗净，置大口瓶或瓷罐中，加 60°白酒约 250mL，密封浸泡 1 星期。

【酒方来源】清·《本草纲目拾遗》

补精益志酒

【药物配比】熟地黄 120g　全当归 150g　川芎 45g　杜仲 45g　白茯苓 45g　甘草 30g　金樱子 30g　淫羊藿 30g　金石斛 9 舱

【功能主治】虚劳损伤，精血不足，形体消瘦，面色苍老，饮食减少，肾虚阳痿，腰膝疫软。

【用法用量】每早晚各 1 次。每次空心服一二杯。

【自制方法】上 9 味药，均切碎为粗末，用白布袋盛，置于净器中，浸入好酒 1.5L，封口。春夏 7 日，秋冬 10 日开取，去渣备用。

【酒方来源】《药酒验方选》

助阳酒

【药物配比】党参 15g　熟地 15g　枸杞子 15g　沙苑蒺藜 10g　淫羊藿 10g　母丁香 15g　远志肉 4g　沉香 4g　荔枝肉 7 个

【功能主治】阳痿。

【用法用量】每早、晚各饮一二小杯。

【自制方法】上 9 味药，用绢袋盛。用酒 1L 浸于干净器中，密封口，3 日后放热水煮 15 分钟，再放冷水中出火毒，过 3 周即成。

【酒方来源】《验方新骗》

固精酒

【药物配比】杞子 120g　当归（酒洗切片）60g　熟地 90g

【功能主治】治阳痿不育。

【用法用量】每日早晚饮三五杯，不可太多。

【自制方法】上药绢袋盛入坛内，好酒五六大壶，重汤煮三炷香，埋土中 7 日。

【酒方来源】清·《惠直堂经验方》

海狗肾酒

【药物配比】海狗肾 2 个　和曲 200g　糯米 5000g

【功能主治】肾虚阳痿、性欲减退、体弱畏冷、腰膝疫软。

【用法用量】每日 3 次，每次空腹饮一二小杯。

【自制方法】将海狗肾酒浸捣烂，和曲、米，如常法酿酒。

【酒方来源】明·《本草纲目》

鹿血酒

【药物配比】新鲜鹿血

【功能主治】调血脉，止腰痛，补肾壮阳，主治肾虚亏损，腰痛，阳痿。

【用法用量】适量温服。

【自制方法】将新鲜鹿血与酒和匀，静置后取上澄清液。

【宜忌】风热感冒禁食。

【酒方来源】明·《普济方》

鹿茸酒

【药物配比】楮实子（微炒）100g　鹿茸（涂酥炙去毛）100g　制附子 60g　川牛膝 60g　巴戟天 60g　石斛 60g　炮姜 30g　肉桂（去粗皮）30g　大枣 60g

【功能主治】脾肾阳虚、阳痿早泄。

【用法用量】每日早晚各 1 次，每次空心温饮 10mL。

【自制方法】上 9 味共捣碎细，用夏布包储，置于净器中，用醇酒 2L 浸之封口。经八日后开取，去渣备用。

【酒方来源】《药酒验方选》

壮阳益肾酒

【药物配比】蛤蚧 1 对　海马 10g　鹿茸 10g　赤参 15g　枸杞子 50g　淫羊藿 30g

【功能主治】补肾壮阳。治疗阳痿。

【用法用量】每日睡前饮 35mL，2 个月为 1 疗程。

【自制方法】将上药洗净后，放于 2.5L 白酒中，浸泡 7 日后即可饮用。

【酒方来源】《吉林中医药》

助育衍宗酒

【药物配比】鲜狗鞭 2 具　紫河车 50g　仙灵脾 100g　枸杞子 100g　丹参 100g　50°以上白酒 2.5L

加减：肾阴虚型加女贞子、黄柏；肾阳虚型加肉桂、巴戟天；气虚血弱型加黄芪、何首乌；脾肾两经郁热型加杜仲、黄精；湿热下注型加苦参、龙胆草；肝经郁热型加栀子、柴胡。

【功能主治】补肾益精、滋阴养肝、活血通络。治疗精液异常不育症。

【用法用量】口服，每日 3 次，每次 20~25mL，30 日为 1 疗程。

【自制方法】将上药共置于容器内，密封，20 日后即可饮用。

【酒方来源】《河南中医》

振阳灵药酒

【药物配比】仙灵脾 15g　黄芪 20g　枸杞果 20g　蛇床子 15g　阳起石 15g　菟丝子 15g　益智仁 10g　蜈蚣 10 条　海狗肾 1 具　黄酒、白酒各 500mL

【功能主治】补肾壮阳，治疗阳痿。

【用法用量】口服，早晚各 1 次，每次 25g，20 日为 1 疗程。

【自制方法】将药物浸入酒中泡 10 日即可服用。

【酒方来源】《湖北中医杂志》

补肾回春壮阳酒

【药物配比】生地　熟地　龟版胶　黄狗肾　鹿角胶　海龙　海马蛤蚧　山茱萸　山药　茯神　菟丝子　金樱子　益智仁　杜仲　牛膝　五味子　枸杞　鹿茸　覆盆子　锁阳　酸枣仁　何首乌　女贞子　旱莲草当归　川芎　紫梢花

【功能主治】补肾壮阳，治疗阳痿。

【用法用量】每日饮 2 次，每次饮量视患者酒量及体质状况酌定。1 个月为 1 疗程。一般饮 1~3 个月。

【酒方来源】《湖南中医杂志》

阳威酒

【药物配比】淫羊藿　熟地　肉苁蓉　菟丝子　补骨脂　何首乌　巴戟天　蛤蚧

【功能主治】补肾益精，温阳起痿，治疗肾阳不足的阳痿。

【用法用量】每次服 20mL，每日服 2 次。

【自制方法】上药制成药酒。

【酒方来源】《北京中医药大学学报》

二仙加皮酒

【药物配比】仙灵脾 120g 仙茅 90g 刺五加皮 90g

【功能主治】补肝益肾、壮阳强身。主治男子性功能下降。

【用法用量】每次口服 20~25mL，每早晚各 1 次。20 日为 1 疗程，间隔 3~5 日后可进行第二疗程治疗。

【自制方法】将上药粗碎后与糯米酒（或低度白酒）10000mL，共浸泡密封储存瓶内 7 日，每日摇动一二次，前二日瓶温控制在 50℃以上。7 日后放低温处备用。

【酒方来源】《中医药研究》

巴戟牛膝酒

【药物配比】巴戟天 300 克 生牛膝 300 克 白酒 1000 毫升

【制法与服法】以上前 2 味洗净切碎，置容器中，加入白酒，密封，浸泡 20~30 天后去渣，即成。日服 2 次，每次服 20 毫升。

【功效】补肾壮阳，强筋骨，祛风湿。适用于虚羸阳道不举、五劳七伤百病等。

仙茅加皮酒

【药物配比】仙茅（用米泔水浸，去赤水尽，晒干）90 克 淫羊藿（洗净）120 克 五加皮（酒洗净）90 克 醇酒 1 小坛

【制法与服法】将上药碎细，包贮，悬于酒坛中，封口，浸 7 日即可饮用。每日早、晚各饮 1~2 杯，甚效。

【功效】适用于腰膝筋脉拘急、肌肤麻木、关节不利、阳痿、子宫寒冷不孕。

灵脾地黄酒

【药物配比】仙灵脾 250 克 熟地 150 克 醇酒 1.25 升

【制法与服法】将上药共碎细，纱布包贮，用酒浸于净器中，密封，

勿通气，春夏 3 日，秋冬 5 日后方可开取饮用。每日随量温饮之，常令有酒力相续，但不得大醉。

【功效】适用于肾虚阳痿、宫冷不孕、腰膝无力、筋骨酸痛。

冬虫夏草酒

【药物配比】冬虫夏草 40 克　白酒 500 毫升

【制法与服法】以上前 1 味捣碎，置容器中，加入白酒，密封，浸泡 7 天后去渣即成。日服 3 次，每次服 10~20 毫升。

【功效】补肺益肾，增强气力，止咳化痰，平喘。适用于病后体弱、神疲乏力、自汗盗汗、饮食减少、阳痿遗精、腰酸、失眠、痰饮喘嗽等症。

三石酒

【药物配比】白石英 150 克　阳起石 90 克　磁石 120 克　白酒 1500 毫升

【制法与服法】以上前 3 味捣成碎粒，用水淘洗干净，入布袋，置容器中，加入白酒，每日摇动数下，密封，浸泡 7 天后去渣，即成。日服 3 次，每次随量温服。

【功效】补肾气，疗虚损。适用于精神萎靡、少气无力、动则气喘、阳痿早泄及心神不安的心悸失眠等。

鹿药酒

【药物配比】鹿药 60 克　白酒 500 毫升

【制法与服法】以上前 1 味洗净切碎，置容器中，加入白酒，密封，浸泡 7 天后去渣，即成。日服 2 次，每次服 10~20 毫升。

【功效】壮阳补肾，活血，祛风湿。适用于腰膝酸痛、阳痿、头痛、风湿痛、跌打损伤、月经不调等。

参杞酒

【药物配比】枸杞子汁 100 毫升　地黄汁 100 毫升　麦门冬汁 60 毫升

杏仁 30 克　白茯苓 30 克　人参 20 克　白酒 1500 毫升

【制法与服法】以上前 3 味捣碎，置容器中，加入药汁和白酒，密封，浸泡 7 天后滤过即成。温服，每日 2 次，每次服 10 毫升。

【功效】滋养肝肾，补血益精。适用于肝肾精亏、阳痿、耳聋目昏、面色无华等。

仙茅酒

【药物配比】仙茅 60 克　白酒 500 毫升

【制法与服法】以上前 1 味加工使碎，置容器中，加入白酒，密封，浸泡 7 天，每日振摇 1 次，即成。日服 2 次，每次服 10~15 毫升。

【功效】补肾阳，壮筋骨，除寒湿。适用于阳痿精冷、小便失禁、心腹冷痛、腰脚冷痹等。

五子酒

【药物配比】覆盆子 12 克　菟丝子 12 克　金樱子 12 克　楮实子 12 克　枸杞子 12 克　桑螵蛸 12 克　白酒 500 毫升

【制法与服法】以上前 6 味加工使碎，入布袋，置容器中，加入白酒，密封，浸泡 14 天，每日振摇 1 次，开封后去药袋，即成。日服 2 次，每次服 15 毫升。

【功效】补肝肾，益精髓，固精，缩尿，明目。适用于腰膝冷痛、阳痿、滑精、小便频数、视物模糊、白带过多等。

仙茅桂圆酒

【药物配比】仙茅 12 克　淫羊藿 30 克　五加皮 12 克　桂圆肉 12 克　白酒 900 毫升

【制法与服法】以上前 4 味捣碎，置容器中，加入白酒，密封，浸泡 21 天后过滤，即成。日服 2 次，每次服 30 毫升。

【功效】补肾壮阳。适用于肾阳虚损、阳痿等。

巴戟淫羊藿酒

【药物配比】巴戟天 100 克　淫羊藿 100 克　白酒 600 毫升

【制法与服法】以上前 2 味切碎，置容器中，加入白酒，密封，浸泡 7 天即成。日服 2 次，每次服 20 毫升。

【功效】壮阳祛风。适于神经衰弱、性功能减退、风湿疼痛、肢体瘫痪、梢神经炎等。

木天蓼酒

【药物配比】木天蓼 50 克　黑豆 100 克　30°米酒 750 毫升

【制法与服法】以上前 2 味置容器中，加入米酒，密封，浸泡 15 天后即成。日服 2 次，每次服 20 毫升。

【功效】补虚益气。适用于疲乏无力、身体虚弱、性功能减退等。

楮实子酒

【药物配比】楮实子（微炒）50 克　制附子 30 克　川牛膝 30 克　巴戟天 30 克　石斛 30 克　红枣 30 克　炮姜 15 克　肉桂 15 克　鹿茸 5 克　白酒 1000 毫升

【制法与服法】以上前 9 味共捣细碎，入布袋，置容器中，加入白酒，密封，浸泡 10 天后去药袋即成。空腹温服，日服 2 次，每次服 10 毫升。

【功效】温肾助阳。适用于肾阳虚损、阳痿滑泄、脾胃虚寒、面色无华等。

白人参酒

【药物配比】白人参 30 克　白酒 500 毫升

【制法与服法】以上前 1 味切片，置容器中，加入白酒浸泡 7 天，每日振摇 1 次，即成。日服 2 次，每次服 10 毫升。

【功效】大补元气，补脾益肺，生津固脱，安神益智。适用于久病气虚、食欲不振、自汗乏力、津伤口渴、神经衰弱、疲倦心悸、阳痿等症。

补精益老酒

【药物配比】熟地黄 48 克　全当归 60 克　川芎 18 克　甘草 12 克　淫羊藿 12 克　金樱子 12 克　金石斛 36 克　杜仲 18 克　白茯苓 18 克　白酒 600 毫升

【制法与服法】以上前 9 味研碎，入布袋，置容器中，加入白酒，密封，浸泡 14 天后去渣，即成。空腹口服，日服 2 次，每次服 10 毫升。

【功效】补虚损，益精血。适用于虚劳损伤、精血不足、形体消瘦、面色苍老、食欲不振、肾虚阳痿、腰膝酸痛等。

海马酒

【药物配比】海马 2 只　白酒 500 毫升

【制法与服法】以上前 1 味置容器中，加入白酒，密封，浸泡 14 天即成。日服 2 次，每次服 20 毫升。凡阴虚火旺者忌服。

【功效】补肾壮阳。适用于阳痿、腰膝酸痛等症。

虫草酒

【药物配比】冬虫夏草 20 克　白酒 1000 毫升

【制法与服法】取冬虫夏草数枚（约 20 克），研碎，浸入白酒中，封盖瓶口，每日摇晃 1~2 次，15 天后取服。每日 1 次，每次 10~15 毫升。

【功效】滋肺益肾，止咳化痰。适用于阳痿、遗精、劳嗽痰血、盗汗、肺结核、年老衰弱之慢性咳喘、病后久虚不复等，久服效佳。

淋症、便秘、溺精

白沙酒

【药物配比】白沙鱼一种

【功能主治】治诸种淋症。

【用法用量】任性饮服。

【自制方法】用白沙 3L，熬令极热，以酒 3L，淋取汁服。

【酒方来源】明·《普济方》

磨石酒

【药物配比】磨石

【功能主治】下石淋。

【用法用量】适量饮服。

【自制方法】用磨石烧赤热，投入酒中。

【酒方来源】明·《普济方》

柘桑白皮酒

【药物配比】柘白皮五合　桑白皮（切）五合

【功能主治】治虚劳尿精。

【用法用量】分 3 次服。

【自制方法】上 2 味切，以酒 5L，煮取 3L。

【酒方来源】唐·《外台秘要》

干胶酒

【药物配比】干胶（炙）2 两

【功能主治】治虚劳尿精。

【用法用量】分 3 次温服。

【自制方法】上 1 味捣末，酒 2L 和。

【酒方来源】唐·《外台秘要》

马奶酒

【药物配比】新鲜马奶

【功能主治】治便秘，腹泻，肺结核，气喘，肺炎。

【用法用量】每日饮马奶酒 250～500mL。

【自制方法】将新挤的新鲜马奶盛于沙巴（用大牲畜皮制的酿袋）中，用奶杆加以搅拌，使其发酵至微带酸味，且具酒香时即可饮用。若天气炎热，发酵过度或保存不善，易变质。

【酒方来源】《中国民间疗法》

便结 1 次通

【药物配比】阴干桃花 250g　白芷 30g　加 50°粮食酒 1L

【功能主治】通便，治大便干结，便秘。

【用法用量】每次日服 14～18mL。儿童酌减。

【自制方法】上药加酒密封 1 月，每 5 日摇动 2 次。

【酒方来源】《实用中医药杂志》

温脾酒

【药物配比】干姜 30 克　甘草 30 克　大黄 30 克　人参 10 克　制附子 20 克　黄酒 1000 毫升

【制法与服法】以上 5 味共捣碎，置于净瓶中，倒入黄酒浸泡 5 天后开启，去渣备用。温饮，日服 2 次，每次服 10～20 毫升

【功效】温中通便。适用于脘腹冷痛、大便秘结或久痢等症。

松子酒

【药物配比】松子仁 70 克　黄酒 500 毫升

【制法与服法】先将松子仁炒香，捣烂成泥，备用；再将黄酒倒入小坛内，放入松子仁泥，然后置文火上煮鱼眼沸，取下待冷，加盖密封，置阴凉处。经三昼夜后开封，用细纱布滤去渣，贮入净瓶中备用日服 3 次，每次服 20～30 毫升。凡大便溏泻、滑精及有湿痰者忌服。

【功效】补气血，润五脏，止渴，滑肠。适用于病后体虚、口渴便秘、赢瘦少气、头晕目眩、咳嗽痰少、皮肤干燥、心悸、盗汗等症。

麻子酒

【药物配比】火麻仁 500 克　米酒 1000 毫升

【制法与服法】先将火麻仁研末，用米酒浸泡 7 天即成。日服 2 次，每次服 30 毫升。

【功效】润肠通便。适用于老年或产后津伤血虚、大便干结。

芝麻枸杞酒

【药物配比】芝麻 300 克　枸杞子 500 克　生地黄 300 克　火麻仁 150克　糯米 1500 克　酒曲 120 克

【制法与服法】先将酒曲研末，以上前 5 味加工使碎，置砂锅中，加水 3000 毫升，煮至 2000 毫升，取下候冷，糯米蒸熟，等冷后置容器中，加入上述药物和酒曲，拌匀，密封，置保温处酿酒 14 天，启封压去糟渣，即成。温饮，日服 3 次，适量勿醉为度。

【功效】滋肝肾，补精髓，养血益气，调五脏。适用于大便秘结、虚羸黄瘦、食欲不振、腰膝酸软、遗精、视物模糊、须发早白等。

六神酒

【药物配比】人参 60 克　白茯苓 60 克　麦冬 60 克　杏仁 80 克　生地黄 150 克　枸杞子 150 克　白酒 1500 毫升

【制法与服法】先将麦冬、生地黄、枸杞子加工使碎，加水 2600 毫升煎成 1000 毫升，取药汁与白酒混匀，置瓷锅中煮至 1000 毫升，待冷后置容器中，加入人参末和杏仁末、茯苓末，密封，浸泡 7 天，每日振摇 1 次，即成。日服 2 次，每次服 20 毫升。

【功效】补精髓，益气血，健脾胃，悦颜色。适用于遗精、腰膝软弱、头昏神倦、便秘、面色不华等。

肿　胀

桑枝酒

【药物配比】桑枝（连心皮，剉细）

【功能主治】治水肿和腹泻。不泻则腹满肿胀，泻则体力虚衰。

【用法用量】1 次服 1L。

【自制方法】用水 8L，煮取 4L 汁，用 4L 米酿酒。

【酒方来源】唐·《外台秘要》

桃皮酒

【药物配比】桃皮（削去上黑，取里黄皮）3 斤　麦曲 1L　秫米 1L

【功能主治】利小便。

【用法用量】每次一合，每日 3 次，耐酒者增加，以体内有热为佳。

【自制方法】上药用水 3 斗，煮桃皮成 1 斗，用 5L 汁渍麦曲 5L，汁渍饭酿如酒法，热漉去滓。

【宜忌】忌生冷和一切有毒食物。

【酒方来源】唐·《外台秘要》、明·《本草纲目》

雄鸭酒

【药物配比】雄鸭（绿头雄者，退洗去杂候用）1 只　南苍术 3 两　防风 1 两　荆芥 5 钱　砂仁 3 钱　广木香 3 钱　米仁 3 两

【功能主治】肿胀。

【用法用量】热服，分八九次服完，以矢气为验。

【自制方法】上药为末，酒拌装鸭内线缝，入瓷瓶，用无灰陈酒三四斛浸之，封口入锅重汤煮四炷香，去药渣。

【宜忌】忌一切盐味，气恼、生冷百日。

【酒方来源】《珍本医书集成》

皂荚乌饧酒

【药物配比】皂荚（去皮子焙）1 挺　乌饧 5 两
【功能主治】疗水肿。
【用法用量】1 次服完。
【自制方法】上药以酒 2L 煮取 6 沸，绞去药渣。
【宜忌】忌一切肉、面、生冷，咸酢食 1 年。
【酒方来源】唐·《外台秘要》

海藻赤苓酒

——原名"海藻浸酒"

【药物配比】海藻（洗去咸）、赤茯苓（去黑皮）、陈皮（去叉）、独活（去芦头）、附子（炮裂，去皮脐）、白术各 3 两　鬼箭（去茎用羽）、当归（切焙）各 2 两　大黄（判，醋炒）4 两
【功能主治】气肿行走无定、或起如蚌，或大如杯，或位于腹背，或位于臂脚。
【用法用量】初次服 3 合，空腹中午时及临睡各 1 次，若大便次数增加即减，不增加加至四五合，以有效为准。
【自制方法】上 9 味，判细如麻豆，用生绢布储，用酒 2 斗浸药，春夏浸 5 日，秋冬浸 7 日。
【酒方来源】宋·《圣济总录》

海藻消肿酒

——原名"海藻酒"

【药物配比】海藻、茯苓、防风、独活、附子、白术各 3 两　大黄、鬼箭、当归各 2 两
【功能主治】主治游风行走无定，肿或如核，或如盆杯，或著腹背，或著臂，或著脚，悉主之。
【用法用量】初次服 2 合，逐渐增加，以知为度。
【自制方法】将药切碎，用酒 2 斗、浸 5 日。

【酒方来源】唐·《千金要方》、明·《普济方》

丹参箭羽酒

【药物配比】丹参、鬼箭羽、白术、独活各 5 两　秦艽、猪苓各 3 两　知母、海藻、茯苓、桂心各 2 两

【功能主治】除风湿、利小便、消水谷。水肿腹大、四肢细、腹坚如石，小劳苦则是胫肿，小饮食便气急。

【用法用量】服 5 合，日服 3 次，根据酒量渐渐增加。

【自制方法】以上 10 味切碎，用酒 3 斗浸 5 日。

【宜忌】岁久服之乃可收效，瘥后可长服之。

【酒方来源】唐·《千金要方》

黑豆花蛇酒

——原名"黑豆浸酒"

【药物配比】黑豆（炒熟）1L　白花蛇（酒浸，炙微黄）5 两　火麻仁（蒸熟）2L　五加皮（剉）3 两　苍耳子（酥炒微黄）3 两　牛蒡子（酥炒微黄）1L

【功能主治】风肿不问冷热并效。

【用法用量】饭前温服一中盏。

【自制方法】上药捣碎，以生绢袋盛，用好酒 3 斛，装入瓷瓶中，封头，浸经 7 日，开瓶。

【酒方来源】宋·《太平圣惠方》

大豆消肿酒

——原名"深师大豆汤"

【药物配比】大豆 1L　杏仁（去皮尖熬）1L　黄芪 2 两　防风 2 两　白术 5 两　木防己 4 两　茯苓 4 两　麻黄（去节）4 两　甘草（炙）4 两　生姜 6 两　清酒 1L

【功能主治】疗风水，举身肿满，短气欲绝。

【用法用量】分 7 次服，1 日 1 夜服尽，当下，小便极利。

【自制方法】以上 11 味切，用水 3L，先煮豆取 1L，去滓，加入酒及药煮取 7L。

【宜忌】忌大醋、海藻、菘菜、桃李、雀肉等。

【酒方来源】唐·《外台秘要》

五加姜桂酒

【药物配比】五加根皮 1 斤　猪椒根皮 2 斤　丹参、橘皮各 1 斤　地骨皮、干姜、白术各 8 两　干地黄、芎、附子各 5 两　桂心、桔梗各 4 两　大枣 50 枚　甘草 3 两

【功能主治】虚胀，胁痛肩息有时发作。

【用法用量】日服 2 次，每次适量。

【自制方法】以上 14 味药，切细，用酒 4L，浸渍 1 周。

【酒方来源】唐·《备急千金要方》

小芥子酒

【药物配比】小芥子 1L

【功能主治】心腹胀满及鼓胀。

【用法用量】空腹温服，每次 3 合，每日 2 次，逐渐加大量。

【自制方法】上药捣末，绢袋盛，酒 3 斗浸之 7 日。

【酒方来源】唐·《千金要方》

解　毒

都淋藤酒

【药物配比】都淋藤（生切）10 两

【功能主治】解救各种药物中毒。

【用法用量】分为 3 次服。

【自制方法】用水 1 斗和酒 3L，煮取 3L。

【酒方来源】晋·《肘后备急方》

二藤酒

【药物配比】都淋藤、黄藤（并细剉）各握取二虎口长三寸

【功能主治】解腹内诸毒。

【用法用量】任量温饮，常有酒色。

【自制方法】以上 2 味，以酒三大升，都入小罂罐中密封，用慢火围四边，烧至令沸，伺温出之。无禁忌。

【酒方来源】宋·《圣济总录》

关节疼痛

抗风湿酒

【药物配比】五加皮 20g　麻黄 20g　川乌（制）20g　乌梅 30g　草乌（制）20g　甘草 20g　木瓜 20g　白酒（60°）1000mL　红花 20g

【功能主治】舒筋活血，祛风除湿。用于风湿性关节炎。

【用法用量】口服。每次 5~10mL，每日 3 次。

【自制方法】上药浸于 60°白酒 1000mL 中，10 日后过滤，滤液静置 24 小时，过滤备用。

【宜忌】本品处方中的川乌、草乌毒性较大，需要在用药时加工炮制。

【酒方来源】《中药制剂汇编》

半枫荷叶酒

【药物配比】半枫荷、阴香皮（别名假桂枝）、千斤拔、当归、五加皮、首乌各 1.5kg　橘红皮、熟川乌、牛膝各 1kg

【功能主治】祛风湿，强筋骨，止疼痛。主治腰腿痛、腰肌劳损、腰膝关节扭伤、挫伤、腰腿关节风湿、类风湿性脊椎炎等。

【用法用量】饮服。每次 15mL，每日早、晚各 1 次。

【自制方法】将上药洗净，切片，放置于有盖的陶瓷缸内，加 50°~

60°糖波酒（榨蔗糖的糖波蒸出的酒）50L，密盖浸渍二三周（夏季可以减少几日，冬季可稍增加几日），取出浸液滤清即得。

【酒方来源】《广西卫生》

八角枫酒

【药物配比】八角枫

【功能主治】祛风除湿，舒筋活络。用于慢性风湿性关节炎。

【用法用量】口服。每次10mL，每日二三次。

【自制方法】取八角枫干根洗净切细，放入白酒中（1：3）浸泡20日，隔日搅拌1次密闭，去药渣过滤，取其上清药液即得。

【酒方来源】《中药制剂汇编》

九层风酒

【药物配比】九层风4.5g　红鱼眼4.5g　三根风3g　山大风3g

【功能主治】祛风胜湿。用于风湿性关节炎。

【用法用量】若病人能饮酒又无禁忌证，则内服药酒，每次20mL，每日2次，2000mL为1疗程。若病人不能饮酒，或有一定禁忌证（如肝炎、消化道疾患、高血压等）则采用水煎剂，剂量为每剂浸酒量的1/4，分早晚2次服，总剂量不定。

【自制方法】取处方中药物混合加55°三花酒2.5L浸渍15日后，取上层澄清药液备用。

【酒方来源】《中药制剂汇编》

长宁风湿酒

【药物配比】蝮蛇、眼镜蛇、赤链蛇各0.5kg　当归120g　土茯苓90g　生地120g　防风60g　威灵仙90g　防己60g　红花60g　木瓜30g

【功能主治】祛风湿，通经络，除痹止痛。适用于类风湿性关节炎及其他性质的关节炎。

【用法用量】每次服10~15mL，1日3次。

【自制方法】蝮蛇、眼镜蛇、赤链蛇均需用活蛇，分别浸酒1L，3周后滤取酒液，等量混合成为"三蛇酒"。余药用 60°高粱酒 1.5L 浸泡 3 周，然后取用滤液。药渣再加水煎煮，再过滤取药汁去渣。将药酒、药汁、三蛇酒三者等量混合即成长宁风湿酒。

【酒方来源】《新医药学杂志》

三蛇酒

【药物配比】蝮蛇、眼镜蛇、火赤链（均用活蛇，先饿 4~5 日，待消化道排空）各 1000g　当归、生地各 120g　威灵仙、土茯苓各 90g　防风、红花各 60g　木瓜 30g

【功能主治】类风湿性关节炎。

【用法用量】每日 3 次，每次服用 10mL。

【自制方法】三蛇分别以酒 1.5L 浸，余药也用酒 1.5L 浸泡，1 月后，蛇和中药滤去，取酒液等量混合。

【酒方来源】《中国食疗学》

风湿酒

【药物配比】狗脊 250g　威灵仙 150g　忍冬藤 250g　紫花前胡 150g 当归 100g　白酒 6500g　白糖 1500g

【功能主治】祛风湿，止痹痛。用于风湿痹痛、腰膝酸痛、四肢麻木、关节炎。

【用法用量】口服。1 次 15~30mL，1 日 3 次。

【宜忌】高血压病及心脏病患者忌服。

【酒方来源】《新编中成药》

风湿酒（部队方）

【药物配比】大活血 300g　制川乌 90g　制草乌 90g　红花 90g　乌梅 90g　金银花 150g　甘草 150g　白酒 500g

【功能主治】散风通络，舒筋活血。用于风湿性关节炎。

【用法用量】口服。每次 5~10mL，每日二三次，7 日为 1 疗程。

【自制方法】各药加工处理后，合装瓶内，白酒少许加温配入药中，搅拌均匀后密封，浸 7 日后滤出药酒。

【酒方来源】《中药制剂汇编》

风湿骨痛酒

【药物配比】鸡血藤 90g　络石藤 90g　五加皮 30g　木瓜 60g　桑寄生 90g　海风藤 90g　白酒适量

【功能主治】祛湿舒筋通络。用于风湿性关节炎及关节疼痛。

【用法用量】口服。每次 15～30g，每日一二次。

【自制方法】将上列药物切成薄片后，按冷浸法制成药酒 1.5L。

【酒方来源】《中药制剂汇编》

风湿骨痛酒 Ⅱ

【药物配比】飞龙斩血 100g　大血藤 100g　狗脊 100g　虎杖 100g　七叶莲 100g　芦子 100g　八角枫 100g

【功能主治】祛风除湿，活血通络。用于跌打损伤，风湿性关节炎。

【用法用量】口服。每次 10mL，每日 3 次。

【自制方法】将上药切碎，加酒 2000mL，浸泡 1 个月，过滤加酒，制成 2000mL，置避光容器内，密封。

【宜忌】孕妇忌服。

【酒方来源】《中药制剂汇编》

玉藤风湿酒

【药物配比】飞龙掌血 50g　黑骨头 50g　玉葡萄根 50g　四块瓦 50g　虎杖 50g　杜仲 50g　大血藤 50g　大发汗 50g　吹风散 50g　白酒（50°）5L

【功能主治】舒经活血，祛风除湿。用于风湿性关节炎。

【用法用量】口服。每次 10～20mL，每日早、晚各 1 次。

【自制方法】取上药，洗净，切片，干燥，用白酒浸泡，淹过药面，第一周内每日搅拌 1 次，浸泡 2 周，滤过。合并二次滤液约得 4000mL。

【酒方来源】《中药制剂汇编》

关节炎酒

【药物配比】川乌 6g 枸杞子 9g 红花 6g 杜仲 9g 草乌 6g 当归 6g 木瓜 6g 乌蛇 9g 牛膝 9g 党参 6g

【功能主治】活血祛风，强筋壮骨。用于风湿性关节炎。

【用法用量】口服。每次 10mL，每日 2 次。

【自制方法】用 60°白酒 500mL，浸泡 1 周即得。

【酒方来源】《中药制剂汇编》

爬山虎叶药酒

【药物配比】鲜爬山虎叶 3.5kg 活雄螃蟹 2 个 活土鳖虫 4 个 白酒 500mL

【功能主治】活血祛湿。用于风湿性关节炎。

【用法用量】每日早、晚各服 1 酒杯。

【自制方法】将鲜爬山虎叶洗净，切碎，与螃蟹、土鳖虫一起放入白酒内浸泡七日。

【宜忌】孕妇忌服。

【酒方来源】《中药制剂汇编》

松节酒

【药物配比】松节（碎，以水一石，煮取汁，去渣 5 斗）10 斤 糯米（炒熟）5 斗 细曲（捣碎）5 斤

【功能主治】治百节风虚、脚痹疼痛，风湿性关节炎。

【用法用量】温服。每次 1 盏，每日 3 次。

【自制方法】上药拌和放入瓮中，密封 21 日，开取。

【酒方来源】宋·《太平圣惠方》

参蛇浸酒

【药物配比】丹参 50g 白花蛇 10~25g 白酒（62°）1.25L

【功能主治】祛风活络通瘀。主治游走性关节疼痛。

【用法用量】口服。每日临睡前服 10~20mL。

【自制方法】将蛇剪碎，浸于 62°白酒中，浸泡 7 日后即可。

【宜忌】若服数日后关节疼痛加重者，则不宜服此方药。

【酒方来源】《新中医》

活血龙药酒

【药物配比】虎杖根 500g　金雀根 500g　白酒适量

【功能主治】清热利湿，散瘀活血。用于关节疼痛及风湿性关节炎。

【用法用量】口服。每次 10mL，每日 3 次。

【自制方法】上药洗净切成薄片，干燥，置锅内水浸没药物，加热煮沸 1 小时，经常翻动搅拌，过滤。再按上次煎煮 1 次，将 2 次滤液合并，置文火上蒸发浓缩，至 200g 左右。稍冷，加入白酒 700mL，搅拌混和，不使药物结成黏块。冷后倾出，置清洁干燥的玻璃瓶中，静置一夜，滤去沉淀，再用白酒加至 1000mL，加入糖精 1g（用少量开水溶解）。搅拌，包装于清洁于燥的棕色玻璃瓶内，密封储存于阴凉处。

【酒方来源】《中药制剂汇编》

海风藤药酒

【药物配比】海风藤 125g　追地风 125g　白酒（40°~60°）适量

【功能主治】祛风利湿，通络止痛。适用于风湿性关节炎，亦可用于支气管哮喘，支气管炎。

【用法用量】口服。每次 10mL，每日 2 次，早晚空腹服，服时不可加温，否则失效。

【自制方法】用浸渍法，制成 1000mL。

【宜忌】心脏病及孕妇忌服；感冒及月经期暂停服。

【酒方来源】《中药制剂汇编》

蛇虫酒

【药物配比】金钱白花蛇 1 条　蕲蛇 30g　乌梢蛇 30g（以上任选一

种）　蜈蚣 3 条　全蝎 9g　僵蚕 12g　蜣螂虫 9g　羌活 30g　生熟地 30g
忍冬藤 30g　木防己 15g　杞子 12g　当归 9g　牛膝 9g　陈皮 6g　甘草 3g
　大枣 4 只　白酒 2~2.5L

【功能主治】适用于寒湿型类风湿性关节炎，肝肾不足型、寒热错杂
型也可使用。

【用法用量】口服。每日 1~3 次，每次一二调羹。

【自制方法】上方浸 15 日。

【宜忌】孕妇忌服。

【酒方来源】《中国食疗学》

列节浸酒

【药物配比】列节 2 两　防风（去芦头）1 两　茵芋 1 两　黄芪 2 两
羌活 2 两　桂心 2 两　海桐皮 2 两　虎胫骨（涂酥，炙微黄）2 两　牛膝
（去苗）2 两　附子（炮裂，去皮，脐）2 两　生干地黄 1 两　当归 1 两
枸杞子 1 两　白芷 1 两　败龟（涂酥，炙微黄）1 两　黑豆（炒熟）半
（三）合　五加皮 1 两　酸枣仁 1 两

【功能主治】骨节疼痛，行立不住。

【用法用量】每日空腹中午及夜卧时，温饮一小盏，其酒随饮随添。

【自制方法】上药细剉和匀，用生绢袋盛，用好酒 3 斛，密封瓶头，
浸后七日后开取。

【宜忌】忌生冷、猪、鸡、牛、马肉。

【酒方来源】宋·《太平圣惠方》

松节祛风酒

——原名“松节浸酒方”

【药物配比】当归 1 两　熟地黄 1 两　松节 1 两　列节 1 两　牛膝 1 两

【功能主治】历节风。

【用法用量】适量饮用。

【自制方法】上药研成粗末，用绢袋盛，用无灰酒 200 盏，浸 3 日。

【酒方来源】明·《普济方》

大黄芪酒

【药物配比】黄芪、桂心、巴戟天、石斛、泽泻、茯苓、柏子仁、干姜、蜀椒各3两　防风独活、人参各2两　天雄、芍药、附子、乌头、茵芋、栝蒌根、山茱萸、半夏、细辛、白术、黄芩各1两

【功能主治】治肉极，脾风，体重怠惰，四肢不欲举，关节疼痛，不嗜饮食等。

【用法用量】初服三合，逐渐增加至适量，微痹为度，1日2次。

【自制方法】上23味，切碎，绢袋储，清酒3斗渍之，秋冬浸7日，春夏浸3日。

【酒方来源】唐·《千金要方》

狗骨胶酒

【药物配比】狗骨胶100g　穿山龙150g　南酒330mL　白酒（65°）适量　全量1000mL

【功能主治】散寒镇痛，活血祛风，强筋壮骨。用于风湿性关节炎，类风湿性关节炎。

【用法用量】口服。每次20~30mL，每日3次。

【自制方法】取穿山龙粉碎为粗粉，白酒浸渍72小时后开始渗漉，收集漉液约600mL；另将狗骨胶溶于南酒中，与穿山龙渗漉液合并，补充白酒至全量，搅匀，室温静置，过滤，包装即得。

【宜忌】急性充血、炎症禁用。肺心病、肺结核、孕妇、胃切除、有溶血病史者慎用。

【酒方来源】《中草药通讯》

[附] 狗骨胶的制备（《中草药通讯》）

处方：生狗骨1000g　冰糖14g　豆油3g　南酒2g

制备：取生狗骨破碎成3~5寸长，用水浸洗二三日，置锅中分次水煎至胶尽，合并煎液，加白矾少许静置，取上清液浓缩，再依次加冰糖、豆油、南酒，搅匀后移入凝胶箱，凝固后，切成胶片或胶丁。

附子酒

【药物配比】附子3枚（重2两）

【功能主治】治风寒及冷痰癖胀满。

【用法用量】每次服1合，以唇口麻痹为度，每日2次。

【自制方法】上药用附子，炮裂去皮脐，判如麻子大，以醇酒5L浸5日，去药渣。

【宜忌】有阴虚火旺证者忌用。

【酒方来源】唐·《千金翼方》、宋·《圣济总录》、明·《普济方》

泽兰酒

【药物配比】泽兰、糖各1斤　桂心、人参各3两　远志2两　生姜5两　麻仁1L　桑根白皮3两

【功能主治】治因房劳过度而引起的伤中里急，胸胁挛痛，欲呕血，时寒时热，小便黄赤。

【用法用量】饭前服1L，白日3次，入夜1次。

【自制方法】上药8味切细，以醇酒一斗5L，煮取7L，去渣放糖。

【酒方来源】唐·《千金要方》

龟蛇酒

【药物配比】金龟　眼镜蛇　乌梢蛇　银环蛇　党参　黄芪　杜仲　枸杞　当归

【功能主治】补益肝肾、滋阴益气，祛风缓痉，活血通络。主治风湿性关节炎、慢性腰腿痛。

【用法用量】口服，每次25mL，1日2次，分早、晚服。1个月为1疗程。

【自制方法】采用传统药酒制剂工艺与现代生物工程技术有机结合精制而成。

【酒方来源】《湖南中医杂志》

蜈蚣酒

【药物配比】蜈蚣 20g 白花蛇 30g 细辛 20g 当归 60g 白芍 60g
甘草 60g

【功能主治】祛风湿活血，治疗痹症。（风湿性关节炎，类风湿性关节炎。）

【用法用量】每次服 30~40mL，每日早晚各服 1 次。小儿用量酌减。
25 日为一疗程，休息 5 日再服第二疗程。一二疗程后，停药观察。

【自制方法】将上药共研细末，以白酒 2000mL 浸泡，密封 10 日后
备用。

【酒方来源】《福建中医药》1988，19（4）：13

类风湿中药浸酒

【药物配比】Ⅰ号：黄芪 20g 当归 10g 制附子 10g 威灵仙 10g 羌
（独）活各 10g 薏苡草 10g 姜黄 10g 木瓜 15g 生川草乌各 10g 白芷
20g 白花蛇 5 条 全蝎 30g 蜈蚣 10 条 地鳖虫 30g 桃仁 20g 红花 15g
狗脊 10g 制乳没各 10g 干姜 10g 防风己 10g 秦艽 10g 雷公藤 20g

【药物配比】Ⅱ号：黄芪 10g 当归 10g 威灵仙 10g 薏苡草 10g 姜
黄 10g 木瓜 15g 白花蛇 5 条 全蝎 30g 蜈蚣 10 条 地鳖虫 30g 桃仁
20g 红花 15g 狗脊 10g 制乳没各 10g 防（风）己各 10g 秦艽 10g
雷公藤 20g 桑枝 30g 土茯苓 30g 黄柏 20g 丹皮 20g 钩藤 20g

【功能主治】逐痹通络兼以扶正。治疗类风湿关节炎。

【用法用量】每次服 20mL，每日服 2 次，15 日为一疗程。一般服 2~4
个疗程。服药期间如有口舌麻木，则停服 1 周后续用。风寒湿痹型用Ⅰ号，
风湿热痹型用Ⅱ号。

【自制方法】上药浸入曲酒 2500g，浸泡 1 周。

【酒方来源】《江苏中医》

壮酒

【药物配比】狗骨 红花 枸杞子 薏苡仁 木瓜

【功能主治】补肾活血。

【用法用量】适量饮服。

【自制方法】上药制成酒剂。

【酒方来源】《中国中医药科技》

类风湿药酒

【药物配比】羌活 10g　独活 10g　续断 10g　草乌 10g　细辛 10g　川芎 6g　红花 6g　乳香 6g　没药 6g　鹿角胶 3g

【功能主治】祛风除湿，养血通络，补养肝肾，通络止痛，治疗类风湿关节炎。

【用法用量】每日服 3 次，每次 10mL，1 个月为一疗程。

【自制方法】以上药材净选除杂，加适量甜叶菊，粉碎成粗粉，加白酒 1000mL，密闭浸泡 15 日，过滤，分装即得。

【酒方来源】《中国中西医结合外科杂志》

七叶莲酒

【药物配比】七叶莲 200g

【功能主治】祛风除湿，活血止痛，治疗类风湿关节炎。

【用法用量】每次服 20~25mL，每日服 2 次，3 个月为 1 疗程。

【自制方法】上药加 55°白酒 1000mL，浸泡 1 周后服用，服完，换第二剂药再服。

【酒方来源】《中国农村医学》

强壮祛风药酒

【药物配比】生地　熟地　枣皮　山药　茯苓　肉桂　菟丝子　杜仲　牛膝　续断　枸杞子　鹿茸　女贞子　旱莲草　豹骨　当归　川芎　红花　龟版胶　鹿角胶　川乌　秦艽　姜黄　白芍　细辛　络石藤　桑寄生

【功能主治】补肾活血，祛风通络，治疗类风湿关节炎。

【用法用量】每次饮用 50mL，每日 2 次，视患者酒量及体质状况酌情加减。

【自制方法】 上药研细末，与酿好的酒冲兑浸泡而成，每瓶5000mL装。

【酒方来源】《湖南中医杂志》

腰腿疼痛

痛灵酒

【药物配比】 生川乌50g　生草乌50g　田三七25g　马钱子25g

【功能主治】 散风活血，舒筋活络，用于慢性腰腿痛。

【用法用量】 内服每次10mL，每日3次，10日为一疗程。

【自制方法】 将生川乌、生草乌洗净切片晒干，以蜂蜜250g煎煮。马钱子去毛，用植物油炸。田三七捣碎，再混合加水煎煮2次，第1次加水1000mL，浓缩到300mL，第2次加水1000mL，浓缩到200mL，2次共取液500mL，加市售白酒500mL即成。

【酒方来源】《中药制剂汇编》

首乌苡仁酒

【药物配比】 生薏苡仁20g　制首乌180g

【功能主治】 肾虚风寒腰痛。

【用法用量】 每日早晚各1次，1次约2酒盅。

【自制方法】 上药共浸泡于白酒中，蜡封瓶口，置阴凉处15日，去渣备用。

【酒方来源】《浙江中医杂志》

狗脊煮酒

【药物配比】 狗脊（去毛）、丹参、黄芪、萆薢、牛膝（去苗）、芎、独活（去芦头）各1两　附子（炮裂，去皮脐）1枚

【功能主治】 治腰痛强直，不能舒展。

【用法用量】温服 1 盏,不拘时。

【自制方法】上药如麻豆大,用酒 1 斗浸,放入瓶中密封,重汤煮 3 小时取出。

【酒方来源】宋·《太平圣惠方》《圣济总录》

杜仲乌头酒

【药物配比】杜仲(炙)8 两　干地黄 4 两　当归、乌头(去皮)、芎各 2 两

【功能主治】腕伤腰痛。

【用法用量】适量饮服。

【自制方法】上 5 味药切细,酒一斗 2L 浸。

【酒方来源】唐·《千金翼方》

杜仲细辛酒

【药物配比】杜仲 0.5 斤　丹参 0.5 斤　芎 5 两　桂心 4 两　细辛 2 两

【功能主治】疗突然腰痛。

【用法用量】随多少饮服。

【自制方法】上药切细,用酒 1 斗,浸 5 宿。

【宜忌】忌生葱、生菜。

【酒方来源】唐·《外台秘要》、明·《普济方》

杜仲羌活酒

【药物配比】杜仲(去粗皮切炒)、干姜(炮)、萆薢、羌活(去芦头)、天雄(炮裂去皮脐)、蜀椒(去目及闭口者,炒出汗)、桂(去粗皮)、芎、防风(去叉)、秦艽(去苗土)、甘草(炙)各 1 两　细辛(去苗叶)、五加皮、石斛(去根)、续断地骨皮(洗)各 3 分　桔梗 1.5 两

【功能主治】肾虚冷或感寒湿,腰脚冷痹或为疼痛。

【用法用量】每日温一盏服,不拘时,常使如醉。

【自制方法】上药 17 味,各细判,用酒 1 斗,瓷瓶内浸密封,以重汤煮 4 小时,取出候冷开封。

【酒方来源】宋·《圣济总录》

杜仲当归酒

【药物配比】杜仲（去粗皮，炙微黄）、蛇床子、当归、芎、干姜（炮裂）、秦艽（去苗）、附子（炮裂去皮脐）、石斛（去根）、桂心、细辛、茵芋、川椒（去目及闭口者，微炒去汗）、天雄（炮裂，去皮脐）、防风（去芦头）、独活各2两

【功能主治】风冷，腰脚疼痛，屈伸不得。

【用法用量】每日温饮一小盏，常令醺醺。

【自制方法】上药细剉，以生绢袋盛，用好酒3斛，放入瓷瓶中浸7日后开。

【酒方来源】唐·《千金翼方》、宋·《太平圣惠方》

杜仲山芋酒

【药物配比】天雄（去生皮脐）、白蔹3两　山芋（去紫茎）2两　蜀椒（去目合口者，去汗炒）、羊踯躅0.5两　乌头（去生皮脐）、附子（去生皮脐）、姜2两

【功能主治】益精神、通血脉、除风湿，明耳目，光悦颜色，年高者服酒50日，力倍气充，百日至，神明如30岁时，力能引弩。疾在腰膝者，此酒悉治。

【用法用量】初次服半合，渐加至3合。

【自制方法】上药均细剉，以酒3斗渍之，春夏5日，秋冬7日，去药渣。

【宜忌】有舌红口燥，大便干结等阴虚火旺患者忌用。

【酒方来源】唐·《千金翼方》、宋·《太平圣惠方》

虎骨羊角酒

【药物配比】酥制虎骨60g　黄羊角屑60g　芍药片60g　白酒100g

【功能主治】益肾强骨，祛风止痛，主治肾气不充，风侵筋骨而引起臀、胫疼痛等症。

【用法用量】每日空腹服食 1 次，每次 1 小盅。

【自制方法】将酥制虎骨，黄羊角屑，芍药片，装入纱布袋内，扎紧口袋，将白酒、纱布药袋放入酒瓶内盖好盖，封口，浸泡 10 日即成。

【酒方来源】《中国药膳》

黑豆地黄酒

【药物配比】黑豆（炒令熟）5 合　熟干地黄 3 两　杜仲（去粗皮，炙微黄）2 两　枸杞子、羌活各 1 两　牛膝（去苗）3 两　仙灵脾 3 分　当归 1 两　石斛（去根）2 两　侧子（炮裂去皮脐）2 两　茵芋 2 两　白茯苓 2 两　防风（去芦头）3 两川椒（去目皮闭口者，微炒出汗）2 两　桂心 1 两　芎、白术各 3 分　五加皮 1 两　酸枣仁（微炒）1 两

【功能主治】治风湿腰腿痛，元气虚衰。

【用法用量】食前温服一中盏。

【自制方法】上药细判，用生绢袋盛，以酒 2 斗浸，密封 7 日后即成。

【酒方来源】宋·《太平圣惠方》、明·《普济方》

腰痛酒

【药物配比】杜仲 15g　破故纸 9g　苍术 9g　鹿角霜 9g

【功能主治】温肾散寒，除风利湿。用于风湿腰痛，远年腰痛。

【用法用量】口服，每次二酒杯，早晚各 1 次，连服 7 日。

【自制方法】将上药研成粗粉，加入白酒 0.5L，浸泡七日，过滤去渣即成。

【酒方来源】《中药制剂汇编》

强肾活血酒

【药物配比】杜仲 8 两　独活 4 两　干地黄 4 两　当归 4 两　丹参 4 两　芎 4 两

【功能主治】强肾活血，疗腰膝髀连腿脚疼酸。

【用法用量】初服 2 合，1 日 3 服，以知为度。

【自制方法】上药切，以绢袋盛，以清酒 2 斗，渍 5 宿。

【宜忌】忌芜荑。
【酒方来源】唐·《外台秘要》

萆薢浸酒方

【药物配比】萆薢、牛膝（去苗）、石斛（去根）、熟干地黄各 3 两 防风（去芦头）、独活、川芎、山茱萸、当归、酸枣仁（微炒）、桂心（微炒）各 2 两 火麻仁 5 两
【功能主治】治腰脚风毒，攻注疼痛。
【用法用量】每日三五次，温服一盏，常令醺醺，勿至大醉。
【自制方法】上药判细，用生绢袋盛，用好酒 2 斗，浸于瓷瓶中，密封 7 日后开取。
【酒方来源】宋·《太平圣惠方》、明·《普济方》

海桐羌活酒

【药物配比】海桐皮 2 两 牛膝、川芎、羌活、地骨皮各 1 两 甘草 0.5 两 薏苡仁 2 两 生地黄 0.5 斤
【功能主治】治腰膝痛。
【用法用量】适量饮服。
【自制方法】上药用酒浸。
【酒方来源】明·《普济方》

虎骨酒

【药物配比】虎骨 1 具及胫骨 2 茎
【功能主治】治腰脚疼痛挛痹，不及屈伸，及腿膝冷麻。
【用法用量】空腹晚温饮，随意多少。
【自制方法】上药炙酥黄捶碎，用无灰酒 3 斗浸，密封 7 日。
【酒方来源】唐·《千金要方》《外台秘要》，明·《本草纲目》《普济方》

杜仲牛膝酒

——原名"杜仲酒"

【药物配比】杜仲（去粗皮，炙判）2 两　独活（去芦头）0.5 两
附子（炮裂，去皮脐）　牛膝（去苗）1 两　仙灵脾 3 分

【功能主治】治伤寒后体虚，元脏挟风冷，腰膝疼痛，行走不得。

【用法用量】每次温服三二合，每日 3 服，未愈，再浸服。

【自制方法】上药剉细，用生绢袋盛，浸酒 5L，密封口 7 日。

【酒方来源】明·《普济方》

牛膝枣仁酒

【药物配比】牛膝（去苗）、菖蒲、酸枣仁（微炒）、芎石斛（去根）、
仙灵脾、赤箭、虎胫骨（涂酥，炙微黄）、桂心附子（炮裂，去皮脐）、草
薢各 3 两

【功能主治】腰脚疼痛，皮肤不仁，筋脉挛急。

【用法用量】每次温饮一盏，常令醺醺不得大醉，酒尽更添，当药味
淡即换之。

【自制方法】上药，细剉，以生绢袋盛，用好酒 2 斛，于瓷瓶中浸，
密封。

【宜忌】忌生冷毒滑物。

【酒方来源】宋·《太平圣惠方》

补益黄芪酒

【药物配比】黄芪（剉）1 两　草薢（判）1.5 两　防风（去芦头）
1.5 两　牛膝（去苗）2 两　桂心 1 两　石斛（去根）2 两　杜仲（去粗
皮炙微黄）1.5 两　肉苁蓉（酒浸一宿刮去皱，炙干）2 两　附子（炮裂，
去皮脐）1 两　山茱萸 1 两　石楠 1 两　白茯苓 1 两

【功能主治】虚劳膝冷。

【用法用量】饭前温服一小盏。

【自制方法】上药，判细绢袋盛，用酒 2 斛，放在瓷瓶中浸，密封瓶

头，候 3 日后即可服用。

【酒方来源】宋·《太平圣惠方》

石斛牛膝酒

【药物配比】石斛（去根）、牛膝（去苗）各 5 两　五加皮、羌活、防风（去芦头）、海桐皮、木香、桂心、芎、甘菊花、川椒（去目及闭口者）各 2 两　附子（炮裂，去皮脐）、天麻各 3 两　虎胫骨（酥涂，炙令微黄）5 两

【功能主治】治风冷气攻腰脚，行走无力。

【用法用量】每日 3 次，温饮 1 小盏，每取 1 盏，即添 1 盏，直候药味稍薄，即更换之。

【自制方法】上药细判，生绢袋盛，用好酒 3 斗，放入瓷瓮，用蜜封头，经浸 7 日后开取。

【酒方来源】宋·《太平圣惠方》

补益黄芪浸酒

【药物配比】黄芪（去芦头）2 两　萆薢、防风（去叉）、芎、牛膝（去苗）各 1.5 两　独活（去芦头）、山茱萸各 1 两　五味子 1 两

【功能主治】虚劳手足逆冷，脚膝疼痛。

【用法用量】每日空腹温服半盏。

【自制方法】上 8 味细判，用生绢袋贮，用好酒 2 斗浸，秋冬五日，春夏 3 日。

【酒方来源】宋·《圣济总录》

五加皮虎骨浸酒

【药物配比】五加皮 3 两　枳壳（麸炒微黄去瓤）1 两　独活 1 分　地骨皮 2 两　防风（去芦头）1 两　丹参 1.5 两　熟干地黄 3 两　牛膝（去苗）2 两　乌喙（炮裂，去皮脐）2 两　干姜（炮裂判）1 两　石楠叶 2 两　虎胫骨（涂酥，炙微黄）5 两

【功能主治】风毒气攻腰脚，连骨髓，日夜疼痛。

【用法用量】每日 3~5 次，温饮一小盏，常令醺醺，以差为度。

【自制方法】上药细剉，以生绢袋盛，用清酒 2 斛，浸瓷瓶中，密封 7 日后开。

【酒方来源】宋·《太平圣惠方》

牛膝羚羊酒

【药物配比】牛膝（去苗）　虎胫骨（酥，炙黄）　羚羊角（镑屑）枳壳（去瓤麸炒）1 两

【功能主治】治风冷伤腰，筋骨疼痛，不可屈伸。

【用法用量】温服 1 盏，不拘时，常令酒力相续。

【自制方法】上 4 味，到如麻豆大，用酒 5L，装入瓶中密封，重汤煮 3 小时，取出放冷。

【酒方来源】宋·《圣济总录》

五加壮腰酒

【药物配比】五加皮 2.5 两　枳壳（麸炒微黄，去瓤）　独活 1.5 两　乌喙（炮裂，去皮脐）1.5 两　干姜（炮裂）1.5 两　石楠 1.5 两　丹参 2 两　防风（去芦头）2 两　白术 2 两　地骨皮 2 两　芎 2 两　猪椒根 2 两　干熟地黄 3 两　牛膝 3 两　虎胫骨（涂酥，炙令黄）5 两　枸杞子 2 两　秦艽 2 两

【功能主治】风湿腰痛，痛连胫中，及骨髓疼痛。

【用法用量】饭前温饮一中盏。

【自制方法】上药细剉，用生绢袋盛，清酒 2 斛渍之，密封 7 日开。

【酒方来源】宋·《太平圣惠方》

牛蒡杜仲酒

【药物配比】牛蒡子（微炒）3 两　茵芋 3 分　白茯苓 1.5 两　杜仲 1 两　石斛（去根）2 两　枸杞子 2 两　牛膝（去苗）2 两　侧子（炮裂去皮脐）2 两　干姜（炮裂）0.5 两　大豆（炒熟）2 合　川椒（去目及闭口煮，微炒出汗）1.5 两　大麻子 1 合

【功能主治】治风湿留注腰间疼痛，坐卧不安。

【用法用量】饭前温服一小盏。

【自制方法】上药切细，以生绢袋盛瓷瓶中，以好酒2斗浸，密封7日后开。

【酒方来源】宋·《太平圣惠方》

健枫肉桂酒

【药物配比】千年健10g 钻地枫10g 肉桂9g

【功能主治】祛风湿，壮筋骨，止痛消肿，治疗腰腿痛。

【用法用量】每晚喝二小盅，连服15日。

【自制方法】将上3味药混合浸入500mL54°以上的白酒中，常温下放置1个月。

【酒方来源】《中国中医药科技》

乌头黄芪酒

【药物配比】制川草乌各20g 广地龙50g 生黄芪60g 红花15g 寻骨风、伸筋草各20g 全当归、五加皮各60g

【功能主治】温经通络、搜风利湿和扶正固表。治疗急慢性坐骨神经痛。

【用法用量】每次服药酒10~15mL，每日早晚各1次。

【自制方法】上药以白米酒1500mL，将9味药物同时浸泡5日即成。

【酒方来源】《中医药研究》

风湿、麻木、拘挛

骨痛药酒

【药物配比】草乌（制）1000g 桑寄生1000g 汉桃叶1000g 威灵仙500g 虎杖750g 络石藤500g 菝葜500g 苍术（炒）250g 油松节

750g　首乌（制）500g　红藤 750g　丹参 500g　接骨木 1000g　伸筋草 250g　木瓜 500g　川芎 250g　牛膝 1000g　麻黄 250g　五加皮 1000g　红花 250g　续断 1000g　干姜 125g　白酒适量

【功能主治】祛风定痛，舒筋活络。用于筋骨疫痛，关节不利，四肢疫麻。

【用法用量】口服，1 次 15~25mL，1 日 2 次。

【自制方法】上药与酒制成 82.5kg。

【酒方来源】《新编中成药》

梅子酒

【药物配比】梅子

【功能主治】风湿痛。

【用法用量】适量分次饮服，也可取酒搽患处。

【自制方法】以酒浸没梅子若干，高出 2cm 为宜，浸 1 月即成。

【酒方来源】《中国食疗学》

养血愈风酒

【药物配比】防风 60g　杜仲（盐制）90g　秦艽 60g　川牛膝 60g　蚕沙 60g　红花 30g　川草薢 60g　白茄根 120g　羌活 30g　鳖甲（制）30g　陈皮 30g　白术（炒）60g　苍耳子 60g　枸杞子 120g　当归 60g　白糖 2600g

【功能主治】祛风，活血。用于风寒引起的四肢疫麻，筋骨疼痛，腰膝疫软等症。

【用法用量】每袋用白酒 16 两溶解，适量服用，但每次不超过 4 两。

【自制方法】①配料：按处方将上药炮制合格，称量配齐，白糖单放。②粉碎：将防风及枸杞子等 15 味，轧成 3 号粗粉，白糖轧成细粉。③渗漉：取防风等粗末，用 5 倍量 50%乙醇按渗漉滤提取，滤液回收乙醇并浓缩稠膏约 80 两。④制粒：取上项浓缩稠膏与白糖粉搅拌均匀，过 14~16 目筛，制成颗粒，凉干或低温干燥。整粒时喷洒食用香精，密闭于桶内，2 日后装。上药 1 料，约装 50g 袋重，350 袋，公差率±3%。

【宜忌】高血压患者，孕妇忌用。

【酒方来源】《中药药剂手册》

草乌酒

【药物配比】制草乌 20g　当归 70g　白芍 70g　黑豆 70g　忍冬 90g

【功能主治】手足风湿性疼痛，并治妇女鸡爪风

【用法用量】不拘时，随量温饮，渣爆干为末，酒调服。

【自制方法】上五味，将黑豆炒半熟，入 1.5L 酒中，再将另 4 味药碎细入酒中，经 5 日后开取。

【酒方来源】《药酒验方选》

强肾祛湿酒

【药物配比】秦艽、牛膝、芎、防风、桂心、独活、茯苓各 4 两　杜仲、侧子各 5 两　石斛 6 两　丹参 8 两　干姜（一作干地黄）、麦门冬、地骨皮各 3 两　五加皮 10 两　薏苡仁 1 两　大麻子 2L

【功能主治】肾劳虚冷干枯，忧恚内伤，久坐湿地则损肾。

【用法用量】每次服 7 合，每日 2 服。

【自制方法】上 17 味切细，用酒 4 斗渍 7 日。

【酒方来源】唐·《千金要方》

蚁酒

【药物配比】大蚂蚁 60g　白酒 500mL

【功能主治】祛风止痛，通经活络，强壮筋骨，主治风湿痹痛，手足麻木，全身窜痛，末梢神经炎，周围神经炎。

【用法用量】成人每次口服 15~30mL，早晚各 1 次。

【自制方法】以白酒 500mL，泡大蚂蚁 60g，半月后即可服用。

【酒方来源】《上海中医药杂志》

活血药酒

【药物配比】当归600g　老鹳草500g　续断500g　川芎300g　地龙300g　赤芍300g　牛膝300g　苍术（炒）250g　红花250g　陈皮250g　桂枝250g　狗脊（烫）250g　独活200g　羌活200g　乌梢蛇200g　海风藤200g　松节200g　川乌（制）150g　甘草150g　骨碎补（烫）150g　附子（制）150g　荆芥150g　桃仁（炒）150g　麻黄150g　木香100g　马钱子（制）100g　杜仲（炒）100g　白糖2.5kg　50°白酒100L

【功能主治】活血止痛，祛寒散风。用于腰腿疼痛，肢体麻木，风寒湿痹。

【用法用量】口服，1次10～15mL，1日2～3次，温服。

【宜忌】孕妇忌服。

【酒方来源】《新编中成药》

木瓜酒速溶剂

【药物配比】木瓜18.75kg　桑枝25kg　川芎6.25kg　桑寄生16.25kg　天麻6.25kg　当归12.5kg　川断12.5kg　甘松6.25kg　红花12.5kg　怀牛膝18.75kg　生玉竹31.25kg　制狗脊18.75kg　50%乙醇适量　蔗糖适量

【功能主治】祛风散寒，活血强筋，用于风寒湿气，筋脉拘急，四肢疼痛。

【用法用量】每袋用烧酒500mL溶解，适量饮服，每次不超过20g。

【自制方法】上述药料经过调整炮制后，各按处方量称取，除红花外，将木瓜等11种混合打成粗粉，过筛（筛孔直径1厘米）。渗漉，浓缩：上述粗粉，加入红花，充分混匀，用适量乙醇湿润，装入渗漉缸中，按常规进行渗漉，收集渗漉液，减压回收乙醇，至乙醇全部蒸尽，得浸膏。制粒，包装：取上述浸膏，加适量糖粉，并充分拌匀，制成颗粒，干燥，并用塑料薄膜袋包装即得。

【酒方来源】《中药制剂汇编》

天雄独活酒

【药物配比】天雄（炮裂，去皮脐）、附子（炮裂，去皮脐）各 1 两　防风（去皮）、独活（去芦）、当归（切、焙）、白术各 2 两　五加皮、芎、桂（去粗皮）、干姜（炮）各 2 两

【功能主治】治寒湿著痹，皮肉不仁，及骨髓疼痛者。

【用法用量】每次温饮一盏，任性加减，以知为度。

【自制方法】上药剉如麻豆大，以夹绢袋盛，用无灰清酒 1 斗浸，春夏 5 日，秋冬 7 日。

【酒方来源】宋·《圣济总录》

虎骨追风酒

【药物配比】虎骨 20g　川芎 30g　桂枝 20g　草薢 30g　木瓜 60g　红花 60g　当归 60g　首乌 30g　茜草 60g　独活 30g　甘草 10g　杜仲 60g　续断 30g　肉桂 30g　补骨脂 60g　秦艽 30g　草乌（制）30g　茯苓 30g　威灵仙 60g　陈皮 30g　川牛膝 30g　鹿角 80g　羌活 30g　川乌（制）30g　麻黄 10g　五加皮 60g　苍术 30g　白茄根 30g

【功能主治】祛风活血，壮骨强筋，用于风寒湿痹，筋骨疼痛，四肢麻木，腰膝无力。

【用法用量】口服，1 次 15mL，1 日 2 次。

【自制方法】虎骨，鹿角研成中粉，余药研成粗粉，混匀，渗漉，用白酒 16L 做溶剂，浸泡 5~7 日后，以每分钟 1~3mL 速度渗漉，收集渗漉液，静置、滤过、分装、即得。

【宜忌】孕妇忌服。

【酒方来源】《新编中成药》

鲁公酒

【药物配比】茵芋、川乌头（炮，去皮脐）、踯躅花、天雄（炮，去皮脐）防风、石斛（去根）各 1 两　细辛（去苗）、柏子仁、牛膝（去苗）、甘草（炙）、通草、桂（去皮取心）、山茱萸、秦艽（去苗土）、黄

芩、茵陈蒿、瞿麦、附子（炮，去皮）、杜仲（去皮）、泽泻、王不留行、石楠叶、远志（去心）、防风、生干地黄各 0.5 两

【功能主治】痹证。

【用法用量】每服 1 盏，常令酒气相续。

【自制方法】上药切细，酒 4 斗，渍 10 日。

【酒方来源】宋·《全生指迷方》

固春药酒

【药物配比】鲜嫩桑枝、大豆黄卷（或用黑大豆也可）、生苡仁、枢木子（即十大功劳红子也，黑者名极木子，也可用，无则用叶，或用南天烛子也可）各 4 两　金银花、五加皮、木瓜、蚕沙各 2 两　川黄柏、松子仁各 1 两

【功能主治】治风寒湿袭入经络，四肢痹痛不舒，俗呼风气病，不论新久，屡治辄效。

【用法用量】每日饮一二杯，病轻者，一二斤即愈。

【自制方法】上 10 味，绢袋盛而缝之，以好烧酒 10 斤，生白蜜 4 两，共装坛内，将口封固扎紧，水锅内蒸三炷香取起，放泥地上 7 日，即可。

【酒方来源】清·《随息居饮食谱》

河间防风酒

【药物配比】防风、当归、赤茯苓、杏仁（去皮尖，炒）各一钱　甘草、桂各五分　黄芩、秦艽、葛根各二分　麻黄（去节）五分

【功能主治】行痹走注不定，痛风。

【用法用量】适量温服。

【自制方法】水酒各 2 盏，枣 3 枚，姜 5 片，煎 1 盏，去药渣。

【酒方来源】明·《赤水玄珠》

芍药酒方

【药物配比】芍药 2 分　虎骨（炙）1 两

【功能主治】治风毒，骨髓疼痛。

【用法用量】每次服 2 合，每日 3 次。

【自制方法】上药研为细末，用夹绢袋盛，酒 3L，浸 5 日。

【酒方来源】晋·《肘后备急方》，明·《普济方》

独活杜仲酒

——原名"独活酒"

【药物配比】独活（去芦）0.5 两　当归（切，焙）0.5 两　杜仲（去皮，切，炒）1 两　芎 0.5 两　熟干地黄（焙）0.5 两　丹参 1 两 2 分

【功能主治】治腰脚冷痹麻木疼痛。

【用法用量】每次温服一盏，不拘时，常令如醉，不能饮酒者，酌量饮服。

【自制方法】上药剉细用酒 5L，放入瓷瓶内浸，密封，以重汤煮 2~4 小时，取出候冷开封。

【酒方来源】宋·《圣济总录》

九味薏仁酒

【药物配比】薏苡仁 60g　牛膝 60g　海桐皮 30g　五加皮 30g　独活 30g　防风 30g　杜仲 30g　熟地 45g　白术 20g

【功能主治】脚痹痛。

【用法用量】每日 3 次，每次饭前温服 15~20mL。

【自制方法】上 9 味药，共碎细，用绢袋包，置于净器中，用酒 2L 浸之，春夏 3 日，秋冬 7 日后开取，去渣备用。

【酒方来源】《药酒验方选》

茵芋薏苡酒

——原名"茵芋酒浸方"

【药物配比】茵芋、白及、薏苡仁、赤芍、桂心、牛膝（去苗）、酸枣仁（微炒）各 1 两　干姜（炮制）1 两　附子（炮制，去皮脐）2 两　甘草（微炙赤）1 两

【功能主治】治肝脏风，筋脉拘挛，不可屈伸。

【用法用量】每次温服 1 盏，不拘时候。

【自制方法】上药细判，和匀，以生绢袋盛，酒 2 斗，浸 7 宿。

【酒方来源】宋·《太平圣惠方》、明·《普济方》

牛膝酒

【药物配比】牛膝（去苗）2.5 两　秦艽（去土）2.5 两　薏苡仁（炒）2 分　天门冬（去心）2.5 两　细辛（去苗叶炒用）、附子（炮裂，去皮脐）、巴戟天（去心）、石楠叶（酒醋微炙）各 1 两 3 分　桂（去粗皮）2 两　独活（去芦头）3 两 3 分　杜仲（去粗皮，炙，判）1 两 1 分　五加皮（去粗皮）2 两半

【功能主治】治脾中风，手臂不收，行步脚弱，屈伸挛急，痿顇疼痛，痿痹不仁。

【用法用量】每服 2 合，渐加至三四合，日 3 服，夜 1 服。

【自制方法】右剉如麻豆，生绢囊贮，以酒 3 斗浸之，冬 10 日，春 7 日，秋 5 日，夏 3 日。

【酒方来源】唐·《千金要方》、明·《普济方》

花蛇酒

【药物配比】白花蛇肉 1 条

【功能主治】治诸风，顽痹瘫缓，挛急疼痛，恶疮疥癞。

【用法用量】适量饮服。

【自制方法】用白花蛇肉 1 条，袋盛，同曲置于缸底，糯饭盖之，21 日，取酒。

【酒方来源】明·《本草纲目》《普济方》

松叶独活酒

——原名"松叶酒"

【药物配比】松叶 1 斤　独活 10 两　麻黄（去节）10 两

【功能主治】除一切风邪引起的两脚疼痛，挛急或无力，疼闷顽痹，不能久立，手举不上头，腰背强直，半身不遂，头痛，耳聋目暗，见风泪

出。鼻不闻香臭，唇口生疮，恶疮流转，如锥刀所刺。

【用法用量】每次温饮一小盏，每日 3 次。

【自制方法】上药细剉，放入生绢袋盛，以酒 5 斗，入瓮密封渍之，春秋 7 日，冬 10 日，夏 5 日。

【酒方来源】宋·《太平圣惠方》

松根酒

【药物配比】松根

【功能主治】壮筋骨，治风。

【用法用量】适量饮服。

【自制方法】以松树下掘坑置瓮，取松根津液酿酒。

【酒方来源】元·《饮膳正要》

白蔹薏苡酒

【药物配比】白蔹、薏苡仁、芍药、桂心、牛膝、酸枣仁、干姜、甘草各 1L　附子 3 枚

【功能主治】治风拘挛不可屈伸。

【用法用量】每次服 1L，1 日 3 次。

【自制方法】以上 9 味药切碎，用醇酒 2 斗渍 1 宿，微火煎 3 沸。

【酒方来源】唐·《千金要方》

仙人杖浸酒

【药物配比】仙人杖 1.4 斤

【功能主治】治柔风，脚膝痿弱，久积风毒，上冲肩膊胸背疼痛，妇人产后中风，兼治一切热毒风。

【用法用量】每日温饮 1～2 盏，不拘时，酒欲尽，再入 5L，依前温服。

【自制方法】用仙人杖 1.4 斤，先刮去上皮，剉（枸杞根白皮是也）用生绢袋囊贮，以酒 2 斗浸 7 日。

【酒方来源】明·《普济方》

百灵藤酒

【药物配比】百灵藤　糯米　神曲

【功能主治】治诸风。

【用法用量】饮服。以汗出为效。

【自制方法】百灵藤 10 斤，水 1 石，煎汁 3 斗，入糯注 3 斗，神曲 9 两，如常酿成。3~5 日，再炊 1 斗，糯饭候冷投之，即熟。澄清。

【酒方来源】宋·《太平圣惠方》、明·《本草纲目》

五粒松叶浸酒

【药物配比】五粒松叶（十月初采）3 斤　麻黄（去根节）3 两　防风（去芦头）3 两　天雄（炮裂，去皮脐）1 两　独活 3 两　秦艽（去苗）2 两　肉桂（去皱皮）3 两　牛膝（去苗）4 两　生地黄 2 斤

【功能主治】治风。

【用法用量】每次温服一小盏，每日 3 次。

【自制方法】上药剉细和匀，用生绢袋盛，用好酒 4 斛浸没，春秋 7 日，冬 14 日，夏 5 日。

【宜忌】忌毒滑、动风物。

【酒方来源】唐·《外台秘要》、宋·《太平圣惠方》

独活石楠酒

【药物配比】独活 4 两　石楠 4 两　防风 3 两　茵芋 2 两　附子（去皮）2 两　乌头（去皮）2 两　天雄（去皮）2 两

【功能主治】主八风十二痹。

【用法用量】饭前服，1 次服半合，以知为度。

【自制方法】上 7 味，切细，以酒 2 斗浸 6 日。

【酒方来源】唐·《千金翼方》

神应酒

【药物配比】茵芋（炙）、附子、天雄（并去目，去皮脐）、丹参、蜀椒（去目，并闭口炒出汗）、踯躅花、甘草（炙）、石菖蒲、桂（去粗皮）、干姜（生用）、乌头（生用去皮脐）、独活（去芦头）、地骨皮、秦艽（去苗土）、防风（去叉）、芎、人参、当归、白芷、藁本（去苗土）生干地黄各2两 白鲜皮、栾荆（炙）各2两

【功能主治】治风湿及诸风痰。

【用法用量】每日空腹饮半盏，渐渐加饮，每饮后，食饭二三匙，每饮一盏，即添酒一盏浸药，药味尽即止。

【自制方法】上23味药，均细剉，以无灰酒3斗，于密器中浸，经7日成。

【宜忌】忌热肉、面、鸡、鱼、牛肉、油腻、果子，陈臭豉汁等物。

【酒方来源】宋·《圣济总录》

桑枝柳枝浸酒

——原名"桑枝浸酒"

【药物配比】花桑枝1斤 垂柳枝1斤 槐枝1斤 羌括3两 牛膝（去苗）3两 黑豆（炒熟）1L 附子（炮裂，去皮脐）3两 桂心3两 熟干地黄3两

【功能主治】治风。

【用法用量】每日饭前饭后，任性暖饮一二小盏，不得过度，只要醺醺然，常有酒气为妙。

【自制方法】上药剉细和匀，用生绢袋盛，用好酒5斗，浸7日。

【宜忌】忌生冷、毒鱼、猪肉。

【酒方来源】宋·《太平圣惠方》

乌鸡酿酒方

【药物配比】乌鸡1只（其鸡先以笼养，用大麻子5L与鸡吃，即便用鸡，去毛及肠胃，净洗拭干，将其肉碎剉，毛即烧灰，亦同酿酒） 羌活

3两　桂心1（2）两　牛膝（去苗）4两　附子（炮裂，去皮脐）3两
防风（去芦头）3分（两）　萆薢3两　熟干地黄4两　乌蛇（去皮骨，
炙微黄）六两酒浸　独活5两　石斛（去根）3两　虎胫骨（涂酥炙微
黄）5两　当归2两　海桐皮5两　丹参4两　白胶香1（2）两　地骨皮
1（10）两　五加皮10两　百灵藤1（10）两　松节10两

【功能主治】治风。

【用法用量】每日饮服三四盏，不拘时候。

【自制方法】上药细判和匀，以水2硕，煎取5斛，与曲末如常法酿
酒，候熟。

【宜忌】忌生冷、毒、滑、动风物。

【酒方来源】宋·《太平圣惠方》

南藤酒

【药物配比】石楠藤

【功能主治】治风虚，逐冷气，除痹痛，强腰脚。

【用法用量】适量饮服。

【自制方法】石楠藤煎汁，同曲，米酿酒。

【酒方来源】明·《本草纲目》

中风后遗症

九藤酒

【药物配比】青藤、钩钩藤、红藤、丁公藤、桑络藤、菟丝藤、天仙
藤、阴地蕨（名地茶，取根）各4两　忍冬藤、五味子藤（俗名红内消）
各2两

【功能主治】治远年痛风，及中风左瘫右痪，筋脉拘急，日夜作痛，
叫呼不已等症。

【用法用量】每服1盏，日3服，病在上食后服，病在下空心食前服。

【自制方法】上细切，以无灰老酒一大斗，用瓷罐一个盛酒，其用真绵包裹，放酒中浸之，密封罐口，不可泄气，春秋 7 日，冬 10 日，夏 5 日。

【酒方来源】明·《医学正传》

二圣酒

【药物配比】雄黑豆 0.5L　皂角刺（剉）0.5L

【功能主治】治中风，昏厥不省人事，喉间痰涎壅盛。

【用法用量】适量饮服，汗出为度。

【自制方法】上药用无灰酒 2L，同煎至 0.5L，去滓。

【酒方来源】明·《普济方》

黑豆浸酒方

【药物配比】黑豆 1L

【功能主治】治中风手足不遂，脚气痹弱，头目眩冒，筋急，腰胁疼痛，产后中风痱痉或背强口，浮肿。

【用法用量】每次空腹及临卧时，各饮 2~3 合。

【自制方法】上 1 味，拣紧小者净淘，用酒 5L，同入瓶中，密封，用灰火煨，常令热，约至酒减半缌即去豆取酒。

【酒方来源】唐·《千金要方》、宋·《圣济总录》、明·《普济方》

豆淋酒

【药物配比】黑豆

【功能主治】破血祛风。治男子中风口歪，阴毒腹痛及小便尿血，妇人产后一切中风诸病，及金疮中风，角弓反张，口噤不开。

【用法用量】每次温饮 5~7 合，每日 3 次。

【自制方法】用黑豆炒焦，以酒淋之；或大豆炒半熟，粗捣、筛、蒸、放入盆中，以酒淋之，去滓。

【酒方来源】宋·《圣济总录》、明·《本草纲目》

九制議莶草药酒

【药物配比】議莶草（九制）712g　防己110g　海风藤130g　苍术130g　千年健130g　陈皮130g　油松节130g　威灵仙130g　杜仲130g　伸筋草130g　当归130g　川牛膝130g　桑寄生130g　续断130g　熟地黄130g　防风130g　茜草130g　白术130g　秦艽130g　狗脊130g　木瓜130g　地枫皮80g　玉竹130g　独活80g　乳香（醋制）80g　川芎80g　没药（醋制）80g　麻黄20g　红花80g　肉桂60g　白酒适量

【功能主治】活血补肾，祛风除湿。用于肝肾不足，骨痛膝弱，四肢麻痹，腰疫腿痛，手足无力，口眼歪斜，语言謇涩。

【用法用量】口服，1次30~60mL，1日2次，温服。

【酒方来源】《新编中成药》

白术菊花酒

——原名"白术酒"

【药物配比】白术（切）、地骨皮、荆实各5斗　菊花3斗

【功能主治】补心志定气。治心虚寒，厉风损心，气性反常，中风手足不遂，语音沉涩。

【用法用量】随量饮之，常取半醉，勿令至吐。

【自制方法】以上4味，以水2石，煮取一石五斗去滓，澄清取汁，酿米，用曲如常法，酒熟后去糟滓，取清酒于瓷器中，收封。

【酒方来源】唐·《千金要方》；明·《普济方》

万应愈风酒

【药物配比】金毛狗脊（炙，去毛）、川牛膝、海风藤、广木香、川桂、左秦艽、大熟地、补骨脂、川杜仲、千年健、追地风、散红花、枸杞子、肥玉竹、西羌活、独活、生川乌、官桂、黄芪、党参、肉桂、明天麻、广陈皮、女贞子、淡附子各30g　威灵仙、全当归、油松节、野桑枝（切）各120g　红曲15g　大枣250g　桂圆肉60g　白蜜糖240g　赤砂糖250g　鹿角胶（炖）60g

【功能主治】专治气血虚损，感受风湿以致手足疫麻，腰膝骨节疼痛甚至半身不遂，口眼歪斜，无论男女老少一切远近风症，服之无不神效。

【用法用量】随量饮服。

【自制方法】上药装入夏布袋内先用陈酒 2.5L，将药袋炖透，再合好烧酒 12.5L，共装入坛内，加香味封固，待半月后取用。

【酒方来源】《成药全书》

龙手藤酒

【药物配比】龙手藤

【功能主治】主偏风口、手足瘫痪、补虚益阳、去冷气风痹。

【用法用量】空心饮服，取汗出。

【自制方法】上药斟酌多少，以醇酒浸，近火令温。

【酒方来源】明·《普济方》

天麻二蛇酒

——原名"天麻浸酒方"

【药物配比】天麻、骨碎补、龙骨、虎骨（酒炙）、乌蛇（酒浸，去皮骨，炙）、白花蛇（酒浸，去皮骨，炙）、恶实（切，焙）、羌活（去芦）、独活（去芦）、牛膝（酒浸，切，焙）、熟干地黄（焙）各 0.5 两 松节（剉）、败龟（醋炙）、芎、当归（切，焙）各 1 两 火麻仁、茄子根（切，焙）、原蚕沙（炒）各 2 两 附子（炮裂，去皮脐）1 枚

【功能主治】治瘫痪风，不计深浅，久在床枕。

【用法用量】每次温服一盏，不拘时。

【自制方法】上药切碎如麻豆大，用酒 2 斗浸，密封，春夏 3 日，秋冬 7 日。

【酒方来源】宋·《圣济总录》

仙灵天麻酒

——原名"仙灵脾浸酒方"

【药物配比】仙灵脾、天麻、独活、天雄（炮裂，去皮脐）、牛膝

（去苗）五加皮、芎、茵芋、萆薢、狗脊、海桐皮、鼠黏子、苍耳子、川椒（去闭口及目，微炒去汗）各1两 虎胫骨（涂酥，炙黄）3两 桂心、当归、石斛（去根）各1.5两

【功能主治】治中风，半身不遂，肢节疼痛无力。

【用法用量】每日不计时候，温酒饮一小盏，常令酒气相续，其酒出一盏，加入一盏，以药味薄即止。

【自制方法】上药细剉，以生绢袋盛，用好酒2斗浸之，密封7日。

【酒方来源】宋·《太平圣惠方》

仙酒方

【药物配比】牛膝（洗净，切）1斤 秦艽（洗净，细切）、桔梗（洗净，切）各1两 蚕沙（净，炒）、羌活（洗净，切）、防风（洗净，切）、人参（拣净，切）、马尾当归（切）各2两 黍黏子（洗净，切）、枸杞子（净，炒）、火麻仁（洗净，炒）各0.5两 苍术（净过洗之，蒸过用）2斤

【功能主治】治诸中风，半身不遂，腰脚缓弱，手臂顽麻，左瘫右痪、抽掣拽，一切风热等病。

【用法用量】每日空腹，温酒1盏，1日3次。

【自制方法】上药用无灰清糟酒2斗，浸于瓷缸内，用七层纸密封，于无人静处放7日。

【酒方来源】明·《医方类聚》

地黄附子酒

——原名“地黄酒”

【药物配比】附子、茵芋、羌活各1两 熟干地黄4两 防风、芎各1两 石斛2两 丹参2.5两 牛蒡根2.5两 火麻子1L 杜仲、牛膝、桂枝各1两

【功能主治】治风在肝脾，语言不利，脚膝无力，大便多秘。

【用法用量】每日空腹，饭前饮一盏，常有醉意，勿至呕吐。

【自制方法】上药细剉，入绢袋盛宽贮之，用无灰酒1斗5L，封浸

7 日。

【酒方来源】宋·《本事方》、明·《普济方》

全蝎酒

【药物配比】白附子 30g　僵蚕 30g　全蝎 30g

【功能主治】中风，口眼歪斜，口目动。

【用法用量】每次饮 10mL，不拘时，常使有酒力。

【自制方法】上 3 味药碎细，用醇酒 250mL 浸入瓶中经 3 日后开取。

【酒方来源】《药酒验方选》

杏仁酒方

【药物配比】杏仁 3 斗　糯米 1 石　麦曲 20 斤

【功能主治】治服腿风，四肢弛缓不收，失音不语。

【用法用量】每次 5 合，不拘时，相续饮服，常令半醺，不至醉吐为妙。

【自制方法】杏仁（汤浸，去皮、尖、双仁），糯米（簸去糠），麦曲（熔，令干，捣为末），上 3 味，先取杏仁 2 斗捣，再放入砂盆内研烂，渐入水 8 斗，随研随绞取汁，至汁绞尽，去滓煎取 4 斗，尝之若香滑则熟，倒入不浸瓮中，如法盖覆，作三料酝酒，第一酝取糯米 6 斗炊作饭，用曲末 12 斤拌和，又取杏仁 4L 研烂，渐入水一斗六升，煎取 8L，寒温适宜，投入前药瓮中，酝之，令米糜溃。第二酝取糯米 2 斗炊饭，用曲末四斤拌和，又取杏仁 3L 研烂，渐以水一斗一升，煎取 6L，寒温适宜，投入前药瓮中。第三酝用米、曲、杏仁水汁，一切依第二酝法，上三酝即毕，用蜡纸密封，莫令气泄，干净处安候香熟。

【宜忌】过量服用苦杏仁，会发生中毒，出现眩晕，心悸，头疼，恶心呕吐，昏迷紫绀等危重症状。中毒者，内服杏树皮或杏树根煎剂可解毒。

【酒方来源】宋·《圣济总录》

消梨饮子

【药物配比】消梨（绞取汁）3颗 酒1合 薄荷汁1合 生姜汁1合 竹沥1合

【功能主治】治中风口噤不开、心膈壅闭。

【用法用量】分3次温服，不计时候，撬开口灌之。

【自制方法】上药相和，煎3两沸。

【酒方来源】明·《普济方》

蓖麻酒

【药物配比】蓖麻子油1L

【功能主治】治风服腿，肢体不收，失音不语。

【用法用量】空腹内服，每次3合，每日2次。

【自制方法】上药铜钵盛，放入酒1斗，浸1日，煮熟。

【宜忌】孕妇及脾胃虚弱，大便溏薄者忌服。

【酒方来源】唐·《千金要方》、宋·《圣济总录》、明·《普济方》

黑豆丹参酒

【药物配比】黑豆（拣紧小者淘净）250g 丹参150g

【功能主治】中风手足不遂。

【用法用量】每日早、午、晚及临睡时各1次，每次一二杯。

【自制方法】上2味，粗碎。黄酒2L、同入瓶中密封，用灰火煨，常令热，待至酒减半，即去渣取酒。

【酒方来源】《药酒验方选》

红花肉桂酒

【药物配比】红花、肉桂各10g

【功能主治】温经活血，治疗面瘫。

【用法用量】针刺采用透刺法。阳白透鱼腰、攒竹透睛明、丝竹空透太阳、地仓透颊车、迎香透四白、唇穴透迎香。用棉签蘸药酒涂擦患侧面部，干后再涂 1 遍，每日 3 次。10 次为 1 疗程，疗程间隔 3 日。

【自制方法】用白酒 500mL，浸泡上药 24 小时。

【酒方来源】《上海针灸杂志》

痉

豨莶酒

【药物配比】豨莶草 2 两

【功能主治】治破伤风。

【用法用量】速煎服，被盖缓卧少顷，即可消散，能饮者纯用酒煎尤妙。

【自制方法】水酒各半，速煎。

【酒方来源】明·《景岳全书》

荆芥豆淋酒

【药物配比】荆芥穗 4 两　大豆（炒令烟出，好酒 1L 沃之，去豆不用）250g

【功能主治】摇头口噤、背强直。

【用法用量】适量温服。

【自制方法】上药用水 3L，并酒同煮至一半，去药渣。

【酒方来源】明·《普济方》

枸杞蚕沙酒

——原名"枸杞浸酒"

【药物配比】枸杞子、晚蚕沙（炒）各 0.5L　恶实（炒）、苍耳子（炒）各 1L　防风（去叉）、大麻子（炒）各 2L　茄子根（洗令净，切细，蒸一复时，须是九月九日采）2L　牛膝（酒浸，细切）、恶实根（切，

炒）各 1 斤　桔梗（判，炒）、羌活（去芦头，剉）、秦艽（去苗，土焙）、石菖蒲（九节者，判）各 2 两

【功能主治】治中风身如角弓反张，及妇人一切血风，上攻下注，若久服可光泽容颜，滋润皮肤，祛风益血，增强体力。

【用法用量】每次服一盏，温服，空腹、饭前、临睡服，常使有酒容。

【自制方法】上 13 味药，以夹绢袋盛，用好清酒 3 斗浸，密封闭，勿使泄气，7 日开取。

【酒方来源】宋·《圣济总录》

独活大豆酒

——原名"独活酒"

【药物配比】黑豆　独活

【功能主治】治中风舌强不语及风痉昏迷，吐沫抽掣、背脊强直、产后中痉。

【用法用量】温服，连续服，以效为度。

【自制方法】用黑豆炒焦，好酒淋之，取清汁酒一盏，独活锉 3 钱，煎七分。

【酒方来源】宋·《圣济总录》《太平圣惠方》、明·《普济方》

乌鸡酒

【药物配比】乌雌鸡 1 只

【功能主治】中急风，背强口噤，舌直不得语，目睛不转，烦热苦渴，或身重，或身痒。

【用法用量】分 3 次温服，相续服尽，汗出即愈。不汗者，用热生姜葱白稀粥投之，盖覆取汗。

【自制方法】乌雌鸡去毛嘴脚，破开去肠肚，以酒 5 斗，煮取 2L，去渣。

【酒方来源】宋·《圣济总录》

脚 气

香豉酒

【药物配比】豉 1L

【功能主治】治脚气冲心，兼治瘴毒脚气，利腰脚，除湿痹，去心神烦闷，岭南民间常服，极效。

【用法用量】随性多少饮之，觉利多，即少服。

【自制方法】上药以酒 3L，浸 3 日。

【酒方来源】唐·《外台秘要》、明·《普济方》

大麻子酒

【药物配比】大麻子（研碎）1L

【功能主治】疗脚气上，脚肿，小腹痹，兼疗头风，补益。

【用法用量】随性温服。

【自制方法】清酒 3L 渍 3 日。

【酒方来源】唐·《外台秘要》

大金牙酒

【药物配比】金牙一斤　侧子、附子、天雄、人参、苁蓉、茯苓、当归、防风、黄芪、薯蓣、细辛、桂心、萆薢、萎蕤、白芷、桔梗、黄芩、远志、牡荆、子芎、地骨皮、五加皮、杜仲、厚朴、枳实、白术各 3 两独活半斤　茵芋、石楠、狗脊各 3 两　牛膝、丹参各 3 两　磁石 10 两　薏苡仁、麦门冬各 1L　生石斛 8 两　蒴藋 4 两　生地黄（切）2L

【功能主治】治瘴疠毒气中入，风冷湿痹，口面歪斜，半身不遂，手足拘挛，历节肿痛，甚者小腹不仁，名目脚气。

【用法用量】每次温服 1 合，每日四五次，夜 1 次。

【自制方法】上药切细，用酒 8 斗，浸 7 日。

【酒方来源】唐·《千金要方》

孔子蘖酒

【药物配比】孔子蘖 1 斤 石斛 5 两

【功能主治】治脚气。

【用法用量】适量饮服。

【自制方法】上药以酒 2 斗浸。

【酒方来源】明·《普济方》

乌药酒

【药物配比】土乌药（即矮樟树根）

【功能主治】治脚气发动，乡村无处问药，特此效。

【用法用量】温服，一服即安。

【自制方法】取土乌药如萝卜者，干漉布揩净，用瓷片刮屑，收于瓷器内，以好酒 1L，浸 1 宿，麝香入少许尤妙。

【宜忌】无麝香，则多服数服后，得溏泄，病去。

【酒方来源】明·《普济方》

牛膝丹参酒

【药物配比】牛膝、丹参、薏苡仁（炒）、生干地黄各 0.5 斤 五加皮、白术各 5 两 侧子（炮裂，去皮脐）、萆薢、赤茯苓、防风（去芦）各 4 两 独活石斛（去根）各六两 茵芋（用嫩叶）、桂、天雄（炮去皮脐）、人参、石楠叶（炙）各 3 两 细辛（去苗叶）、升麻各 3 两 磁石（煅，酒淬 7 次）1 斤 生姜 5 两

【功能主治】治脚气，入冬即苦脚痹弱，或筋骨痛，不能屈伸，皮肤痛痹不仁，手脚指节肿，满闷，或四肢肿，腰胫直。

【用法用量】空腹温饮半盏，每日 5 次。不饮酒者，频频少服，以知为度。

【自制方法】上药剉碎如小豆大，用绢袋盛，以无灰酒 5 斗，浸 7 日，密封勿令通气。

【酒方来源】宋·《圣济总录》

生地黄酒

【药物配比】生干地黄 1 斤　杉木节 5 两　牛蒡根（去皮）1 斤　丹参 3 两　牛膝（去苗）5 两　大麻仁 0.5 斤　防风（去芦头）3 分　独活 3 两　地骨皮 3 两

【功能主治】脚气，肿满，烦疼少力。

【用法用量】食前，随性温服。

【自制方法】上药，剉，用生绢袋盛，以酒 3 斛，浸六七日。

【酒方来源】宋·《太平圣惠方》

白杨皮酒

【药物配比】白杨皮（白者佳，不要近防墓者，用东南西北离地三尺者）1.5 斤

【功能主治】治风毒脚气，手足拘挛。

【用法用量】饮量以入酒性量多少服之，每日服五六次，常令酒力相续，以差为度。

【自制方法】上药去皮细剉，熬令黄赤，以清酒一斗放入不津器中渍之，密封头，勿令泄气，冬月 27 日，春夏 17 日，开取。

【酒方来源】宋·《圣济总录》

松液酒

【药物配比】松液 1 斤

【功能主治】治一切风痹脚气。

【用法用量】饮服适量。

【自制方法】于大松下掘坑，置瓮承取松液 1 斤，酿糯米 5 斤，取酒。

【酒方来源】明·《本草纲目》

松节浸酒

【药物配比】肥松节1斤 生干地黄3两 桂心1两 丹参2两 萆薢2两 大麻仁（别捣）1L 牛膝（去苗）3两 生牛蒡根（去皮）3两

【功能主治】治风毒脚气，痹挛掣痛。

【用法用量】每于饭前温服一中盏。

【自制方法】上药细剉，用生绢袋盛好酒2斗，于瓷瓶中盛，密封，浸5日夜。

【酒方来源】宋·《太平圣惠方》

钟乳丹参酒

——原名"钟乳酒"

【药物配比】钟乳8两 丹参6两 石斛、杜仲各5两 芎、当归各4两 附子、桂心、天门冬5两 牛膝、防风、黄芪、秦艽、干姜各3两 山茱萸、薏苡仁各1L

【功能主治】治风虚劳损，脚气疼痛，消瘦拘挛，弱不能行。

【用法用量】每日2次，初服3合，逐渐增加，以知为度。

【自制方法】上药切细，清酒3斗，浸3日。

【酒方来源】唐·《千金要方》

肩周炎

乌辛酒浸液

【药物配比】川乌头300g 细辛150g

【功能主治】温经散寒祛湿，活血通络止痛。

【用法用量】以本品配合直流药物导入治疗仪导入治疗。每日治疗1次，每次30分钟。两星期为一疗程，一般治疗1~3疗程。患者自行作肩关节活动。

【自制方法】上药混合粉碎成粗粉，加入75%乙醇（酒精）1500mL浸泡两星期后即可使用。

【酒方来源】《河北中医》

玉真散酒

【药物配比】南星30g　天麻30g　防风30g　羌活30g　白附子60g桑枝30g　细辛60g　60°白酒2000mL

【功能主治】祛风散寒，通络镇痛，治疗肩关节周围炎。

【用法用量】每日行手法，同时擦涂本酒。每日行爬墙练习，同时涂擦本酒于患肩，边擦边揉。6日为1疗程。

【自制方法】上药浸酒1周。

【酒方来源】《中医正骨》

乳香没药酒

【药物配比】乳香、没药、血竭、自然铜、土鳖虫各100g　防风、栀子各100g　川椒50g　细辛30g　红花100g　冰片30g　透骨草100g

【功能主治】温经活血，祛风止痛。治肩痛弧综合征。

【用法用量】以周林频谱治疗仪对准压痛明显处，距皮肤30~40cm（以患者能忍受热度为宜），然后将药酒摇匀，倒入弯盘内（注意随倒随用，以防挥发），用其浸透棉球，均匀地涂在肩峰及岗上窝外侧，10分钟涂1次，每日治疗1次，10日为1疗程。

【自制方法】上药加75%乙醇（酒精）2500mL，先将乳香、没药、血竭碎为小块，将栀子捣碎，再混同其他药投放入盛乙醇（酒精）的大口瓶中封口，1周后备用。

【酒方来源】《中医外治杂志》

心脑血管疾病

蝎精祛风酒

【药物配比】 全蝎　灵芝　枸杞子

【功能主治】 祛风止痛。治疗心脑血管疾病，风湿病，并具有抗疲劳作用。

【用法用量】 每日服用 50g，分 2 次服用。

【自制方法】 用上药与低度酒经过提取精制而成，主要成分为蝎酸、蝎蛋白和牛磺酸。

【酒方来源】《中国民族民间医药杂志》

药氧酒液

【药物配比】 麝香　石菖蒲　丹参　红花　降香　檀香

【功能主治】 理气活血化痰，治心绞痛。

【用法用量】 将配好的溶液 25mL，装氧气湿化瓶内，心绞痛者以低流量吸氧 40 分钟，每日二三次。

【自制方法】 将上药溶于高浓度酒中，后经特殊工艺制成浓汁，把浓氧汁与蒸馏水按 1∶4 的比例配成溶液。

【酒方来源】《辽宁中医杂志》

大蒜酒

【药物配比】 紫皮大蒜 3 瓣　中国红葡萄酒 25mL

【功能主治】 温通散结，治疗冠心病。

【用法用量】 每次服 25mL，早晚各 1 次。

【自制方法】 将大蒜捣成蒜泥入酒中。

【酒方来源】《陕西中医》

耳　鸣

草乌酒液

【药物配比】生草乌 60g

【功能主治】温补元阳，益火之源。主治耳鸣。

【用法用量】每日滴患耳一二次，每次滴二三滴，10 次为 1 个疗程，可用 1~3 个疗程。一般四五日即可见效。

【自制方法】将生草乌 60g，加入 200m175% 乙醇（酒精）中，1 周后便可使用。

【酒方来源】《中西医结合杂志》

鱼鳞病

五虫药酒

【药物配比】全虫 30g　蜈蚣 10g　䗪虫 25g　白花蛇 30g　地龙 30g　黄芪 30g　黄精 20g　生麻黄 25g　生熟地各 10g　红花 20g　当归 20g　何首乌 20g（等共 32 味中药）

【功能主治】搜风散结，益精养血，补气散瘀，疏表开窍，治鱼鳞病。

【用法用量】每日服 3 次，每次服 20mL，餐后服（12 岁以下患者酌减，孕妇慎服）。另取上述中药入麻油 2500mL，浸泡 10 日，温火熬至药物枯黄，弃药渣后加入凡士林，水杨酸，羊毛脂等配成软膏（以凡士林调节软膏硬度），周身涂沫，每日 1 次，3 个月为 1 疗程。

【自制方法】上药研成粗末，过 2 号筛，用双层消毒纱布包裹后浸入 60° 优质白酒 250mL 中密封 7 日（秋冬季节时间延长），并不断搅动，以利于有效成分浸出。

【酒方来源】《中国民间疗法》

治疗外科疾病的药酒

跌打损伤

化瘀止痛酒

【药物配比】 丹皮 30g　肉桂 30g　桃仁 30g　生地黄汁 250mL　白酒 0.5L

【功能主治】 通经化瘀，止痛。跌打损伤，瘀血在腹。

【用法用量】 每日 3 次，每次 10~20mL，空腹温饮。或不拘时饮。

【自制方法】 将桃仁、丹皮、肉桂共捣为细末，与生地黄汁和酒同煎数十沸，取下候冷，过滤去渣，收储备用。

【宜忌】 孕妇忌饮此酒。

【酒方来源】 《验方新编》

石松浸酒

【药物配比】 石松 100g　白酒 1L

【功能主治】 祛风散寒，舒筋活络，除湿祛积。风寒湿痹，关节酸痛，皮肤麻木，四肢软弱，水肿，跌打损伤。

【用法用量】 每日 1 次，每次饮 30~50mL。

【自制方法】 取石松，拣净杂质，筛去灰屑，切段，置入净器中，入白酒浸泡，封口，14 日后开启，过滤后即可饮用。

【酒方来源】 《生草药性备要》

苏木行瘀酒

【药物配比】苏木 70g　白酒 0.5L

【功能主治】行血祛瘀，止痛消肿。跌打损伤，肿痛。

【用法用量】每日 3 次，每次饮 1 份，空心温饮。

【自制方法】将苏木捣成碎末，与水、酒各 500mL 同置于锅中，上火煎取 500mL，候温，过滤去渣，分作 3 份。

【宜忌】孕妇忌饮此酒。

【酒方来源】《民间单验方选编》

复方红花药酒

【药物配比】红花 100g　当归 50g　赤芍 50g　桂皮 50g　40％食用酒精适量

【功能主治】活血祛瘀，温经通络。跌打扭伤，经闭腹痛。

【用法用量】每日 3~4 次，每次服 10~20mL。也可外用涂擦跌打扭伤未破之患处。

【自制方法】将药干燥捣为粗末，用 40％食用酒精 1L，与药一起置净器中浸泡 10~15 天，密封，开启后过滤，补充一些溶剂续浸药渣，密封，3~5 天后开启，滤过，添加酒至 1L，装瓶备用。

【酒方来源】《中药制剂汇编》

复方红花苏木酒

【药物配比】红花 500g　苏木 2.5kg　两背针（皮）2.5kg　50％食用乙醇 7.5L　高粱酒 7.5L

【功能主治】活血祛瘀，消肿止痛。跌打损伤引起的瘀血肿痛。

【用法用量】每日 2 次，每次服 20~30mL。外用适量，擦患部至有灼热感。

【自制方法】将药置净器中，入食用乙醇、高粱酒浸泡，密封，15 天后开启，滤过去渣，装瓶备用。

【宜忌】孕妇、有内出血者忌服。

【酒方来源】《中药制剂汇编》

桃仁生地酒

【药物配比】桃仁 30g　生地黄汁 500mL　白酒 0.5L

【功能主治】疏通脉络，活血祛瘀。跌仆损伤经脉。

【用法用量】每次温饮 10~15mL，不拘时服。

【自制方法】先将桃仁去皮尖，捣成膏状，备用，再将地黄汁与白酒入锅中煮煎令沸，下桃仁膏再煎数沸，候温，过滤去渣备用。

【宜忌】孕妇忌饮此酒。

【酒方来源】《圣济总录》

穿山龙药酒

【药物配比】穿山龙 200g　50%食用乙醇 500mL　粮食酒 0.5L

【功能主治】舒筋、活血、止痛。跌打损伤、扭腰岔气、风湿症等。

【用法用量】每日 2 次，每次服 30mL。

【自制方法】将穿山龙洗净，切成片，用白纱布袋盛之，置净器中，加食用乙醇、粮食酒浸泡，密封，15 天后开启，滤过，室温下静置 48 小时，再过滤，装瓶备用。

【酒方来源】《中药制剂汇编》

续筋接骨酒

【药物配比】透骨草 10g　大黄 10g　当归 10g　白芍药 10g　丹皮 6g 生地 15g　土狗 10 个　土虱 30 个　红花 10g　自然铜末 3g　白酒 0.35L

【功能主治】接骨续筋，止痛。跌伤，打伤。

【用法用量】每日用 1 份药酒送服自然铜末 1g。

【自制方法】以上 10 味，除自然铜外，均捣为粗末，用好酒 350mL 煎取一半，候温，过滤去渣，分作 3 份。

【宜忌】孕妇忌饮此酒。

【酒方来源】《民间验方》

跌打风湿酒

【药物配比】勒党根 46g　小颗蔷薇根 46g　山花椒根 24g　三花酒 50°0.5L

【功能主治】散风祛湿，活血止痛。急性扭挫伤、风湿性关节炎、腰部劳损。

【用法用量】急性扭挫伤：口服，首次 100mL，以后为每次饮 50mL，每日 2 次。同时适量外擦。

风湿性关节痛、腰部劳损，晚睡时服 100mL，或每日 2 次，每次 50mL，120 天为 1 疗程，病重者可连服 1~2 个疗程。出现咽喉燥热，停药数天后可继续服用。

【自制方法】将药洗净，捣碎，置净器中，入酒浸渍，密封，15 日后开启，滤过澄清装瓶备用。

【酒方来源】《医药科技资料》，广西壮族自治区医药研究所，1972 年

跌打损伤酒

【药物配比】柴胡 12g　续断 6g　当归 12g　马钱子（去毛）6g　川芎 12g　骨碎补（去毛）6g　黄芩 6g　红花 4g　桃仁 6g　三棱 4g　五灵脂 6g　乳香（醋制）3g　赤芍 6g　苏木 6g　白酒 65°1L

【功能主治】舒筋活血，消肿止痛。跌打损伤，瘀血凝滞，肿痛不消，筋络不舒。

【用法用量】每日 2 次；每次服 30~60mL。也可外用涂擦患处。

【自制方法】将药共研为粗末，混匀，装入棉布袋内宽扎，与白酒共入罐内，密封浸泡，30 天后开启，去掉药袋，澄清滤过，装瓶备用。

【酒方来源】《中药制剂汇编》

风伤擦剂

【药物配比】生川乌、生草乌、生南星、生半夏、川红花、川芎、当归尾各 15 克　桃仁、白芷、木瓜、乳香、没药、威灵仙各 20 克　川椒 12 克　肉桂 10 克　泽兰 15 克　樟脑粉 20 克　冬青油适量　75%酒精 1500

毫升

【制法与服法】将前16味共研为粗末，置容器中，加入75%酒精，密封，浸泡1个月后开封，再加入樟脑粉，冬青油搅拌溶化，贮瓶备用。外用。每取此药酒适量涂擦患处，日涂擦3~4次。

【功效】活血散瘀，消肿止痛。适用于跌打损伤、筋肉肿痛。

活血酒

【药物配比】当归、川芎各15克　白芷、桃仁、红花、丹皮、乳香、没药各9克　泽泻12克　苏木12克　白酒1500~2000毫升

【制法与服法】将前10味捣为粗末，置容器中，加入白酒，密封，浸泡7天后，过滤去渣，即成。口服。每次服10~15毫升，日服3次。

【功效】活血止痛，逐瘀消肿。适用于跌打损伤。

追风活络酒

【药物配比】红曲、紫草、独活、红花、天麻、补骨脂（盐制）、血竭、川芎、乳香、没药、秦艽各20克　当归、防风各30克　木瓜、杜仲（盐制）、牛膝、北刘寄奴、制草乌、土鳖虫、白芷各10克　麻黄30克　白糖800克　白酒1500毫升

【制法与服法】将前21味，除红曲、紫草外，血竭、乳香、没药共研成细末，过筛混匀，余16味酌予碎断。上药各药与白酒、白糖同置罐内，于水浴中加热煮沸后，再入缸中，密封，浸泡30天后，滤取酒液，残渣压榨后回收残液中的酒液，合并滤过，贮瓶备用。

【功效】追风散寒，舒筋活络。适用于受风受寒、四肢麻木、关节疼痛、风湿麻痹、伤筋动骨等症。

跌打风湿药酒

【药物配比】五加皮50克　红花、生地黄、当归、怀牛膝、栀子、泽兰各40克　骨碎补、宽筋藤、千斤拔、枫荷桂、羊耳菊、海风藤各80克　细辛、桂枝、陈皮、苍术、木香各30克　莪术、甘草各50克　九里香、过江龙各160克　麻黄20克　白酒16000毫升

【制法与服法】将前 23 味捣为粗末，置容器中，加入白酒，密封，浸泡 30 天后，过滤去渣，即得。口服。每次服 15 毫升，日服 2 次。亦可外用，涂擦患处。

【功效】祛风除湿，活血散瘀。适用于跌打损伤、风湿骨痛、风寒湿痹、积瘀肿痛等。

复方红花酊

【药物配比】乳香、没药各 27 克　五加皮、川乌、草乌、川红花、木通、伸筋草、桃仁、威灵仙、当归、川续断各 63 克　40%乙醇 4000 毫升

【制法与服法】将前 12 味捣碎，置容器中，分 2 次加入 40%乙醇，密封，浸泡，第 1 次用乙醇 2000 毫升浸泡 4 天，过滤；第 2 次药渣用乙醇 2000 毫升浸泡 3 天，过滤。合并两次滤液，静置即得。浓度为 20%。外用。取此药酒揉擦患处，日擦 1~2 次。

【功效】散瘀消肿。适用于跌打损伤。

续筋接骨酒

【药物配比】透骨草、大黄、当归、赤芍、红花各 10 克　丹皮 6 克　生地 15 克　土狗（槌碎）10 个　土虱 30 个　自然铜末 3 克　白酒 350 毫升

【制法与服法】将前 10 味除自然铜末外全部粗碎，用白酒煎至减半，去渣，分做 3 份，备用。口服。每日服用 1 份，并送服自然铜末 1 克。

【功效】接骨续筋，止痛。适用于跌打损伤及骨折。

闪挫止痛酒

【药物配比】当归 6 克　川芎 3 克　红花 1.8 克　茜草、威灵仙各 1.5 克　白酒适量

【制法与服法】将上药加适量白酒煎服。以不醉为度，其渣外用敷伤处。

【功效】适用于闪挫伤，包括皮下组织、肌肉、肌腱、筋膜、关节囊、韧带（腱鞘、滑液囊、椎间盘纤维环、关节软骨盘）、血管、周围神经等组织，受伤后发生肿胀、疼痛、功能活动障碍等现象。

肿毒痈疽

大豆乌蛇酒

【药物配比】大豆 100g　麻子仁 100g　乌蛇（去头尾皮骨）12g　白酒 1.5L

【功能主治】祛风通络，攻毒，消肿止痛。热毒风肿，日夜疼痛。

【用法用量】不拘时候，量性饮之，常带酒气为好。

【自制方法】将以上 3 味，相和令匀，放甑内蒸，待熟后，去掉甑底物，用酒就甑中淋，候酒热再淋，凡此淋 7~8 遍，将酒入瓷瓶中密封，候冷，备用。

【酒方来源】《普济方》

牛蒡地黄酒

【药物配比】牛蒡子 100g　生地黄 100g　枸杞子 100g　怀牛膝 20g　白酒 1.5L

【功能主治】清热解毒，养阴凉血，益肝肾。风毒疮痈不瘥，四肢缓弱，腰膝酸困。

【用法用量】每空心温服 10~20mL，晚饭后再服，常令微醉为好。

【自制方法】以上 4 味中药，共捣为碎末，用白纱布袋盛之，置于净器中，入白酒浸泡，密封，春夏 7 日，秋冬 14 日开封，去掉药袋，过滤装瓶备用。

【酒方来源】《圣济总录》

石榴酒

【药物配比】酸石榴 7 个　甜石榴 7 个　党参 30g　苦参 30g　丹参 30g　苍耳子 30g　羌活 30g　清酒 1.5L

【功能主治】疏风消肿。头面热毒，皮肤生疮，面上生疖。

【用法用量】每日 3 次，每次 10～15mL，饭前温饮。可时饮时加酒，味薄即止。

【自制方法】先将石榴连皮捣烂备用；其余 8 味中药也捣成细末。然后把石榴与药末共置于瓷瓶中，入白酒浸泡，密封口。春夏 7 日，秋冬 14 日开启，过滤去渣，储瓶备用。

【酒方来源】《普济方》

地龙酒

【药物配比】地龙 5 条　乌芋 20g　白酒 0.1L

【功能主治】清热解毒，镇痉通络。出疹血热毒盛，黑陷不起。

【用法用量】1 次顿服。

【自制方法】将地龙去泥洗净，与乌芋共绞取汁，与酒匀和入锅中，上火煎数沸，去渣候温备用。

【酒方来源】《民间验方》

金蝉脱壳酒

【药物配比】大虾蟆（去内脏）1 个　土茯苓 150g　醇酒 2.5L

【功能主治】解毒，止痛，消疮痈。杨梅疮，结毒筋骨疼痛。

【用法用量】次日酒凉，饮之，以醉为度，无论冬夏，盖暖出汗为效。余存之斡，次日随量饮之，酒尽疮愈。

【自制方法】将上药同贮于瓶中，瓶口封严，重汤煮 40 分钟左右，香气出时取出，去渣备用。

【宜忌】服药酒期忌房事。

【酒方来源】《中国医学大辞典》

神效酒

【药物配比】人参 30g　没药 30g　当归尾 30g　甘草 15g　栝楼 1 枚　黄酒 1L

【功能主治】托毒，散毒。疮痈。

【用法用量】每日 1 份，细细饮之。

【自制方法】以上 5 味，共捣为粗末，与黄酒同上火煎煮，煎取 700mL，分作 4 份。

【酒方来源】《景岳全书》

麻黄宣肺酒

【药物配比】麻黄 30g　麻黄根 30g　白酒 0.5L

【功能主治】宣肺中郁气。酒糟鼻。

【用法用量】每 1~2 次，每次 20~30mL，早晚空腹温饮。饮后 1~3、5 日出脓成疮，十余日则脓尽，脓尽则红色退，先黄后白而愈。

【自制方法】将以上 2 味捣成粗末，用酒浸泡 24 小时，然后上火重汤煮约 1 小时，露 24 小时，过滤去渣，收储备用。

【酒方来源】《医宗金鉴》

蒲金酒

【药物配比】蒲公英 15g　金银花 15g　黄酒 0.1L

【功能主治】清热解毒。吹乳结痛（乳腺炎）。

【用法用量】早、晚饭后各服 1 份。药渣可贴敷患处。如不愈，可照前方再行配制。

【自制方法】将蒲公英、金银花同黄酒入锅内煎煮至半，去渣候温，分作 2 份。

【酒方来源】《验方新编》

解毒消疮酒

【药物配比】牛膝 30g　川芎 30g　羌活 30g　五加皮 30g　杜仲 30g 甘草 30g　地骨皮 30g　薏苡仁 30g　生地 200g　海桐皮 60g　白酒 2L

【功能主治】祛风解毒。杨梅疮，风毒腰痛。

【用法用量】每日 3 次，每次 10~15mL，饭前温饮。

【自制方法】以上 10 味，共捣为细末，用白纱布袋盛之，置于净器中，入白酒浸泡，封口；春夏 5 日，秋冬 10 日开封，去渣备用。

【酒方来源】《景岳全书》

皮肤癣疥

牛蒡蝉蜕酒

【药物配比】牛蒡根（或子）500g　蝉蜕 30g　黄酒 1.5L

【功能主治】散风宣肺，清热解毒，利咽散结，透疹止痒。咽喉肿痛，咳嗽，喉痒，吐痰不利，风疹、荨麻疹，疮痈肿痛。

【用法用量】每日 2~3 次，每次 10~20mL，饭前温饮。

【自制方法】将牛蒡根（或子）捣碎，与酒同置于瓶中，封口，3~5 日后开启，过滤去渣，即可饮用。

【宜忌】脾胃虚寒，腹泻者不宜饮用此酒。

【酒方来源】《民间验方》

石楠肤子酒

【药物配比】石楠叶 50g　地肤子 50g　当归 50g　独活 50g　白酒 0.5L

【功能主治】除风湿，和血止痒。

【用法用量】每日 3 次，每次 10~15mL，空腹温服。

【自制方法】以上 4 味，共捣为粗末，与酒共置于锅中，上火煎煮数十沸，候冷，过滤去渣，装瓶备用。

【酒方来源】《民间验方》

苦参天麻酒

【药物配比】苦参 500g　露蜂房 75g　天麻 80g　白藓皮 200g　黍（即黄米）5kg　细曲 750g

【功能主治】清热祛风，解毒疗疮。遍身白屑，搔之则痛。

【用法用量】每日 3 次，每次 10~20mL，可渐加至 30mL，饭后温饮。

【自制方法】将以上 4 味药，捣碎，用白纱布袋盛之，置锅内，加水

7.5L，煮取一半，去掉药袋，备用；细曲研细粉备用。然后将药液和细曲同置入缸中，搅匀，经3天3夜。再将黍煮半熟，沥半干，候冷，倒入药缸中，和匀，加盖密封，置保温处；14日后开启，压去糟渣，过滤装瓶备用。

【酒方来源】《民间验方》

苦参猬皮酒

【药物配比】苦参150g　露蜂房15g　刺猬皮（炙）1具　黍米1.5kg　细曲150g

【功能主治】清热解毒，燥湿杀虫。疥疮，周身瘙痒，阴痒带下，身白癞疮。

【用法用量】每日3次，每次10mL，饭前温饮。

【自制方法】以上3味中药，共为粗末，用白纱布袋盛之，置锅内，加水2.5L，煎至500mL，去掉药袋，备用；细曲研细末，备用。然后将药液和细曲末同置于缸中，加入半熟的黍米，搅匀封口，置保温处，14日后开启，压榨去糟渣，过滤装瓶备用。

【酒方来源】《证治准绳》

松叶酒

【药物配比】松叶500g　白酒1L

【功能主治】祛风，止痒，解毒。

【用法用量】日夜服尽，处温室中，衣盖出汗即愈。

【自制方法】将松叶切碎，与酒同煎，煮取300mL，候温备用。

【酒方来源】《普济方》

枳壳丹参酒

【药物配比】炒枳壳18g　秦艽15g　独活15g　肉苁蓉15g　丹参18g　陆英18g　松叶50g　白酒1L

【功能主治】疏风止痛。风痒，皮肤如虫行之状。

【用法用量】不拘时候，随量温饮。

【自制方法】以上7味，只捣成粗末用白夏布盛之，浸入酒中，7日后开启，去掉药袋去渣备用。

【酒方来源】《太平圣惠方》

枳壳陆英酒

【药物配比】枳壳（去瓤麸炒）90g　秦艽120g　丹参150g　独活12g　肉苁蓉120g　陆英100g　松叶250g　白酒2L

【功能主治】疏风止痒，透疹。风瘙瘾疹，或肤痒如虫行。

【用法用量】每日3次，每次10~15mL，可渐加至20mL。

【自制方法】以上7味，共捣为粗末，用白纱布袋盛之，置于净器中，用白酒浸泡，封口；7日后开封，去掉药袋，过滤去渣备用。

【酒方来源】《普济方》

菖蒲蛇蜕酒

【药物配比】菖蒲250g　天门冬250g　炮附子30g　麻子仁250g　茵芋15g　干漆（炒烟出）45g　苦参250g　生干地黄45g　远志45g　露蜂房15g　炙黄芪120g　独活75g　石斛75g　柏子仁500g　蛇蜕1公尺　秫米6kg　红曲500g

【功能主治】祛风气，消疥癣，和血脉，攻毒杀虫。白癜、白斑、疥癣，经年不瘥。

【用法用量】每日2次，每次10mL，早晚服用。药渣煎汤淋洗患处。

【自制方法】先将前15味药捣成粗末，入锅中加水12.5L，煎取5L，备用；细曲研细末，备用。次将秫米洗净，蒸煮至半熟，下笼，沥半干，备用。再将药汁、细曲、秫米同置于锅缸中，用柳枝搅拌匀，密封；21日后开封，压滤去糟渣，储入净瓶中备用。药渣可另煎汤，淋洗患处。

【酒方来源】《普济方》

蚺蛇酒

【药物配比】蚺蛇1条　羌活30g　白酒1L

【功能主治】辟瘟，解毒，杀虫。诸风痛痹，瘴气，癞风，疥癣，恶疮。

【用法用量】不拘时候，徐徐饮之。

【自制方法】以上2味，共捣为碎末，用白纱布袋盛之，置于净器中，用白酒浸泡，封口。7日后开启，去掉药袋，过滤备用。并可把药袋同细曲适当置于缸底，以糯饭酌量盖之，密封，10日后即可酿成蚺蛇酒。

【酒方来源】《本草纲目》

蝮蛇酒

【药物配比】蝮蛇1条　人参15g　白酒1L

【功能主治】祛风解毒。牛皮癣。

【用法用量】不拘时候，随量频饮。

【自制方法】将蝮蛇置于净器中，入白酒将其醉死，然后加入人参，封口，7日后开启，即可饮用。

【酒方来源】《中医临证备要》

瘿瘤与癌肿

内消浸酒

【药物配比】鲜仙人掌250g　羌活30g　炒杏仁30g　白酒1L

【功能主治】清热解毒，消肿。风热毒气，结成瘰疬。

【用法用量】每日空心温饮10~15mL，临睡前按上量再饮1次，以消为度。

【自制方法】将以上3味捣成粗末，用白纱布袋盛之，置于净瓶中，入酒浸泡，封口；7日后开封，去掉药袋，过滤备用。

【酒方来源】《普济方》

瓜蒌甘草酒

【药物配比】瓜蒌1枚　甘草12g　白酒少许

【功能主治】消肿化瘀。痈疔多日不消者。

【用法用量】临睡前温服。

【自制方法】先将瓜蒌、甘草研成腻粉，备用；每次用酒 20mL，水 20mL，量人虚实入腻粉少许（10~20g），上火煎 3~5 沸，去渣备用。

【酒方来源】《圣济总录》

立效酒

【药物配比】皂角刺（炒赤）30g　粉甘草 5g　乳香（另研）3g　没药（另研）3g　栝楼 9g　黄酒适量　好酒 0.25L

【功能主治】解毒止痛。痈疽瘰疬。

【用法用量】将煎好的药酒汁液温服。

【自制方法】将药捣成末，兑黄酒，于砂锅内搅匀，再入好酒慢火煎沸，去渣备用。

【酒方来源】《外科精要》

柳根酒

【药物配比】柳根（近水露出者）750g　糯米 750g　细曲 50g

【功能主治】消瘿。甲状腺肿大。

【用法用量】每日 3 次，空腹温饮。初饮 10mL，以后渐加之，以唇麻为度。

【自制方法】把柳根与水 2.5L 同入锅内，煎取一半，备用。将糯米洗净，上笼蒸半熟，沥半干，备用。细曲研细末，备用。将 3 者同置入缸内，搅拌匀，封口，置保温处；21 日后开启，压去糟渣，收储备用。

【酒方来源】《圣济总录》

复方黄药子酒

【药物配比】黄药子 1.2kg　海藻 1.2kg　浙贝母 900g　白酒 7~8L

【功能主治】软坚散结。地方性甲状腺肿。

【用法用量】每日 3 次，每次服 10mL。

【自制方法】将药共研成粗末，置净器内，加白酒，隔水加热，不时搅拌至沸，取出，连酒带药倒入坛中，趁热封闭，静置 10 天，滤过装瓶备用。

【酒方来源】《串雅内编》

海藻酒

【药物配比】海藻 500g　黄酒 1.5L

【功能主治】消痰结，散瘿瘤。瘿瘤，瘰疬疝气，如淋巴结核，甲状腺肿大，甲状腺瘤，睾丸结核等。

【用法用量】每次饭后取海藻酒 30mL 饮之。酒尽将海藻爆干，捣为末，酒调 3g 服之，每日 3 次，以瘥为度。

【自制方法】将海藻洗净，置于净器中，用黄酒浸泡 24 小时，过滤后即可饮用。

【酒方来源】《本草纲目》

黄药酒

【药物配比】黄药子 500g　无灰酒 2.5L

【功能主治】散结消瘿，清热解毒。瘿肿（甲状腺瘤，淋巴结肿大）。

【用法用量】每日 2 次，每次 10mL。勿绝酒气，经 3~5 日自觉肿消停饮。

【自制方法】把黄药子与无灰酒置于净瓶中，封口，以糠火烧 1 小时，用火时不可多，唯烧至酒气香味出，瓶口有津出即停火，候酒冷，过滤去渣，即可饮用。

【宜忌】孕妇忌饮此酒。

【酒方来源】《本草纲目》

红花血竭酒

【药物配比】红蓝花 50g　血竭 50g　葡萄酒 4L

【功能主治】治血散瘀，噎膈拒食。

【用法用量】每日 2~3 次，每次 10mL，徐徐咽下。

【自制方法】以上 2 味，共研细末，用白纱布袋盛之，入葡萄酒浸泡，封；5~7 日后开封，去掉药袋，澄清后即可饮用。

【酒方来源】《本草纲目》

断膈酒

【药物配比】松萝 36g　甘草 36g　恒山 108g　瓜蒂 21 枚　水 0.9L 酒 0.9L

【功能主治】涌吐痰热。胸膈痰游积热。

【用法用量】将煮好的汤液分 3 次服，取吐。

【自制方法】用水、酒煎药，煮之减半即成。

【酒方来源】《千金方》《本草纲目》

蜂房全蝎酒

【药物配比】露蜂房 40g　全蝎 40g　山慈姑 50g　白僵蚕 50g　蟾蜍皮 30g　酒 1L

【功能主治】攻毒、杀虫。食道癌、胃癌。

【用法用量】每日 3 次，每次空腹饮 10~15mL。

【自制方法】将药洗净，捣碎，用白纱布袋盛之，置净器中，入酒浸泡，密封，7 日后开启，去掉药袋，过滤装瓶备用。

【酒方来源】《药酒验方选》

噎膈酒

【药物配比】荸荠 120g　厚朴（姜炒）30g　陈皮 30g　蔻仁（炒）30g　白糖 120g　桔饼 30g　冰糖 120g　蜂蜜 60g　白酒 3L

【功能主治】和中养胃。脘膈不利，饮食不下。

【用法用量】每日 3 次，每次服 50~100mL。

【自制方法】以上 8 味，置净器中，入白酒浸泡，密封，15 日后开启，去渣备用。

【酒方来源】《验方新编》

乳 痈

远志酒

【药物配比】远志（不以多少，汤洗去泥去心）

【功能主治】能托散诸毒，治一切痈疽发背，疗毒，恶候浸大，治乳痈尤效。

【用法用量】饮酒，以药渣敷痛处。

【自制方法】上药研末 3 钱，加酒一盏，调和，取上清液。

【酒方来源】宋·《三因极一病证方论》

橙调酒

【药物配比】甜橙 1 个　黄酒 1 汤匙

【功能主治】乳腺炎，红肿硬结，疼痛等病症。

【用法用量】1 次服完，每日 2 次。

【自制方法】甜橙一个，去皮、核，以洗净纱布绞汁，另加黄酒 1 汤匙，温开水适量。

【酒方来源】明·《滇南本革》

栝楼酒

【药物配比】黄栝楼（连皮及瓢子，剉碎）一二个

【功能主治】乳痈疮，如觉初时，就服此药，即时痛止，便不成疮；如已成疮，服之其疮自穿，而痛自止。

【用法用量】时时温服。

【自制方法】上药用无灰酒一二升，在沙瓶内煮成 1L，去滓。

【酒方来源】明·《普济方》

神效栝楼酒

【药物配比】黄栝楼（子多者去皮焙为细末，如急用只研烂）1个
川当归（洗去芦，焙，切细）0.5两　生甘草0.5两　滴乳香（另研）1
钱　通明没药（另研）2.5钱

【功能主治】治妇女乳痈奶痨，能杜绝病根，如果毒气已成，也能化
脓为黄水，毒未成可以消散。

【用法用量】1L清汁分为3服，饭后服。

【自制方法】上药用无灰酒3L，一同放在银石器中，慢火熬取1L
清汁。

【酒方来源】清·《种福堂公选良方》

蛇虫咬伤

水蓼酒

【药物配比】水蓼（不拘多少）

【功能主治】治蜂螫及中水毒寒热。

【用法用量】每次1合，酒斗盏，调匀服，日服3次。

【自制方法】上药捣取汁。

【酒方来源】宋·《圣济总录》

复方山扁豆酒

【药物配比】山扁豆（全草）25g　金牛远志（全草）25g　瓜子金
（全草）25g　卵叶娃儿藤根25g　无患子25g　乌桕根2.5g　六棱菊（全
草）15g

【功能主治】清热解毒、消肿止痛，用于毒蛇咬伤。

【用法用量】口服，成人每次2汤匙，每隔1小时1次，每日三四次，
儿童酌减。

【酒方来源】《全国中草药汇编》

酒精蜈蚣液

【药物配比】活蜈蚣 10 条

【功能主治】熄风、止痉、止痛，治瘰疬及毒蛇咬伤，虫伤。

【用法用量】治黄蜂蜇伤：用棉签蘸蜈蚣液涂搽伤处，1 次即可止痛、消肿。治毛虫或毛虫丝状物落在身上引起皮肤过敏，搽 1 次即除敏止痒。治蜈蚣咬伤：先将伤口处的瘀血挤净，再涂蜈蚣液，或用上液清洗伤口及周围，涂两次可消肿止痛。治蜘蛛及其他毒虫咬伤也可用此药。

【自制方法】取 500mL 广口瓶 1 个，盛满 95% 乙醇（酒精），将活蜈蚣 10 条放入瓶中，盖严，浸泡 1 周后即可使用。浸泡时间越长，药效越佳。

【酒方来源】《新中医》

蛇不见酒

【药物配比】蛇不见 15g　滴水珠 15g　七叶一枝花 6g　青木香 10g　异叶茴芹 10g

【功能主治】解毒消肿祛瘀，治疗蛇咬伤。

【用法用量】每次口服 10~30mL，每日服 2 次，连服 7~10 日。局部用拔火罐吸出毒液，另将蛇不见 25g，滴水珠 25g 加食醋 20mL 捣烂敷局部，每日换药 1 次，直至肿消。

【自制方法】上药煎汤，或加白酒 10mL，黄酒 30mL。（发热者不加酒）

【酒方来源】《中国中西医结合杂志》

蛇伤酒

【药物配比】山扁豆　瓜子金　一支箭　两面针果适量

【功能主治】清热解毒，主治毒蛇咬伤。

【用法用量】首次量以微醉为度，以后每 3 小时服 1 次，每次服 10~15mL，小孩酌减。但尚须视病情轻重，酌情加减药量，病情控制后改为日服三次，至愈为止。

【自制方法】按比例取上药共研为细末，加入米双酒浸泡两星期后即可服用。

【酒方来源】《广西中医药》

外科虚证

长春药酒

【药物配比】黄芪（蜜炙，煎膏）12 两　大生地（钢刀切片）6 两　金银花、当归各 4 两　甘草（去皮，蜜炙）1.5 两　地骨皮　（甘草水洗）2 两　广陈皮（去白）1 两

【功能主治】外科虚证及劳伤虚损。

【用法用量】适量饮服。

【自制方法】用白糖米 2 斗，做酒酿一瓮，将上药后 6 味用绵包好，入瓮内，隔汤煮三炷香，将黄芪膏倾入，再煮三炷香，将瓮埋地下三尺余深，7 日 7 夜，取起滤液待用。

【酒方来源】清·《成方切用》

〔附〕《成方切用》作者吴仪洛说：此酒不特外科虚证极妙。凡劳伤虚损服之，无不神效。所以苏州陆德敷家以此酒驰名于天下也。

脱　疽

祛寒通络药酒

【药物配比】熟附子 45g　细辛 15g　红花 60g　丹参 60g　土元 30g　苏木 30g　川芎 30g　大枣 20 枚

【功能主治】治血栓闭塞性脉管炎。

【用法用量】每日 2 次，每次 30g。

【自制方法】将上述药物浸于 1500mL 白酒中，1 周后即可使用。

【宜忌】如局部红肿溃烂坏死，属湿热壅滞者，切不可用该酒，因本酒性温偏热，只宜寒湿血瘀者使用。

【酒方来源】《治疗与保健药酒》

脉管炎酒

【药物配比】爬山猴 350g　白酒 1000mL

【功能主治】通络消炎，用于脉管炎。

【用法用量】口服，每次 15mL，每日 3 次。

【自制方法】将爬山猴研成细粉，先用白酒湿润后，置于密器内，加入白酒，按冷浸法，浸渍 7 日即得。

【宜忌】高血压患者忌用。

【酒方来源】《中药制剂汇编》

烧　伤

当紫芷酒

【药物配比】全当归 22g　西紫草 19g　生白芷 18g

【功能主治】生肌活血、消炎止痛。主治烧伤。

【用法用量】用棉棒蘸药液，涂于患处，每日 4~6 次。

【自制方法】95% 乙醇（酒精）200mL，将以上药物装入大口瓶中，然后倒入乙醇，盖住瓶口浸泡 24 小时即可使用。

【酒方来源】《山西中医》

枣黄液

【药物配比】酸枣仁皮　黄柏等量

【功能主治】收敛、消炎、镇痛，抗感染，治烧烫伤。

【用法用量】暴露烧烫伤创面,有水泡者,剪除水泡,局部用3%双氧水及生理盐水冲洗,待创面清洁后,用枣黄液直接喷洒,再用无菌纱布覆盖。每3小时喷洒1次,保持药液湿润。

【自制方法】上药研粗末,泡在75%醇(酒精)中,使液面高出药末1cm为宜,1周后滤去药渣,密封备用。

【酒方来源】《四川中医》

鸡蛋清外涂酒

【药物配比】鸡蛋清3个 白酒10毫升

【制法与服法】鸡蛋清置容器中,加入白酒,搅匀入温水内炖至半熟,搅如糊状,候冷即成。外用,涂患处。

【功效】消肿止痛。适用于烧伤、烫伤等。

前列腺增生

补肾活血酒

【药物配比】生地50g 熟地50g 龟版胶50g 鹿角胶50g 海狗肾60g 黄狗肾60g 四骨60g 海龙海燕60g 蛤蚧50g 枣皮50g 龙骨60g 茯神60g 上桂50g 菟丝子50g 金樱子50g 益智仁60g 合欢皮60g 山药60g 杜仲50g 牛膝50g 五味子60g 枸杞50g 鹿茸30g 冬虫夏草30g 覆盆子50g 锁阳50g 酸枣仁60g 何首乌60g 女贞子30g 旱莲草30g 当归50g 川芎50g 红花 紫梢花 酒

【功能主治】补肾活血,治疗前列腺增生症。

【用法用量】每次饮用50mL,每日饮服2次,视患者酒量及体质状况酌作加减。1月为1疗程。一般服1~3疗程。

【自制方法】将上药研为细末,与酿制好的酒冲兑而成。药酒38%,每瓶500mL装。

【酒方来源】《湖南中医杂志》

肠梗阻

麸荚葱姜酒

【药物配比】麦麸 500g　皂荚 250g　葱白 10～15 根　生姜 30g　白酒 150mL

【功能主治】辛散温通，蠕动肠道，解除肠道梗阻。

【用法用量】以上药液与麦麸装布袋热敷腹部，冷后再制一袋轮流热敷，直至肛门排气，腹胀消失。

【自制方法】上 3 味药加入麦麸中，于热锅中炒热约 10 分钟，将白酒徐徐兑入拌匀，使麦麸湿润，装入布袋中。

【酒方来源】《四川中医》

多子酒

【药物配比】枸杞子 250g　桂圆肉 250g　核桃肉 250g　白米糖 250g　烧酒 7000ml　糯米酒 500ml

【制法与服法】以上前 4 味入布袋，置容器中，加入烧酒和糯米酒，密封，浸泡 21 天后去渣即成。日服 2 次，每次服 30ml。

【功效】补肺肾，祛风湿，活血通络。适用于肾虚遗精、前列腺炎等。

山枝根酒

【药物配比】山枝根皮 250g　白酒 2500ml

【制法与服法】将上药洗净、切碎，置容器中，加入白酒，密封，浸泡 10 天，过滤去渣即成。口服。每次服 30 毫升，日服 2 次。

【功效】补肺肾、祛风湿、活血通络。适用于前列腺炎、肾虚遗精。

治疗妇科疾病的药酒

调经止带

芍药黄芪酒

【药物配比】白芍药 100g　黄芪 100g　生地黄 100g　炒艾叶 30g　黄酒 1L

【功能主治】调经止带。妇女月经过多，赤白带下，行经腹痛，四肢拘挛作痛。

【用法用量】每日 3 日，每次 10~20mL，饭前温饮。

【自制方法】以上 4 味，共捣成粗末，用白纱布袋盛之，置于净器中，用酒浸泡，封口，3 日后开启，去掉药袋，过滤去渣即饮用。

【酒方来源】《验方新编》

鸡冠花酒

【药物配比】白鸡冠花（晒干为末）180g　米酒 1L

【功能主治】凉血止血。妇女赤白带下。

【用法用量】每日 1 次，每次 30~50mL，清晨温饮。

【自制方法】将白鸡冠花末连同米酒一同置瓶中浸泡，封口；5~7 日后开启，过滤去渣，即可饮用。

【酒方来源】《中药大辞典》

当归元胡酒

【药物配比】当归 15g　元胡 15g　制没药 15g　红花 15g　白酒 1L

【功能主治】活血，行瘀。月经欲来腹中疼痛。

【用法用量】每日 2 次，每次 10~15mL，早晚空腹温饮。

【自制方法】以上 4 味，共捣为粗末，用白纱布袋盛之，置于净器中，入白酒浸泡，封口。7 日后开启，去掉药袋，过滤去渣备用。

【酒方来源】《儒门事亲》

【宜忌】孕妇忌饮此酒。

当归红花酒

【药物配比】当归 30g　红花 20g　丹参 15g　月季花 15g　米酒 1.5L

【功能主治】理气活血，调经养血。月经不调，痛经等。

【用法用量】每日 2 次，每次 15~30mL，空腹温饮。

【自制方法】以上 4 味，共研细末，用白纱布袋盛之，置于净器中，入米酒浸泡，封口；7 日后开启，去掉药袋，澄清后即可饮用。

【酒方来源】《本草纲目》

红蓝花酒

【药物配比】红蓝花 20g　白酒 0.2L

【功能主治】行血，润燥，消肿，止痛。妇女中风症，风寒容于胞内，血凝气滞所致腹中刺痛。

【用法用量】每次服 50mL，不止再服。

【自制方法】把红蓝花与白酒同入锅中，煎减至半，去渣，候冷，即可饮用。

【宜忌】孕妇忌饮此酒。

【酒方来源】《金匮要略》

种玉酒

【药物配比】全当归 150g　远志 150g　甜酒 1.5L

【功能主治】活血通经，调和气血。妇女经水不调。不能受孕，或气血不足，难以孕育。

【用法用量】每晚温服，随量饮之，不可间断，用完依法再制。

【自制方法】将全当归切成碎末，远志捣成粗末；二者和匀，用白纱布袋盛之，置于净器中，以好甜酒浸之，封口。7 日后开启，去掉药袋，过滤后装瓶备用。

【宜忌】有溃疡病及胃炎者慎饮本酒。

【酒方来源】《民间验方》

胎前产后

大补中当归酒

【药物配比】当归40g　续断40g　肉桂40g　川芎40g　干姜40g　麦冬40g　芍药60g　吴茱萸100g　干地黄100g　甘草30g　白芷30g　黄芪40g　大枣 20 个　黄酒 2L

【功能主治】补虚损。产后虚损，小腹疼痛。

【用法用量】每日 3 次，每次 15~20mL，饭前温饮。

【自制方法】将以上 13 味中药，捣成粗末，用白纱布袋盛之，置于净器中，用黄酒浸泡 24 小时，加水 1L，上火煮取 1.5L，候冷，去掉药袋，过滤备用。

【酒方来源】《千金方》

王瓜酒

【药物配比】王瓜、黄酒各适量

【功能主治】清热生津，消瘀，通乳。消渴、黄疸，噎膈反胃，痈肿，慢性咽喉炎，妇女月经闭止，产后乳汁滞少。

【用法用量】每日 1 次，饮酒，细咬王瓜下。

【自制方法】用酒适量煮王瓜烂熟。

【酒方来源】《民间验方》

升麻酒

【药物配比】升麻 100g　清酒 1L

【功能主治】益气止血。产后恶血不止，或经月，半年，一年。

【用法用量】每日 2 次，每次 30~50mL，空腹温服。服后当吐下恶物，勿怪。

【自制方法】把升麻与清酒置锅内，武火煮沸，文火煎至一半，过滤去渣，收起备用。

【酒方来源】《千金翼方》

火麻仁酒

【药物配比】火麻仁 160g　白酒 0.5L

【功能主治】润肠通便，兼补中虚。老年人和妇女产后及热性病后血亏津液少的肠燥，大便秘结和小腹胀满疼痛。

【用法用量】每次饭前，随量温饮。

【自制方法】将火麻仁炒香后捣碎，置于净瓶中，入好酒浸泡，封口；3 日后开启，过滤后备用。

【宜忌】切勿过量致酒醉。

【酒方来源】《太平圣惠方》

当归独活酒

【药物配比】独活 60g　大豆 500g　当归 10g　黄酒 1.5L

【功能主治】祛风补血。产后血虚，中风口噤。

【用法用量】每日 3 次，每次 10~15mL，空腹温饮。

【自制方法】先将独活、当归捣碎，置净器中，用酒浸泡，24 小时后，再将大豆炒之，令青烟出，投酒中，封闭，候冷，去渣，过滤，装瓶备用。

【酒方来源】《民间验方》

当归地黄酒

【药物配比】生地黄 50g　当归尾 50g　黄酒 0.5L

【功能主治】补血，止血。产后血崩，腹痛。

【用法用量】每日 3 次，每次 20mL，空腹温饮。

【自制方法】以上 2 味，共为粗末，入锅中与黄酒同煎数百沸，然后过滤去渣，装瓶备用。

【酒方来源】《民间验方》

竹茹酒

【药物配比】青竹茹 60g　阿胶 20g　黄酒 0.4L

【功能主治】解痛，舒经，止血，安胎。妊娠失坠，胎损腹痛，下血。

【用法用量】分为 3 服，早、午、晚各饮 1 服，即安。

【自制方法】将青竹茹切碎，与阿胶一同入黄酒中，上火煮数十沸，待阿胶烊化，去渣候冷备用。

【酒方来源】《太平圣惠方》

刘寄奴酒

【药物配比】刘寄奴 10g　甘草 10g　白酒 0.1L

【功能主治】破血通经，散瘀止痛。女子产后瘀阻血滞。

【用法用量】1 次温饮。

【自制方法】将刘寄奴与甘草捣碎，置于锅中，入白水 200mL，煎取 100mL，再入白酒 100mL，煎取 100mL，去渣备用。

【宜忌】孕妇忌饮用此酒。

【酒方来源】《简易效方》

鱼灰酒

【药物配比】鲤鱼头（瓦上烧灰）5 枚　黄酒 0.5L

【功能主治】通络下乳。妇女产后乳汁不下。

【用法用量】每日 3 次，每次 15～20mL，空心温饮。

【自制方法】上 1 味，细研为散，与黄酒同煎数沸，候冷，去渣备用。

【酒方来源】《民间验方》

通草酒

【药物配比】通草 30g　钟乳 60g　米酒 0.4L

【功能主治】通乳。乳汁不行。

【用法用量】不拘时，频频效之。

【自制方法】将通草切碎，石钟，捣研成细末。然后二者与米酒一同置于瓶中，放在近火处煨 3 昼夜后，过滤去渣，即可饮用。

【酒方来源】《千金方》

胶艾酒

【药物配比】阿胶 30g　艾叶 20g　川芎 20g　白芍药 20g　甘草 20g 当归 30g　生地 30g　黄酒 0.5L

【功能主治】补血安胎。妊娠顿仆失踞，胎动不安。

【用法用量】每日 3 次，每次 1 份，分早、午，晚服用。

【自制方法】以上 7 味，与黄酒、水各 500mL 同入锅中，煮取 500mL，过滤后分成 3 份。

【酒方来源】《千金方》《金匮要略》

闭　经

白鸽煮酒

【药物配比】白鸽（去毛，洗净，去肠）1 只　血竭 30g

【功能主治】干血痨。

【用法用量】将鸽肉分 2 次食用。酒徐饮完。

【自制方法】将血竭纳入白鸽肚中，用针线缝住，用好酒 1L 煮百沸令熟。取下待温备用。

【酒方来源】清·《串雅内编》

通经酒

【药物配比】牛膝 1 斤　麻子仁（蒸）3 斤　土瓜 3 两　桃仁（熬、去皮尖双仁）2L

【功能主治】通经，治疗闭经。

【用法用量】每日1次，每次服5合，渐增至1L，多饮更佳。

【自制方法】上药以酒一斗5L渍5宿。

【酒方来源】唐·《千金翼方》

桂心通经酒

【药物配比】火麻仁　菴子　牛膝（去指）　射干　土瓜根　桃仁（捣浸去皮尖双仁，麸炒微黄）　桂心　穷底墨各2两

【功能主治】妇人月经不通，无子。

【用法用量】温服每次一小盏。

【自制方法】上药剉细，以酒2L，浸3日。

【酒方来源】宋·《太平圣惠方》

桂心牡丹酒

——原名"桂心酒"

【药物配比】桂心　牡丹　芍药　牛膝　干漆　土瓜根　牡蒙各4两　吴茱萸1L　大黄3两　黄芩　干姜各2两　虻虫200枚　䗪虫　蛴螬　水蛭各70枚　乱发灰　细辛各1两　僵蚕50枚　火麻仁　灶突墨3L　干地黄6两　虎杖根　鳖甲各5两　菴子2L

【功能主治】月经不通，结成瘕痕。

【用法用量】初服2合，每日2次，加至每次三四合。

【自制方法】上24味，切细，以酒4斗分2瓮，浸7日，并为1瓮，搅匀，再分作2瓮。

【酒方来源】唐·《千金要方》

常春酒

【药物配比】常春果200g　枸杞子200g

【功能主治】赢瘦虚弱，腹中冷痛，妇女经闭。

【用法用量】每日3次，每次空腹饮一二杯。

【自制方法】上2味，捣碎裂，盛于瓶中，用好酒1500mL浸泡7日

开取。

【酒方来源】《药酒验方选》

痛　经

山楂酒

【药物配比】山楂　白酒

【功能主治】劳动过度，身痛，疲倦，妇女痛经等。并可帮助消化，降血脂。

【用法用量】每日 2 次，每次 10～20mL。最后所剩的山楂可拌白糖食用。

【自制方法】干山楂洗净，去核，放入 500g 装的细口瓶内约半瓶，再添加 60°白酒至满瓶（约 300mL）密封瓶口，每日振摇 1 次，1 周后可饮用。边用边添加白酒（约 200mL）。

【酒方来源】《药膳食谱集锦》

归芪酒

【药物配比】当归、黄芪各 150g　红枣 100g　酒 500mL

【功能主治】痛经。

【用法用量】每饮 10mL，1 日 3 次，7 日为 1 疗程，行经前 5 日始服。

【自制方法】当归、黄芪洗净，切片，加红枣 100g 置绢袋内，投入盛酒容器，加盖密封。

【酒方来源】《中国食疗学》

香附根酒

【药物配比】香附根 60g　白酒 250mL

【功能主治】理气解郁，调经止痛，适用于痛经之症。

【用法用量】不拘时候。频频饮之。

【自制方法】将香附根洗净切碎，用水，白酒各 250mL，浸泡 3~5 日，去渣。

【酒方来源】《药酒验方选》

红归酒

【药物配比】红花 10g　益母草 60g　当归 10g　川芎 5g　黑胡椒 7 粒　白酒 500mL

【功能主治】活血祛瘀，通经止痛。主治痛经。

【用法用量】每日早晚各服 1 次，每次服 20mL。连服 1 个月经周期为 1 疗程。

【自制方法】以上诸药，用白酒 500mL 浸泡 48 小时即可服用。

【酒方来源】《成都中医学院学报》

当归红花酒

【药物配比】当归 15g　红花 10g

【功能主治】活血止痛，补血调经，治疗痛经。

【用法用量】月经来潮前 4 日开始服用，每日服 3 次，每次服 10mL，重症患者可服 15~20mL，月经来潮后再继续服用 3 日，7 日为 1 疗程，连服 3 个月经周期。

【自制方法】将当归、红花二药粉碎成粗粉，用白酒（55%）少许湿润 48 小时，然后装渗漉桶，用 250mL 白酒进行渗漉，漉液用沙滤棒抽滤，分装即得。

【酒方来源】《黑龙江中医药》

月经不调、不孕

种子药酒

【药物配比】淫羊藿 250g　怀生地 120g　枸杞子 60g　胡桃肉 120g

五加皮 60g

【功能主治】振奋肾阳，补益精血。用于肾阳虚衰、肾精不足所致的不孕（不育）症。

【用法用量】适量饮服。

【自制方法】上药切片，以适量的白酒浸泡，容器封固后，隔水加热至药片蒸透，取出放凉，再浸数日，即可启用。

【宜忌】酒性温热，阴虚火旺者不宜使用，在服酒期间应慎房事，并采取避孕措施，避免乙醇伤及胎儿。

【酒方来源】清·《冯氏锦囊秘录》

种玉酒

【药物配比】当归（切片）5 两　远志肉（用甘草汤洗 1 次）5 两

【功能主治】治妇女经水不调，气血不和，不能受孕，或生育一胎之后，停隔多年，服此酒百日即能怀妊，如气血不足，经滞痰凝者，服半年自能见效。

【用法用量】晚上温服缌随量饮之，慎勿间断，服完，照方再制。另月经干净之后，每日用青壳鸭胥 1 个，以针刺孔 7 个，用蕲艾五分，水一碗，将蛋安于艾水碗内，饭锅上蒸熟食之，每月多则吃五六个，少则二三也可。

【自制方法】上 2 味，用稀夏布袋盛，以白酒 5L 浸药，盖好，浸7 日。

【酒方来源】《历代名医良方注释》

调经酒

【药物配比】当归、川芎、吴萸（泡去苦味）各 4 两　白芍（炒）、白茯苓、陈皮、延胡索、丹皮各 3 两　熟地 6 两　香附末（醋炒）6 两小茴香（盐炒）、砂仁各 2 两

【功能主治】调经。

【用法用量】适量饮服。

【自制方法】上药入火酒 30 斤，南酒 20 斤同煎。

【酒方来源】清·《奇方类编》

参茸补血露

【药物配比】当归 15g　川芎 12g　丹参 30g　鹿茸 6g　枸杞子 9g　五味子 9g　白豆蔻 9g　焦白术 15g　莲子肉 15g　茯神 12g　远志 15g　石菖蒲 15g　甘草 12g　首乌 12g　生地 15g

【功能主治】温阳、祛瘀、补血添精、安神健脾。适用于因肾阳虚、精血不足、瘀血停滞所致的经闭、月经过多、带下诸症。阳虚精血不足的不孕、不育症。

【用法用量】每次 1 盅，1 日 3 次，口服。

【自制方法】上药盛入绢袋，用白酒 2500mL，白糖适量同置罐中，密封，放锅中隔水煮 3 小时，取出晾冷，埋土中 3 日出火毒，5 日后即可过滤取酒液服用。

【宜忌】该酒性偏温热，凡虚而有热者不宜使用该酒。

【酒方来源】《全国中药成药处方集》《治疗与保健药酒》

玫瑰酒

【药物配比】玫瑰花根 6~10g

【功能主治】月经不调。

【用法用量】早晚各服 1 次。

【自制方法】上药水煮后，冲入黄酒和红糖。

【酒方来源】《中国食疗学》

麻子酿酒

【药物配比】麻子一石　法曲一斗

【功能主治】服之令人肥健。治伤寒风湿，手足疼痹，妇人带下，经来不调，产后恶露不净。

【用法用量】适量温服。

【自制方法】上药先捣麻子为末，用水 2 石放入釜中，蒸麻子极熟，炊 1 石米倒出去滓，随汁多少如常酿法，候熟取清。或麻子浸酒 1 宿，去滓饮酒。

【酒方来源】唐·《千金要方》

带　下

芍药酒

【药物配比】芍药、黄芪、生地黄各3两　艾叶1两
【功能主治】治妇人血伤兼赤白带下。
【用法用量】饭前随量温饮之。
【自制方法】上药切细，如麻豆大，用绢袋盛酒，1斗，浸1宿。
【酒方来源】宋·《圣济总录》

厚朴酒

【药物配比】厚朴（如手指大）长4寸　桂1尺
【功能主治】治妇人下焦虚冷，膀胱肾气损伤虚弱，白带过多。
【用法用量】空腹1次服完。
【自制方法】以酒5L，煮两沸，去药渣，并将桂研粉调入酒中1夜。
【酒方来源】唐·《千金要方》

产后诸疾

地黄姜汁酒

【药物配比】生地黄汁1L　生姜汁1合　清酒2L
【功能主治】逐血调中，适用于产后恶露不净。
【用法用量】每次温服一小盏，每日3次。
【自制方法】上药先煎地黄汁三五沸，次入生姜汁，并酒再煎一二沸。

【酒方来源】 明·《普济方》

红曲酒

【药物配比】 红曲
【功能主治】 治腹中及产后瘀血。
【用法用量】 煮饮。
【自制方法】 红曲浸酒。
【酒方来源】 明·《本草纲目》

黑豆羌活酒

——原名"黑豆酒"

【药物配比】 黑豆 1L 羌活 1 两
【功能主治】 祛风邪，养阴血，去恶露，通乳脉。治疗产后恶露不净、乳少。
【用法用量】 适量饮服。
【自制方法】 净黑豆炒令甚熟，以无灰酒 5L 淋之，加羌活同浸即得。
【酒方来源】 明·《普济方》

没药酒

【药物配比】 没药 0.5 两
【功能主治】 产后血晕及腹痛。
【用法用量】 温服，每次服 1 盏。
【自制方法】 上 1 味，用酒三盏，将没药磨尽，每服一盏，煎沸。
【宜忌】 本方适用于瘀血上攻引起的血晕、腹痛。
【酒方来源】 宋·《圣济总录》

红蓝花酒

【药物配比】 红蓝花 2 两
【功能主治】 疗血晕，神志不清，烦闷，言语错乱及产后恶血不尽，腹中绞痛，及治胎死腹中不下。

【用法用量】分2次服。

【自制方法】上药为末，分2服，每服温酒2盏。

【酒方来源】明·《普济方》

地黄煮酒

【药物配比】黄酒200mL　生地黄6g　益母草10g

【功能主治】产后崩漏，出血不止，心神烦乱。

【用法用量】每次温饮50mL，每日2次。

【自制方法】黄酒倒入瓷杯中，再加后二药，把瓷杯放在有水的蒸锅中加热蒸炖20分钟。

【酒方来源】宋·《太平圣惠方》；《药膳食谱集锦》

王瓜酒

【药物配比】王瓜

【功能主治】治乳汁不下。

【用法用量】饮酒嚼王瓜下，其乳自通。

【自制方法】王瓜不计多少，用酒煮至烂熟。

【酒方来源】明·《普济方》

羌活酒

【药物配比】羌活（切）4两

【功能主治】产后腹痛不止。

【用法用量】分数次服。

【自制方法】上药以酒2L煮取1L。

【酒方来源】明·《普济方》

桂心酒

【药物配比】桂心3两

【功能主治】治产后腹痛及卒心痛。

【用法用量】分 3 次服，每日 3 次。

【自制方法】上药用酒 3L，煮取 2L，去渣。

【酒方来源】唐·《千金要方》

归芍姜桂酒

【药物配比】当归 2 两　生姜 3 两　桂心 3 两　芍药 2 两

【功能主治】产后恶露下多少得所，冷热得调，更无余状，但觉腹内切痛，时缓时痛。

【用法用量】分 3 次服用。

【自制方法】上四味药切细，以水、酒各 3.5L，煮取二半三合，去药渣。

【宜忌】忌生葱。

【酒方来源】唐·《外台秘要》

生牛膝酒

【药物配比】生牛膝 5 两

【功能主治】活血化瘀，壮筋骨，补虚损，除久疟，消癥坚。适用于产后腹中苦痛，小户嫁痛连日；久疟；腹中有物坚如石，痛如斫刺，昼夜啼呼，小儿口疮等症。

【用法用量】分 2 次服。

【自制方法】上药 5 两，以酒 5L，煮取 2L，去渣，若用干牛膝根，酒渍 1 宿，然后可煮。

【酒方来源】晋·《肘后备急方》、唐·《千金要方》《外台秘要》、明·《普济方》《本草纲目》

乌雄鸡酒

【药物配比】黑雄鸡 1 只

【功能主治】治新产妇。

【用法用量】饮服。

【自制方法】用黑雄鸡1只，理如食法，和五味炒熟香，即投2L酒中，封口，经宿。

【酒方来源】明·《普济方》

大补当归酒

——原名"大补中当归汤"

【药物配比】当归、续断、桂心、芎、干姜、麦门冬各3两 芍药4两 吴茱萸1L 干地黄6两 甘草、白芷各2两 大枣40枚

【功能主治】治产后虚损，腹中拘急，或溺血少腹苦痛。或从高坠下体内受损，及金疮血多内伤。

【用法用量】分5次服，日3次，夜2次。

【自制方法】以上12味切碎，用酒1斗，渍药1宿，明旦以水1斗，合煮，取5L去渣。

【酒方来源】唐·《千金要方》

杜仲寄生酒

——原名"杜仲酒"

【药物配比】杜仲（去粗皮，炙微黄，判）2两 桂心、丹参、当归、菴子、芎、牛膝（去苗）、桑寄生、附子（炮裂，去皮、脐）、熟干地黄（剉）各1两 川椒（去闭口及目，微炒）0.5两

【功能主治】治产后脏虚，腰间疼痛，肢节不利。

【用法用量】每日空腹及午食前，温饮1盏。

【自制方法】上药细剉，用生绢袋盛，用好酒1斗，瓷瓶中浸7日，密封后开取。

【官忌】阴虚火旺者忌。

【酒方来源】宋·《太平圣惠方》

川乌酒

【药物配比】川乌（剉）5两 黑豆（炒半黑）0.5L

【功能主治】治产后中风，身如角弓反张，口噤不语。

【用法用量】温服一小盏，若口不开者，撬开口灌之，未效，加乌粪 1 合炒，加入酒中服之，以瘥为度。

【自制方法】上药用酒 3L，泻于铛内急搅，用绢滤取汁。

【酒方来源】明·《普济方》

菴茼子酒

【药物配比】菴子 1 斤　桃仁（汤浸，去皮尖仁）2 斤　火麻仁 1 斤

【功能主治】产后脏腑风虚，恶血凝滞，致月水不通。

【用法用量】每日晨起空腹温饮一小盏，午饭前再服。

【自制方法】上药用好酒 3L，共放入黄瓷罐中，用泥密封口，以糠火养斗日久。

【酒方来源】宋·《太平圣惠方》

皮肤科用酒类

疥　疮

黄白酒

【药物配比】黄柏 1 两　猪 4 两

【功能主治】治疥疮及肌肤不泽。

【用法用量】适量饮服。

【自制方法】上药生用，酒浸。

【酒方来源】清·《寿世青编》

苦白酒

【药物配比】苦参、白鲜皮各 10g　百部 30g　川楝子、褊蓄、蛇床

子、石榴皮、藜芦各 10g　皂角刺 20g　羊蹄根（土大黄）20g　白酒 2L

【功能主治】疥疮。

【用法用量】每晚临睡前用纱布块蘸此药酒搽全身皮肤，每日 1 次，连用 7~10 日。

【自制方法】将上药浸于白酒内，1 周后启用。

【酒方来源】《四川中医》

蚺蛇酒

【药物配比】蚺蛇肉 1 斤　羌活 1 两　糯米 2 斗

【功能主治】治诸风瘫痪，筋挛骨痛，麻木瘙痒，杀虫辟瘴及厉风疥癣恶疮。

【用法用量】随量温饮数杯。

【自制方法】上 2 味药，羌活用绢袋盛，糯米蒸熟安曲于缸底，置蛇于曲上，乃下饭密盖，待熟取酒，以蛇焙研和药。也可袋盛浸酒。

【宜忌】忌风及欲事。

【酒方来源】明·《食物本草》

剪草酒

【药物配比】剪草

【功能主治】治虫疮疥癣。

【用法用量】适量饮服。

【自制方法】用剪草浸酒。

【酒方来源】明·《普济方》

疮、疹、癣

硫雄蜈蚣酒

【药物配比】硫黄 20g　雄黄 10g　石炭酸 4g　蜈蚣 1 条　5%乙

醇 100mL

【功能主治】毛囊炎。

【用法用量】先将头部用2%～3%的盐水洗净，揩干，再涂搽此药，每日一二次。

【自制方法】将硫黄、雄黄、蜈蚣研末，再与石炭酸、乙醇混匀为稀糊状，装棕色瓶内备用。

【酒方来源】《四川中医》

浮萍酒

【药物配比】鲜浮萍（洗净）60g

【功能主治】风热性瘾疹，皮肤瘙痒。

【用法用量】取适量，涂擦患处。

【自制方法】将上药细捣烂，用醇酒500mL，浸于净器中，经5日后开取，去渣备用。

【酒方来源】《药酒验方选》

复方蛇床子酒

【药物配比】蛇床子248g　苦参248g　明矾124g　防风124g　白鲜皮124g　白酒4L

【功能主治】祛湿止痒，用于神经性皮炎，皮肤瘙痒，慢性湿疹，扁平疣，汗疱疹。

【用法用量】外用涂擦，每日二三次。

【自制方法】将上药研成粗粉，加白酒4L，密封浸泡，每日搅拌1次，浸泡7日后，改为每星期搅拌1次，30日后，取上清液，再将残渣压榨，压出液过滤与上清液合并，静置澄清，过滤后密封，置于阴凉干燥处。

【酒方来源】《中药制剂汇编》

石斛枸杞酒

【药物配比】石斛（去根）24两　黄芪（炙）1.5两　丹参（微炒）1两　牛膝（去苗）3两　生姜3两　人参1.5两　杜仲（去粗皮，剉，炒）、五味子各 2 两　白茯苓（去黑皮）2 两　山茱萸 2 两　山芋 2 两　草薢（微炒）2 两　枸杞子（微炒）1.5L　防风（去叉）1.5 两　细辛（去黄叶，炒）1 两　薏苡仁（炒）0.5L　天门冬（去心，焙）3 两

【功能主治】补虚劳，益气力，利关节，坚筋骨。治肾中风，下注腰脚痹弱及头面游风。

【用法用量】初次温服 3 合，白天 3 次夜 1 次，逐渐加至六七合、1升，常有酒气，不至大醉。

【自制方法】上药细判如麻豆，用生绢囊盛，以酒 5 斗，于净瓷器中浸 7 宿。

【酒方来源】宋·《太平圣惠方》、明·《普济方》

甘草酒

【药物配比】甘草（炙）、升麻、沉香（剉）、麝香（别研）各 0.5 两豉 1.5 两

【功能主治】治毒气肿，当头上如刺痛。

【用法用量】早晚饭前各 1 服，其渣热敷肿上。甚者取豉 0.5L、栀子仁 14 枚、荠菜 2 两，3 味用水 2.5L，煎至 1L，滤去渣，温分三服，空心日午晚间，服尽为度。

【自制方法】以上 5 味，除麝香外，粗捣筛，入麝香拌匀，每服五钱七，酒一盏斗，煎至八分去渣。

【酒方来源】宋·《圣济总录》

生姜浸酒

【药物配比】生姜 250g　50°～60°烧酒 500mL

【功能主治】鹅掌风，甲癣。

【用法用量】鹅掌风：用脱脂棉球蘸药酒，每日早晚搽患手（足）数遍，或每日早晚将患手（足）浸入药酒中一二分钟，然后用甘油涂患部，1 周可见效。

甲癣：用棉花蘸药酒搽患甲，每日早、午、晚 3 次，连续不断，直至新甲长出。

【自制方法】将生姜捣碎后加于烧酒中浸泡2日后即使用。
【酒方来源】《中级医刊》

濒湖花蛇酒

【药物配比】白花蛇1条 真羌活2两 当归身2两 真天麻2两 真秦艽2两 五加皮2两 防风1两

【功能主治】治中风伤湿，半身不遂，口眼斜，肤肉痛痹，骨节疼痛，及年久疥癣，疬、风癞诸证。

【用法用量】每次饮酒一二杯。以药渣晒干碾末，酒糊丸如梧子大小，每次服50丸，用煮酒吞下。

【自制方法】用酒洗润透的白花蛇（取龙头虎口，黑质白花，尾有佛指甲，目光不陷者为真），去骨刺，取肉4两，余药各剉匀，以生绢袋盛，放入金华酒坛内，悬起安置，入糯米生酒醅5壶浸袋，箬叶密封，把坛安于大锅内，水煮1日，取起，埋阴地7日取出。

【宜忌】切忌见风犯欲，忌羊、鱼、鹅、面发风之物。
【酒方来源】明·《本草纲目》

苦参酒

【药物配比】苦参5斤
【功能主治】治疮疹，癞疾，手足肿痛。
【用法用量】每次饮1合，1日2次，常服不绝，觉痹即瘥。
【自制方法】上药切细，以好酒1斗，浸30日。
【酒方来源】唐·《外台秘要》

癣酒

【药物配比】川楝皮60g 大枫子、白鲜皮、海桐皮、百部、苦楝皮、地肤子、蛇床子、猪牙皂各30g 斑蝥0.6g 蟾酥12g 75%乙醇500mL

【功能主治】治头癣。

【用法用量】将配好的癣酒用消毒纱布或棉签直接涂于患者病灶处，涂抹时应按从周边向中心顺序进行，每日4~6次，连续用药1个月为1

疗程。

【自制方法】前 9 味药共为粗末，与斑蝥共浸入 75% 乙醇（酒精）500mL，隔日振摇 1 次，10 日后过滤，加入蟾酥即可使用。

【宜忌】治疗期间禁食辛辣温燥及鱼虾等物，忌触碱类，机油等对皮肤有刺激之品。

【酒方来源】《河南中医药学刊》

三黄二白醇

【药物配比】雄黄、白矾各 100g　黄连、黄柏各 50g　冰片 12g　75% 乙醇 1000mL

【功能主治】清热化湿，治疗带状疱疹。

【用法用量】用药棉蘸取药液涂抹患处，每日 6 次，一般二三日痊愈。

【自制方法】将黄连、黄柏碎成粗粉，雄黄、白矾、冰片研成细粉，混合，加乙醇浸泡于密闭容器内，7 日后过滤，取滤液备用。

【酒方来源】《甘肃中医》

牛皮癣

斑蝥青皮酒

——原名"斑蝥酒"

【药物配比】斑蝥 30 个　青皮 6g　白酒 250mL

【功能主治】牛皮癣。

【用法用量】以棉签蘸取此酒，反复搽癣上，直至患部感到发热及痛痒并起白疱时，然后刺破白疱，用清洁水洗去脱皮，如不易脱去，可再搽药酒二三次，皮脱乃愈。

【自制方法】上药共入瓶内浸 2~7 日。

【酒方来源】《四川中医》

止痒酒

【药物配比】白鲜皮 150g　土荆芥 150g　苦参 150g　白酒适量

【功能主治】利湿，杀虫，止痒。用于神经性皮炎、牛皮癣。

【用法用量】外用，搽患处。

【自制方法】将上述药材粉碎成粗粉，加白酒适量，置有盖容器内浸渍七至十四日，过滤，压榨残渣，滤液与压榨液合并，静置 24 小时，过滤，添加适量白酒至 1000mL 即得。

【酒方来源】《中药制剂汇编》

梅　毒

止痛妙绝酒

【药物配比】人参 5 钱　大黄 5 钱　乳香末、没药末各 1 钱

【功能主治】治便毒肿硬，不消不溃，疼痛不已，一服立即止痛。

【用法用量】空腹适量饮服。

【自制方法】人参、大黄合酒、水各一盏，煎至一盏，入乳香末、没药末即可。

【酒方来源】明·《赤水玄珠》

金蝉脱壳酒

【药物配比】醇酒 2500mL　大虾蟆（去内脏）1 个　土茯苓 150g

【功能主治】杨梅疮，结毒筋骨疼痛。

【用法用量】饮酒，以醉为度，无论冬夏，盖暖出汗为效，余存之酒，次日随量饮之，酒尽疮愈。

【自制方法】上药同储于瓶中，瓶口封严，重汤煮 40 分钟左右，香气出时取出，去渣备用。

【宜忌】忌房事。

【酒方来源】《药酒验方选》

杨梅疮酒

【药物配比】无灰酒　小磨麻油

【功能主治】治杨梅疮。

【用法用量】每日清晨隔汤炖热饮服。

【自制方法】用无灰酒一大盅，上好小磨麻油一茶杯，隔汤炖热。

【酒方来源】《精选集验良方》

冻　伤

冻疮酒

【药物配比】白酒 30mL　花椒 15g　乍姜汁 3mL　甘油 6mL

【功能主治】冻疮。

【用法用量】搽患处。

【自制方法】先将花椒浸酒内，1 周后取出花椒，加入姜汁、甘油，摇匀。

【酒方来源】《中国食疗学》

红灵酒

【药物配比】当归、肉桂各 60g　红花、川椒、干姜各 30g　樟脑、细辛各 15g

【功能主治】温阳祛寒，治疗冻疮。

【用法用量】三伏天中午用药棉蘸红灵酒涂擦患处，每次 10~20 分钟，连用 30 日。晴天比阴天效果好。一般一年即效，重者涂 2 个伏天。

【自制方法】上药入 95% 乙醇（酒精）1000mL，浸泡 7 日，去渣装瓶备用。

【酒方来源】《中医外治杂志》

疥 疮

百鲜酒

【药物配比】百部、白鲜皮各 50g

【功能主治】清热化湿，治疗疥疮。

【用法用量】用周林频谱治疗仪，调至离皮肤 25~35cm 距离，以皮肤能耐受热度为宜、照射 40 分钟，同时将药酒均匀涂抹在患处，反复多次，1 周为一疗程。

【自制方法】上药加 75% 乙醇（酒精）250mL，浸泡 1 周。

【酒方来源】《中国发间疗法》

伤骨科用酒类

颈椎病

茄皮鹿角酒

【药物配比】茄皮 120g　鹿角霜 60g　烧酒适量（约 500mL）　赤砂糖适量

【功能主治】颈椎病。

【用法用量】1 日 2~3 次，适量饮服。

【自制方法】上药烧酒浸泡 10 日，去渣过滤，加赤砂糖。

【酒方来源】《中国食疗学》

风伤酊

【药物配比】上骨片 5g　蛤蚧（去头风）10g　蕲蛇（去头）30g　白酒 600mL

【功能主治】神经根型颈椎病。

【用法用量】每服 10~20mL，每日 3 次，15 日为 1 疗程，间隔 7~10 日后，继服第二疗程，一般二三疗程全愈。

【自制方法】上药入酒中浸七日，去渣过滤，储瓶备用。

【酒方来源】《浙江中医杂志》

龟版酒

【药物配比】龟版、黄芪各 30g　肉桂 10g　当归 40g　生地、茯神、熟地、党参、白术、麦冬、五味子、山茱萸、枸杞、川芎、防风各 15g　羌活 12g

【功能主治】益气健脾，补肾活血，治疗颈椎病。

【用法用量】早晚各饮 20mL，1 个月为 1 疗程。

【自制方法】以上各药研为粗末，放入布袋，浸在 44°或 60°酒内，酒以淹住布袋为宜，封闭半日即可饮用，饮完再用酒浸泡。

【酒方来源】《内蒙古中医药》

按：有医院以本酒治疗颈椎病 45 例，治疗结果显效 24 例，好转 16 例，总有效率 88.9%。说明全方可促进局部血液循环，消除组织水肿及神经根水肿，增强新陈代谢，从而达到治疗本病的目的。

白花蛇酒

【药物配比】小白花蛇 1 条（约 10g）　羌活 20g　独活 20g　威灵仙 20g　当归 10g　川芎 10g　白芍 10g　桂枝 10g　鸡血藤 20g

【功能主治】祛风胜湿，活血化瘀，治疗颈椎病。

【用法用量】每日服二三次，每次 30~60mL。

【自制方法】取白酒 2.5L 浸泡上药，3 日后服用。

【酒方来源】《山东中医杂志》

急性扭挫伤

神曲酒

【药物配比】神曲
【功能主治】治挫闪腰痛，不能转侧。
【用法用量】服后仰卧片刻，见效再服。
【自制方法】陈久神曲一大块，烧通红，淬老酒，去神曲。
【酒方来源】明·《普济方》

韭菜酒

【药物配比】生韭菜或韭菜根 30g　黄酒 100mL
【功能主治】行气活血，治急性闪挫性扭伤的气滞血阻，心痛及赤痢。
【用法用量】趁热服之，每日一二次。
【自制方法】煮沸，或韭汁调酒。
【酒方来源】清·《寿世青编》
　　按：韭之名始见于《诗经》，性味辛温，有温中，行气，散血，解毒之功，能治胸痹，痢疾，跌打损伤等症，也治吐血、衄血、尿血，故可作食治。

桂枝当归酒

【药物配比】桂枝 15g　当归 10g　川芎 10g　红花 10g　透骨草 30g
【功能主治】活血温经，消瘀止痛。主治急性扭挫伤。
【用法用量】用棉球蘸酒浸液，搓洗患处，每日 4~6 次。
【自制方法】75%乙醇 300mL，将以上诸药放入酒精内浸泡 24 小时后备用。
【酒方来源】《河南中医》

无敌药酒

【药物配比】黄芪 60g　人参 30g　菟丝子 60g　熟地 60g　杜仲 50g
续断 60g　血竭 60g　炙乳香 50g　炙没药 50g　桂枝 50g　酒 1∶1

【功能主治】补气养血，强筋健骨，祛风除湿，消肿止痛。主治急性
扭挫伤，风湿性关节炎，骨质增生。

【用法用量】适量饮服。

【自制方法】上药用白酒浸泡而得。

【酒方来源】《中国民族民间医药杂志》

三七红花酒

【药物配比】三七、红花各 10g　乳香、没药各 20g　梅片 5g　生川
乌、生草乌各 15g

【功能主治】温经活血，主治急性踝关节扭伤。

【用法用量】用棉球将药酒涂于患处，再用红外线灯直接照射 20 分
钟，其间每隔 5 分钟涂药液 1 次。再以手法理筋整复。外敷自制新伤膏药。
以大黄，黄柏、黄芩各 20g，血通、延胡索、白芷各 10g。上药共为细末，
再加麝香0.5g，用医用凡士调成膏。将膏药于纱布上外敷，再用绷带包扎
固定，隔日换药 1 次。并嘱患者行走时宜足平地行走，不能用足尖或足跟
着力，夜间睡时适当抬高患足。

【自制方法】上药用 60°红高粱酒 1000mL，浸泡 10 日以上。

【酒方来源】《四川中医》

红花酒煎

【药物配比】红花 30g　栀子 20g　桃仁 20g　芒硝 60g

【功能主治】活血祛瘀，消肿止痛，治疗关节扭伤。

【用法用量】将本品以纱布浸之湿敷，伤后 24 小时内冷敷，一日 4～6
次，10 日为 1 疗程。同时施以柔顺按摩法，即采取与纤维方向平行的手
法，由近端向远端或由远端向近端理顺肌纤维，之后用石膏托、纸板或胶
布、绷带等外固定损伤关节，限制活动。

【自制方法】上药共研粗末，加白酒适量，浸泡 30 分钟许，微火煎煮 10 分钟，取其滤液。

【酒方来源】《实用中西医结合杂志》

骨 折

欬蛇龟酒

【药物配比】欬蛇龟 1 枚　糯米（蒸）5 斤（L）　好酒 2 斛

【功能主治】治伤折疼痛不可忍。

【用法用量】每次温服一中盏饮，每日三五次。

【自制方法】上药细剉，酿饭，同入酒瓮中，密封 7 日。

【酒方来源】宋·《太平圣惠方》

七叶红花酒

【药物配比】七星草 1000g　叶下花 1000g　小黑牛 500g　岩芋 500g 红花 200g　苏木 250g　紫荆皮 250g　伸筋草 200g　自然铜 500g　雪上一枝蒿 250g　马钱子 500g　丹皮 250g　大黄 250g　栀子 500g　木瓜 500g 血竭 100g　牛膝 200g　杜仲 250g　冰片（后下）酌量　75%乙醇 20L

【功能主治】化瘀止痛，续筋接骨，祛风除湿。主治跌打损伤，骨折脱臼，风湿性关节疼痛。

【用法用量】外擦患处，每日四五次。剧毒，严禁口服。

【自制方法】将以上中草药粗研后装入瓷器内密封浸泡在 20L75%醇内，每日摇荡，搅拌 1 次，15 日即可使用，使用时加冰片 2g。

【酒方来源】《中国民族民间医药杂志》

茴香丁酒

【药物配比】茴香 15g　丁香 15g　樟脑 15g　红花 15g

【功能主治】散寒、活血、化湿，治疗骨折后期局部肿胀。

【用法用量】用棉球沾药汁涂于伤处，以红外线治疗灯照射距离 20～

30cm，每日 1 次，每次 20 分钟，7 次为 1 疗程。

【自制方法】取白酒 300g，把药物浸于酒中，1 周后取汁使用。

【酒方来源】《中国骨伤》

抗骨刺酒

【药物配比】伸筋草、透骨草、杜仲、桑寄生、赤芍、海带、落得打各 15g 追地风、千年健、防己、秦艽、茯苓、黄芪、党参、白术、陈皮、佛手、牛膝、红花、川芎、当归各 9g 枸杞子 6g 细辛、甘草各 3g

【功能主治】益肾健脾，活血行气，祛风湿。治疗骨质增生症。

【用法用量】每次服 10mL，每日服 3 次，1000mL 为 1 疗程。

【自制方法】上药加入白酒 1750mL 浸泡一二星期，去渣留汁饮用。

【酒方来源】《上海中医药杂志》

复方威灵仙药酒

【药物配比】威灵仙 60g 淫羊藿 20g 五加皮 50g 狗脊 50g 防风 50g 骨碎补 50g 五味子 50g 白芍 150g 土鳖虫 30g 地黄 60g 枸杞子 50g 紫石英 60g 白酒 1 : 1

【功能主治】祛风散寒除湿，通经散瘀，补肝肾。治疗骨质增生。

【用法用量】每次服 30mL，每日服二三次，3 个月为 1 个疗程。

【自制方法】上药浸入白酒 1 个月。

【酒方来源】《中国中医药信息杂志》

细辛蜈蚣酒

【药物配比】细辛 12g 蜈蚣 10g 乳香 20g 没药 20g 红花 12g 桂枝 20g 樟脑 100g

【功能主治】温经活血止痛，治疗骨质增生。

【用法用量】取中药威灵仙 30g、红花 10g、乳香 30g、没药 30g、血竭 30g、黑胡椒 30g。将上药共为细末，过筛备用。根据患病部位，取 5～7g 药末，用加醋药酒搅拌成膏状敷于患处，其上用塑料薄膜覆盖，再贴上胶布，最后用绷带包裹固定。每日 1 次，每次 3 小时，10 日为 1 疗程。皮肤病患者，过敏体质者及孕妇禁用。敷药后局部红、痒、热为正常，甚者可用淡盐水搽洗或缩短敷药时间。

【自制方法】将细辛、蜈蚣 7 味中药放入容器中，加上 50° 白酒 2000mL，浸 1 个月，过滤取汁即成，从其中取 200mL 加入米醋 100mL 调匀，置瓶内备用。

【酒方来源】《中医外治杂志》

复方威灵仙酒

【药物配比】威灵仙 100g　淫羊藿 100g　五加皮 100g　狗脊 100g　防风 100g　骨碎补 100g　五味子 100g　白芍 100g　土鳖虫 60g　地黄 60g　枸杞子 100g　紫石英、白酒

【功能主治】祛邪、固本、扶正，治骨质增生。

【用法用量】每次服 30mL，每日服二三次，3 个月为 1 疗程。

【自制方法】上药制成酒剂。

【酒方来源】《中国中医药信息杂志》

增生风湿药酒

【药物配比】白花蛇、肉桂、川乌、钩藤、千年健、甘草、炮姜、木香、钻地风各 10g　丁香、葛根、羌活、独活各 8g

【功能主治】祛风胜湿，治骨质增生及风湿性关节炎。

【用法用量】每日服二酒盅，分 3 次口服。轻者口服两星期，重者服 1 月。

【自制方法】上药装入沙袋，放入坛子，加白酒 1500mL，红糖 100g，以小火炖至余药液 500mL 即可。

【酒方来源】《中国民间疗法》

强骨灵

【药物配比】熟地、骨碎补各 30g　淫羊藿、肉苁蓉、鹿衔草、鸡血藤、莱菔子、延胡索各 20g

【功能主治】通经活血，补骨理气镇痛。治疗增生性膝关节痛。

【用法用量】口服每次 10mL，每日服 2 次。连续服用 2~4 个疗程，每个疗程 15 日。

【自制方法】将上药切碎，加定量白酒，密闭浸渍，每日搅拌一二次，1 周后，每星期搅拌 1 次，共浸渍 30 日，取上清液，压榨药渣，榨出液与上清液合并，加适量白糖，密封 14 日以上，滤清装 250mL 瓶。

【酒方来源】《安徽中医临床杂志》

螃蟹酒

【药物配比】螃蟹（山蟹、河蟹均可，小者为佳，先置盆水中 1 夜，使其吐尽泥沙）150g

【功能主治】活血逐瘀，清热散结，治疗骨质增生。

【用法用量】每次服 10~30mL，每日服 3 次。

【自制方法】上述螃蟹泡优质白酒 1.5kg。

【酒方来源】《实用中西医结合杂志》

骨质疏松

补肾壮骨酒

【药物配比】人参 40g　当归 60g　熟地 60g　枸杞 60g　制首乌 80g　鸡血藤 100g　桑椹 60g　女贞子 60g　黄精 60g　山茱萸 50g　龟胶 50g　鹿胶 50g　蛤蚧 10g　仙茅 50g　补骨脂 50g　杜仲 60g　乌梢蛇 10g　白花蛇 10g　续断 60g　金狗脊 50g　五加皮 50g　野猪骨 100g　桑寄生 80g　独活 50g　怀牛膝 50g　丹参 80g　海马 10g　红花 50g　冰糖 1.5kg　50°白酒 15L

【功能主治】补肾壮阳，祛风除湿，活血行气。治疗骨质疏松症。

【用法用量】每日服 2 次，每次服 30~50mL，可在进膳时饮用，2 个月为 1 疗程，久服更佳。

【自制方法】用浸渍法或渗漉法制备。

【酒方来源】《湖南中医药导报》

软组织损伤

舒筋活络酒（钦州）

【药物配比】生大黄60g　生半夏60g　当归60g　川芎60g　白芷60g　红花50g　姜黄60g　山栀50g　三七50g　陈皮50g　樟脑10g

【功能主治】消肿止痛，治疗急性软组织损伤。

【用法用量】用时以药棉蘸取药液涂擦患处，每日3次，8日为1疗程。

【自制方法】上药碾成粗末，置50°三花米酒内浸泡1个月。

【酒方来源】《广西中医药》

赤芍当归酒

【药物配比】赤芍40g　当归25g　生地25g　泽泻25g　泽兰25g　川芎25g　桃仁25g　莪术20g　刘寄奴25g　三棱25g　红花20g　苏木20g　土鳖虫12g　三七3g

【功能主治】活血化瘀绲消肿止痛，舒筋活络，治疗软组织损伤。

【用法用量】将配好的药酒蘸少许涂于按摩之部位，根据伤情及患者体质，循经取穴，灵活选用不同手法，反复推拿。

【自制方法】上药置于坛中用50°白酒3L，浸泡约2星期后，过滤去渣，取出澄清液，备用。

【酒方来源】《按摩与导引》

肿痛灵药酒

【药物配比】透骨草30g　乳香、没药、泽兰、艾叶各15g

【功能主治】行血消肿，温经通络，治软组织损伤。

【用法用量】用时取大小适宜的敷料浸透药液，贴敷于患处，外用绷带包扎，并用热水袋热敷受伤局部，每日更换1次，7日为1疗程。皮肤破损者伤口愈合后再行此法。

【自制方法】上药浸于 60°白酒 500mL 中，浸泡二三日，储药液备用。

【酒方来源】《新中医》

腰椎间盘突出

紫荆活血酒

【药物配比】紫荆皮、四块瓦、九节风、血三七、生川乌、生草乌、樟脑、冰片各等份

【功能主治】祛风散寒，温经通脉，活血止痛，治疗腰椎间盘突出。

【用法用量】用药酒作推拿。患者俯卧，胸上部垫枕，两上肢放于枕侧，全身肌肉放松。术者立于患者床边，手握拳蘸上药酒，沿腰到受累一侧肢体的坐骨神经，由轻渐重自上而下用药酒反复推拿 15~20 分钟，疼痛明显处稍加按压，重点推拿。每日 1 次，1 月为 1 疗程。

【自制方法】上药等份浸泡于 50°以上白酒内，月余后取酒备用。

【酒方来源】《湖南中医药导报》

痹灵药酒

【药物配比】杜仲、乳香、没药、三七、䗪虫、丹参各 30g　血竭 20g 红花 10g　蜈蚣 2 条　全蝎 12g　白花蛇 2 条

【功能主治】通络活血，壮腰消肿，疏筋止痛。

【用法用量】每日服 50mL，分 2 次服用。服 1 月。

【自制方法】上药用 2500mL 白酒浸泡半月。

【酒方来源】《湖北中医学院学报》

五官科用酒类

口齿病

齿肿酒

【药物配比】松叶 1 粒　盐 2 合
【功能主治】治齿肿。
【用法用量】含之，冷吐，瘥即止。
【自制方法】及上药，以好酒 3L，煮取 1L。
【酒方来源】唐·《外台秘要》

杉叶酒

【药物配比】杉叶 3 两　芎、细辛各 2 两
【功能主治】齿肿。
【用法用量】含酒漱口。
【自制方法】上药 3 味切细，以酒 4L，煮取 2.5L。
【酒方来源】唐·《外台秘要》

头风齿痛酒

【药物配比】椒 1 合　莽草（熬）10 叶　白术、崔李根（郁李根也）、芎劳、独活、细辛、防风各 1 两
【功能主治】治头面风、口齿痛。
【用法用量】口含之，以症状缓解为度。勿咽汁。

【自制方法】以上 8 味切碎，以酒 3L 煮三五沸，去渣。

【酒方来源】唐·《外台秘要》

必效牙痛酒

【药物配比】防风、附子、蜀椒各 2 两　芥草（炙）1 两

【功能主治】齿痛。

【用法用量】上药温清酒一盏，含少许酒漱口，勿咽汁。

【自制方法】上 4 味捣筛为散。

【酒方来源】唐·《外台秘要》

连柏栀子酒

【药物配比】黄连 0.5 两　黄柏 3 两　栀子 20 枚

【功能主治】治舌上出血如簪孔，齿龈出血、便血。

【用法用量】1 次服完。

【自制方法】上药用酒 2L，渍 1 宿，去渣，煮 3 沸。

【酒方来源】唐·《外台秘要》

独活酒

【药物配比】独活 4 两　酒 2L

【功能主治】治齿根空，肿痛困毙及中风口噤不开。

【用法用量】热含之，或温服 3 合，未差再服，口噤灌之，1 日 3 次。

【自制方法】上药浸于净器中。用塘火煨暖，稍稍沸，煎至半量，去渣。

【酒方来源】宋·《圣济总录》、明·《普济方》

〔附〕《圣济总录》另增大豆五合，治中风口噤不开。

细辛酒

【药物配比】细辛 2 两　柳枝皮 4 两

【功能主治】治牙齿动摇，疼处齿断宣露，不能咬物。

【用法用量】暖一大盏，热含冷吐，以瘥为度。

【自制方法】上药细判，在铫中炒至黄，放入大豆 1L，和柳皮再炒。等爆声绝，盛于瓷器中，用好酒 5L，浸 1 宿。

【酒方来源】明·《普济方》

地黄独活酒

【药物配比】生地黄、独活各 3 两

【功能主治】治牙根肿痛。

【用法用量】含漱。

【自制方法】上药切细，用酒渍 1 宿。

【酒方来源】明·《普济方》

矾石牙痛酒

【药物配比】矾石（烧令汁尽）、藜芦（炙）、防风、细辛、干姜、白术、椒（汗）、甘草（炙）、蛇床子、附子（炮）各 8 分

【功能主治】治牙齿疼痛，龋齿，牙根宣露，或齿已落出。

【用法用量】将药酒搅调后含漱，每日 3 次，不可咽下，再以酒漱去药气。

【自制方法】上十味药捣筛成散，温 0.5L 酒，放入药散方寸匕，搅调。

【酒方来源】唐·《外台秘要》

复方止痛酒

【药物配比】川乌 3g　蜂房 3g　细辛 3g　白芷 6g　白酒 100g

【功能主治】温经止痛，治龋齿。

【用法用量】用其液体含于龋齿处，含漱一二次。或用棉球蘸药液塞于龋齿处，数分钟，即可止痛。

【自制方法】将各药研磨成粗末同酒共置密闭玻璃容器内，稍浸片刻，煨热。

【酒方来源】《中医函授通讯》

咽喉病

鳜鱼酒

【药物配比】鳜鱼胆（腊月取，悬北檐下使干）。

【功能主治】治骨鲠或竹木签刺喉中不下。

【用法用量】温啜，若得逆便吐骨即随出，若未吐再饮，以吐为度，虽鲠在腹中且以久疼痛黄瘦甚者，服之皆出。

【自制方法】取皂子样大小的鳜鱼胆用酒1合煎化。

【酒方来源】宋·《鸡峰普济方》

紫苏子酒

【药物配比】紫苏子（微炒）1L　清酒3斗

【功能主治】祛风，吸气，利膈。

【用法用量】少量饮服。

【自制方法】上药捣碎，用生绢袋盛，放入酒中，浸2宿即得。

【酒方来源】宋·《太平圣惠方》

丹砂酒

【药物配比】丹砂、桂（去粗皮）、绛矾各半钱

【功能主治】治狗咽，喉中忽觉结塞。

【用法用量】含之，即愈。

【自制方法】上3味，研末，绵裹，用好酒少许，浸良久。

【酒方来源】宋·《圣济总录》

白芥子酒

【药物配比】白芥子（研碎）5合

【功能主治】伤寒后身体虚肿，失音不语。

【用法用量】熨项颈周遭，冷则易之。

【自制方法】上药用酒煮半熟，注壶中，带热包裹。

【酒方来源】宋·《圣济总录》

馛荷根酒

【药物配比】馛荷根（研绞取汁）2 两

【功能主治】中风及大声咽喉不利。

【用法用量】温服半盏。

【自制方法】酒一大盏，相和合匀。

【酒方来源】晋·《肘后方》

青果酒

【药物配比】白酒 1000g　干青果 50g　青黛 5g

【功能主治】清热利咽，凉血解毒，治咽喉肿痛，口渴，烦热等症。

【用法用量】适量饮服。

【自制方法】将干青果洗净，晾干水汽，逐个拍破，青黛青口，浸泡 15 日，每隔 5 日摇动 1 次。

【酒方来源】《中国药膳》

鼻　病

莱菔酒

【药物配比】莱菔

【功能主治】治鼻衄血不止。

【用法用量】候温，滤去渣，1 次服完。

【自制方法】莱菔不拘多少，每细到 1 合，用酒盏。先煎酒沸后再下莱菔，再蒸 1 两沸。

【酒方来源】明·《普济方》、宋·《圣济总录》

葫芦酒

【药物配比】苦葫芦子（捣碎）30g

【功能主治】鼻塞，眼目昏痛，胸闷。

【用法用量】少少纳鼻中，每日三四次。

【自制方法】将上药置于净瓶中，用醇酒150mL浸之，经7日后开口，去渣备用。

【酒方来源】《药酒验方选》

麻黄酒

【药物配比】生麻黄节、生麻黄根各80g　白酒1500mL

【功能主治】主治酒渣鼻。

【用法用量】口服，早晚各服25mL，10日为1疗程。

【自制方法】先将麻黄节、麻黄根切碎，然后用水冲洗干净，放入干净铝壶内，加进白酒1500mL，加盖，即用武火煎30分钟后，置于阴凉处3小时，用纱布过滤装入瓶内备用。

【酒方来源】《湖北中医杂志》

耳　病

磁石酒

【药物配比】故铁30斤　磁石1斤

【功能主治】治30年久聋。

【用法用量】饮取醉，用绵裹磁石纳耳中，覆头卧，酒醒去磁石即瘥。

【自制方法】用故铁30斤，水7斗，浸3宿取汁，曲酿米7斗，如常造酒法，候熟，取磁石1斤，研末浸酒中3日即成。

【酒方来源】唐·《千金要方》、明·《普济方》

磁石木通酒

——原名"磁石酒"

【药物配比】磁石（捣碎，绵裹）0.5两　木通、菖蒲（米泔浸1两日，切焙）各半斤

【功能主治】治肾虚耳聋耳鸣，耳内如有风水声。

【用法用量】每饮3合，1日2次。

【自制方法】上药切细，绢囊盛，用酒1斗浸，寒7日，暑3日。

【酒方来源】宋·《圣济总录》、明·《本草纲目》

石英磁石酒

【药物配比】白石英（碎如大麻粒）、磁石（火煅令赤，醋淬，如此5次捣）各5两

【功能主治】益精髓，保神守中，治风湿周痹，肢节疼痛，不可动抬，行动无力，耳聋及肾脏虚损。

【用法用量】每服二三盏，不计时，随时温服，常令体中微有酒气，将尽再添酒。

【自制方法】上药捣筛，生绢囊贮，以酒1L，浸五六日。

【酒方来源】宋·《圣济总录》

蔓荆子酒

【药物配比】蔓荆子1L

【功能主治】头风头痛，耳聋。

【用法用量】温服3合，每日3服。

【自制方法】上药为末，绢袋盛，以酒一半浸7宿即成。

【宜忌】血虚有火之头痛、目眩及胃虚者慎服。

【酒方来源】唐·《外台秘要》

聪耳酒

【药物配比】鸡矢白（熬尽黄色）0.5L　乌豆（熬令爆声绝）一升

【功能主治】耳聋。

【用法用量】适量温服。

【自制方法】上2味，先取无灰酒2L，及热沃之良久，滤去渣。

【酒方来源】唐·《外台秘要》

栝蒌根酒

【药物配比】栝蒌根30斤

【功能主治】治二三年耳聋，产后无乳。

【用法用量】适量饮服。

【自制方法】上药切细，水煮，用平常酿酒法酿酒或栝楼根1L，酒4L，煮3沸，去渣，分3次服。

【宜忌】脾胃虚寒、大便滑泄者慎服。

【酒方来源】唐·《千金方》、明·《普济方》

大豆疗聋酒

——原名"大豆酒方"

【药物配比】大豆（拣）1L　鸡屎白（捣，炒）0.5L

【功能主治】耳聋，产后腰背反折，四肢不遂，男子一切风。

【用法用量】分3次温服，厚衣盖取汗。

【自制方法】上2味，先炒大豆声绝，入鸡屎白，取酒3L，沃之，良久去渣。

【酒方来源】宋·《圣济总录》、唐·《千金要方》

苍耳愈聋酒

——原名"苍耳酒"

【药物配比】苍耳（净拣）、防风（去杈）、恶实（炒）各3两　独活

（去芦头）、木通各 3（2）两　生地黄（洗）3 两　人参 1（3）两　薏苡
仁 3（2）两　黄芪 3 两　桂（去粗皮）1.5 两　白茯苓（去黑皮）2.5 两

【功能主治】治肾间风热、骨痛耳聋，及肾中实邪。

【用法用量】空腹饮服，初服每次一盏，每日二次，以后量性加至二
三盏。

【自制方法】上药切细，用酒 1 斗，浸 7 宿。

【酒方来源】宋·《圣济总录》

牡荆愈聋酒

【药物配比】牡荆子 2L

【功能主治】耳聋。

【用法用量】任性服尽。

【自制方法】上药切碎，酒 3L。

【酒方来源】唐·《千金要方》

〔附〕《本草纲目》用牡荆子（炒热）0.5 斤，入酒 1 盏，煎 1 沸，热
服，治疗小肠疝气。

磁石山萸酒方

——原名"磁石浸酒"

【药物配比】磁石（捣碎，水淘去赤汁）5 两　山茱萸 2 两　木通 1
两　防风（去芦头）1 两　薯蓣 1 两　菖蒲 1 两　远志（去心）1 两　天
雄（炮裂，去皮脐）1 两　蔓荆子 1 两　甘菊花 1 两　细辛 1 两　肉桂
（去粗皮）1 两　干姜（炮裂，制）1 两　白茯苓 1 两　熟干地黄 3 两

【功能主治】治风邪入脑，或入于耳，久而不散，缠络壅塞，不能宣
利，使人耳中铨铨闹，耳聋不闻人语声，或作眩晕。

【用法用量】每日适量饮服，以瘥为度。

【自制方法】上药细剉拌和，用生绢袋盛，以酒 3 斗浸，经 7 日即可。

【酒方来源】宋·《太平圣惠方》

泡酒方

【药物配比】鲜石菖蒲 20g　鲜木瓜 20g　桑寄生 30g　小茴香 10g　九月菊 20g

【功能主治】眩晕，耳鸣，阳虚恶风，消化不良，行走无力。

【用法用量】每日早晨温饮一小盅。

【自制方法】上 5 味，用纱袋储，悬于净器中，用烧酒 1.5L 浸之，经 7 日取用。

【酒方来源】《药酒验方选》

黄连滴耳酒

——原名"黄连酒"

【药物配比】雅川连 9g　冰片 0.5g　高粱酒 100mL

【功能主治】化脓性中耳炎。

【用法用量】按常规滴入少许双氧水清洗并擦干耳道后，用已消毒的塑料眼药瓶吸药液滴入耳道，每日 2 次，每次一二滴。

【自制方法】将原药拣净杂质装入瓶内，然后加入高粱酒浸泡 7 日，过滤后再加入冰片即可使用。

【宜忌】本法用于单纯性中耳炎，一般连续用药 3~5 日即见效，用药后一般无不良反应，个别患儿稍有刺激感，但片刻即消失。

【酒方来源】《云南中医杂志》

眼　病

还睛神明酒

【药物配比】黄连（去须）5 两　石决明、草决明、生姜、石膏、黄硝石、蕤仁、秦皮、山茱萸、当归、黄芩（去黑心）、沙参、朴硝、甘草（炙）、芍药、泽泻、桂（去粗皮）、荠子、车前子、淡竹叶、柏子仁、防风（去叉）、乌头（去皮脐）、辛夷、人参、芎、白芷、瞿麦穗、桃仁（去皮尖双仁，炒）细辛（去苗叶）、地肤子（炙）3两　龙脑3钱　丁香2钱　真珠（无孔者）25颗

【功能主治】治眼昏暗，及内外障失明。

【用法用量】饭后服半合，勿使醉吐，稍稍增加。

【自制方法】上34味，切细绢袋盛，用好酒5斗，瓮中浸之。春夏17日，秋冬14日。

【酒方来源】宋·《圣济总录》

生枸杞子酒

【药物配比】生枸杞子5斤

【功能主治】主补虚，长肌肉，益颜色，肥健，能去劳热，抗早衰，适用于肝肾虚损型目暗，目涩，迎风流泪等目疾；以及早衰。

【用法用量】初以3合为始，后即任性饮之。

【自制方法】上药以好酒2斗，研捣勿碎，浸7日，滤去渣。

【酒方来源】宋·《太平圣惠方》、明·《普济方》

松膏酒

【药物配比】松脂10斤

【功能主治】补肝，治肝虚寒，或高风眼泪等。

【用法用量】每次服1合，每日2次。

【自制方法】上药细锉，以水淹浸1周后，煮之，细细接取上膏，水竭更添之，脂尽，更水煮，如同烟尽去火，等冷脂当沉下，取1斤，酿米1石，水7斗，好曲末2斗，如家常酿酒法，仍冷下，饭封100日，脂米曲并消；酒香满生，细细饮之，此酒须一倍加曲。

【酒方来源】唐·《千金要方》

蓼酒

【药物配比】蓼

【功能主治】治胃脘冷不能饮食，耳目不聪明，四肢有水汽，冬卧脚

冷，服此酒 10 月后，目既精神，体又充壮。

【用法用量】根据酒量饮服。

【自制方法】取蓼曝干，每把 5L，60 把，用水 6 石煮 1 石，去滓，酿酒如常法。

【宜忌】《千金要方·食治》"蓼食过多有毒，发心痛。和生鱼食之，令人脱气，阴核疼痛。妇人月事来，不用食蓼及蒜"。

【酒方来源】唐·《千金要方》

地黄年青酒

【药物配比】熟地黄 100g　万年青 150g　黑桑椹 120g　黑芝麻 60g 淮山药 200g　南烛子 30g　花椒 30g　白果 15g　巨胜子 45g

【功能主治】肝肾亏损，须发早白，视力听力下降，未老先衰。

【用法用量】每早晚各服 1 次，每次空腹温饮一二杯。

【自制方法】上 9 味药，共捣细，用夏白布包贮，置于净器中，用好酒 2L 浸 7 日后开取，去渣。

【宜忌】服药酒期间勿食萝卜。

【酒方来源】《药酒验方选》

防癌抗癌药酒

肝　癌

壁虎酒

【药物配比】活壁虎 5~10 条　60°白酒 500mL

【功能主治】肝癌等。

【用法用量】口服：每次服 10mL、口服 2~3 次。

【自制方法】将上药置容器中，加入白酒，密封，浸泡 7 日后即可取用。酒尽添酒，味薄即止。

【功　　用】散结止痛，攻毒杀虫。

【酒方来源】《药酒汇编》

食管癌

蜂房全蝎酒

【药物配比】露蜂房、全蝎各 20g　小慈菇、白僵蚕各 25g　蟾蜍皮 15g　白酒 450mL

【功能主治】食管癌，胃癌等。

【用法用量】口服：每次空腹服 15mL，日服 3 次。

【自制方法】将前 5 味捣碎，置容器中，加入白酒，密封，浸泡 7 日后，即可取用。酒尽添酒，味薄即止。

【功　　用】攻毒，杀虫。

【酒方来源】《百病中医药酒疗法》

麝香夜牛酒

【药物配比】麝香 9g　夜明砂 60g　牛黄 3g　白酒适量（约 150mL）

【功能主治】食管癌疼痛。

【用法用量】口服。适量饮用。

【自制方法】将前 3 味置容器中，加入白酒浸泡。

【功　　用】消炎散结，芳香止痛。

【酒方来源】《湖北科技》

胃　癌

石蝉草酒

【药物配比】石蝉草 250~500g　白酒 1000mL
【功能主治】胃癌、食管癌、肝癌、肺癌、乳腺癌等。
【用法用量】口服：每次服 10mL，日服 3 次。
【自制方法】将上药洗净，切碎，入布袋，置容器中，加入白酒，密封，浸泡 10~15 日后，过滤去渣，即成。
【功　　用】祛瘀散结，抗癌。
【酒方来源】《民间百病良方》

肠　癌

抗癌药酒

【药物配比】核桃青果、刺五加各 100g　白酒 500mL
【功能主治】肠癌等消化道癌症等。
【用法用量】口服：每次服 10mL，日服 2 次。
【自制方法】将前 2 味捣碎，置容器中，加入白酒，密封，浸泡 20 日后，过滤去渣，即成。
【酒方来源】《药酒汇编》

肺　癌

一枝香酒

【药物配比】一枝香 60g　石楠叶 30g　米酒 100mL

【功能主治】早期肺癌等。

【用法用量】口服：1次顿服（温服），日服2剂。晚期宜慎用。

【自制方法】上药用米酒煎煮取汁，备用。

【酒方来源】《药酒汇编》

乳腺癌

南瓜蒂酒

【药物配比】南瓜蒂2个　黄酒100mL

【功能主治】乳腺癌。清热，抗癌。

【用法用量】口服：上药1次用黄酒100mL送服。日服2剂。

【自制方法】将上药烧炭存性研末，备用。

【酒方来源】《民间百病良方》

鹿茸草酒

【药物配比】鹿茸草15g（甜酒酿适量）

【功能主治】乳癌，乳痈等。清热解毒，祛风凉血。

【用法用量】口服：每服1剂，日服3次。

【自制方法】将上药洗净，切碎，捣烂，绞取药汁，与甜酒酿等量混合，即成。

【酒方来源】《民间百病良方》

鲜橙酒

【药物配比】鲜橙8个　米酒20mL

【功能主治】乳腺癌伴有肿块者。舒肝，行气，通血脉，止痛。

【用法用量】口服：每次服1剂，日服2次。

【自制方法】取上药去皮绞汁，冲入米酒，即成。

【酒方来源】《民间百病良方》

八角莲酒

【药物配比】八角莲、黄杜鹃各25g 紫背天葵50g 白酒500mL

【功能主治】乳腺癌等。清热解毒，活血散瘀。

【用法用量】口服：每次服15mL，日服2~3次。也可用此药酒外涂搽患部。

【自制方法】将前3味洗净，切碎，入布袋，置容器中，加入白酒，密封，浸泡7日后，过滤去渣，即成。

【酒方来源】《药酒汇编》

子宫颈癌

秤砣梨酒

【药物配比】秤砣梨30~60g 白酒500mL

【功能主治】子宫颈癌，子宫肿瘤等。清热解毒，祛风活血。

【用法用量】口服：每次服10mL，日服2次。

【自制方法】将上药洗净，捣碎，置容器中，加入白酒，密封，浸泡15~20日后，过滤去渣，即成。

【酒方来源】《民间百病良方》

阴茎癌

蟾蜍酒

【药物配比】活蟾蜍5只 黄酒500mL

【功能主治】阴茎癌，肿痛明显者等。解毒，止痛，消肿。

【用法用量】口服：每次服10mL，日服3次。

【自制方法】将蟾蜍置容器中，加入黄酒，隔水蒸煮 1 小时，去蟾蜍取酒，冷藏备用。

【酒方来源】《民间百病良方》

甲状腺癌

消瘿抗癌酒

【药物配比】 黄药子、海藻、昆布各 250g　贝母 200g　米酒（自酿）1000mL

【功能主治】甲状腺癌，诸恶疮及癌肿等症。软坚散结，消瘿解毒。

【用法用量】 口服：不拘时，徐徐饮用，常令有酒气相续为妙。凡肝炎患者慎用。

【自制方法】 将前 4 味捣碎，入布袋，置瓦坛中，加入米酒，密封，以木热灰火煨酒坛 24 小时，取出，待冷，即可取用。

【酒方来源】《药酒汇编》

第四章　药酒与保健养生

补益调养类

人参酒

【药物配比】白人参 50g

【功能主治】补中益气，通治诸虚。对低血压、神经衰弱、失眠、疲倦、心悸、短气、阳痿等症均可适用。

【用法用量】每日晚餐时饮用 10~30mL。

【自制方法】上药装入细口瓶中，加 60°白酒至 500mL，封紧瓶口，每日振摇 1 次，半月后开始饮用，随饮随添加白酒约 500mL。或以人参末同曲、米酿酒。

【酒方来源】明·《本草纲目》；《药膳食谱集锦》

人参枸杞酒

【药物配比】人参 200g　枸杞子 3500g　熟地 1000g　冰糖 4000g　白酒 100L

【功能主治】大补元气，安神固脱，滋肝明目。适用于劳伤虚损、少食倦怠、惊悸健忘、头痛眩晕、阳痿、腰膝疫痛等症。

【用法用量】适量饮服。

【自制方法】人参去芦头，用湿布润软后切片；枸杞除去杂质，装入纱布袋内，扎紧袋口；冰糖放入锅内，加适量清水，用文火烧至冰糖溶化，呈黄色时，趁热用纱布过滤，去渣留汁，将冰糖汁、纱布药袋等入酒内，加盖封口，浸泡10~15日，每日翻动搅拌1次，泡至人参、枸杞颜色变淡，再用纱布滤去渣，静置澄清即成。

【酒方来源】《中国药膳》

乌麻酒

【药物配比】乌麻1斗　无灰酒5斗

【功能主治】除风气，令人充悦强壮。

【用法用量】随性饮之，不令至醉。

【自制方法】乌麻投水中，掠去浮者，取1斗，9蒸9曝令香，以木杵臼捣碎，用疏生绢袋盛之，令极宽转，即结袋头，又以细绳子接系袋处，悬于瓮中，下无灰酒5斗，以新盆盖覆瓮，其盆底上，钻一小窍，引出系袋绳头，又系于小横木子上，用泥固封，莫使气泄，每日六七次引挽其绳，令药汁于酒中，满七日药成，乃开瓮举袋，沥汁令尽，冬温夏冷。

【酒方来源】宋·《太平圣惠方》

八珍酒

【药物配比】当归（全用，酒洗）3两　南芎1两　白芍（煨）2两　生地黄（酒洗）4两　人参（去芦）1两　白术（去芦，炒）3两　白茯苓（去皮）2两　粉草（炙）1.5两　五加皮（酒洗、晒干）8两　小肥红枣（去核）4两　核桃肉4两

【功能主治】和气血，养脏腑，调脾胃，解宿醒，强精神，悦颜色，助劳倦，补诸虚。

【用法用量】温饮，每日3次，每次一二小盏。

【自制方法】上药切片，共装入绢袋内，用好糯米酒40斤煮二炷香，埋净土中5日夜，取出过37日即可服用。

【酒方来源】明·《万病回春》

归圆酒

【药物配比】甘菊花 8 两　杞子 1 斤　当归 8 两　龙眼肉 3 斤
【功能主治】补益。
【用法用量】适量饮服。
【自制方法】火酒 3 斤，酒酿 10 斤，泡 21 日用。
【酒方来源】清·《种福堂公选良方》

仙灵固精酒

【药物配比】淫羊藿（去毛边，羯羊油炒黑）4 两　金樱子（去子）1 斤　牛膝、归身、川芎、巴戟各 1 两　菟丝子 2 两　小茴香（炒）1 两　故纸（炒）2 两　官桂 1 两　杜仲（姜炒）1 两　沉香 5 钱
【功能主治】壮阳固精，健筋骨，补精髓，广嗣延年，中年以后血气不足者，宜服；并治下元痼冷，腰膝无力，阳道不举，梦泄遗精。
【用法用量】随性饮服。
【自制方法】用好火酒 20 斤，绢袋盛药，悬胆煮三炷香，放土内埋 3 日，80 小瓶以泥封口。
【宜忌】阴虚火旺者慎用。
【酒方来源】清·《奇方类编》

五加杞皮酒

——原名"五加皮酒"
【药物配比】五加皮、枸杞白皮各 1 斗
【功能主治】治虚劳不足。
【用法用量】任性饮服。
【自制方法】上 2 药切细，用水一石五斗煮七斗，分取 4 斗，浸曲 1 斗，其余 3 斗用以拌饭，下米多少如常酿法，候熟，压取汁即可。
【宜忌】禁房事。
【酒方来源】唐·《千金要方》

山芋酒

【药物配比】山药1斤　酥油3两　莲肉3两　冰片半分
【功能主治】养生保健。
【用法用量】每次以酒1壶，投药1丸，加热服。
【自制方法】上药同研，制成丸。
【酒方来源】明·《饮馔服食笺》

万寿药酒

【药物配比】红枣2斤　石菖蒲1两　川郁金1两　全当归2两　五加皮、陈皮、茯神、牛膝、麦冬各1两、红花5钱
【功能主治】延年益寿。
【用法用量】适量饮服。
【自制方法】用烧酒24斤，绢袋盛药入坛内，煮一炷香，入土数日，退火取饮。
【酒方来源】清《奇方类编》

延寿瓮头春

【药物配比】天门冬30g　破故纸30g　肉苁蓉30g　粉甘草30g　牛膝30g　杜仲30g　制附子15g　川椒30g
以上8味，制为末，待用
淫羊藿（以羯羊脂500g拌炒）500g　头红花500g　白芍30g　生地黄60g　苍术120g　熟地黄60g　白茯苓120g　甘菊花30g　五加皮120g　地骨皮120g　当归120g
以上12味，切开，用绢袋装好备用
缩砂仁15g　白豆蔻15g　木香15g　丁香15g
以上4味，制为末，待用
【功能主治】温肾壮阳，滋阴养血，理气健脾，强筋壮骨。适用于肾阳虚损、气血不足引起的腰膝冷痛、痿弱无力、阳痿遗精、精液清冷、婚后无嗣、小便频数、妇女经血不调、带下清稀、周身疲乏、精神不振、食

少腹胀、胃脘冷痛等症。

【用法用量】每日视个人情况，酌饮一二杯。

【自制方法】取糯米二斗淘净，浸 24 小时，再用水淘 1 次后，上锅蒸为糜，取出晾冷，用细曲末 2kg 及上述天门冬等 8 味药加入糯米糜中，调匀。

将上述装有淫羊藿等 12 味药的绢袋，置于缸底，再将已调好曲、药的糯米糜置于缸内，压住绢袋，拍实。

投入好酒 20L，封固酒缸 7 日，榨出澄清酒精液，注于酒坛中。加入砂仁等 4 味药物，再封固酒坛，隔水加热 1.5 小时，取出，埋于土中 3 日后，即可使用。

【宜忌】阴虚有热、素体阳盛者忌服。另外应该注意附子含有乌头碱，有剧毒，应用制过的熟附子，并应掌握好用量，以保证用药安全。

【酒方来源】明·《寿世保元》

杞圆药酒

【药物配比】牛膝 90g　杜仲 90g　五加皮 90g　枸杞子 120g　桂圆肉 120g　大枣 500g　大生地 120g　归身 120g　红花 30g　白糖 1kg　蜂蜜 1kg　甘草 30g　银花 90g

【功能主治】滋补肝肾、强壮筋骨、活血养神。适用于肝肾精血不足、腰膝少力，或筋骨不利、头晕、目暗、心悸、失眠等症。

【用法用量】每日饮一盅，不可过量饮用。

【自制方法】以水煎药取浓汁，再兑入酒 7.5L，也可按一般热浸法制取。

【酒方来源】清·《元汇医镜》

按：该方因药平和，体质偏于肝肾虚弱者，无明显症状，也可使用。

羊不吃草酒

【药物配比】羊不吃草

【功能主治】补益，治一切风血，治诸疾。

【用法用量】适量饮服。

【自制方法】上药浸酒。
【酒方来源】明·《普济方》

羊羔酒

【药物配比】嫩肥羊肉 7 斤　杏仁 1 斤　木香 1 两
【功能主治】大补元气，健脾胃，益腰肾。
【用法用量】适量饮服。
【自制方法】用米 1 石，如常浸蒸，羊肉、杏仁加入曲 14 两，同煮烂，连汁拌米，放入木香同酿，勿犯水，10 日熟。
【酒方来源】明·《本草纲目》

延寿酒

【药物配比】黄精 30g　苍术 30g　天门冬 20g　松叶 40g　枸杞子 30g
【功能主治】补虚延年，主疗体倦乏力，饮食减少，头晕目眩，腰膝不利。
【用法用量】每日早、晚空腹温饮一二杯。
【自制方法】上 5 味药，均捣碎，置瓶中，醇酒 1.5kg，浸 7 日后开取，去渣备用。也可以水 3 硕，共药煮 1 日，酿酒。
【酒方来源】汉·《华氏中藏经》

延寿获嗣酒

【药物配比】生地 12 两　覆盆子、山药、芡实、茯神、柏子仁、沙苑、萸肉、肉苁蓉、麦冬、牛膝各 4 两　鹿茸 1 对　龙眼肉半斤　核桃肉半斤
【功能主治】添精益髓，乌须明目，聪耳延年，补真阴。凡男女或素性弱不耐风寒劳役，或思虑太过，致耗气血，或半身不遂，手足痿痹，或精元虚冷，久而不孕，及孕而多女，或频堕胎均可服用。
【用法用量】每晚男女各饮四五杯，勿令醉。
【自制方法】上药用烧酒 50 斤，无灰酒 20 斤，白酒 10 斤，同入缸内，重汤煮七炷香，埋土七日取起，勿令泄气。

【宜忌】忌房事月余。

【酒方来源】清·《惠直堂经验方》

参茸酒

【药物配比】人参60g　鹿茸30g　防风3g　鳖甲3g　萆薢3g　羌活3g　川牛膝3g　独活3g　杜仲3g　白术3g　玉竹3g　当归5g　秦艽6g　红花6g　枸杞子6g　丁香2g

【功能主治】温阳益气，育阴和血，祛风除湿。

【用法用量】每次一小盅，每日一二次。

【自制方法】用多年储存的陈烧酒10L，将药料入酒内封固，存数年，将药料溏出，加入冰糖12g，烧酒1L，兑后使用。

【酒方来源】《清太医院配方》

地黄枸杞酒

——原名"在黄醴"

【药物配比】大熟地（晒干）8两　枸杞（用肥极者，烘燥以去润气）4两、沉香（或用白檀3钱也可）1钱

【功能主治】治男女精血不足，营卫不充。

【用法用量】适量饮服。

【自制方法】上药1料，可用高度烧酒10倍浸之，不必煮，仅浸10日后，服完又用酒六七斤，浸半月再用。

【酒方来源】清·《成方切用》

扶衰仙凤酒

【药物配比】肥线鸡1只　生姜4两　胶枣0.5斤

【功能主治】治男女小儿诸虚百损，五劳七伤，瘦怯无力及妇人赤白带下。

【用法用量】将鸡、酒连姜、枣空腹随意饮服。

【自制方法】将鸡用绳吊死，褪去毛、屎不用，切成四大块，再入姜、枣，用好酒五六壶，共3味装入一大坛内，将泥封固坛口，重汤煮1日，

凉水拔去火毒。

【酒方来源】明·《万病回春》

虎骨健身养心酒

——原名"虎骨酒"

【药物配比】虎胫骨（酥炙）1 两　黄耆（剉）、桔梗（炒）、酸枣仁（炒）、茯神（去木）、羌活（去芦）、石菖蒲、远志（去心）、芎、牛膝（酒浸 1 宿，切，焙）、熟地黄（焙）、萆薢、苁蓉（酒浸 1 宿，切，焙）、附子（生去皮、脐，以新汲水浸半日，又破作 2 片，换水浸 1 日，焙干）、石斛（去根）各 1 两　防风（去叉）、羚羊角（镑）各 0.5 两

【功能主治】补养肝肾，调顺血气，补虚排邪，理腰膝风痹，皮肤麻木或重着，步履艰难，久服去健忘，益心气，清头目，定神魂。

【用法用量】每次温饮 1 盏，每日 2 次，服尽，再添酒 5L 浸。

【自制方法】上药剉细，以生绢袋盛，入醇酒 1 斗浸之，密封瓶口，春夏 3 日，秋冬 7 日。

【酒方来源】宋·《圣济总录》

宜男酒

【药物配比】全当归 60g　茯神 60g　枸杞子 60g　川牛膝 60g　杜仲 60g　桂圆肉 60g　核桃肉 60g　葡萄干 60g

【功能主治】益精血，补肝肾，强筋骨，安心神。适用于肝肾亏虚，精血不足所致的月经不调、婚后不孕之症。

【用法用量】早、晚各服二盅。

【自制方法】上药制成粗末，装入绢袋，悬于瓷坛内，以无灰酒 5L 浸泡，封固，隔水加热半小时后，取出瓷坛埋土中，7 日后取起使用。

【宜忌】饮酒期间忌房事或避孕。

【酒方来源】清·《同寿录》

首乌酒

【药物配比】制首乌 150g　生地黄 150g　白酒 5L

【功能主治】补益肝肾，调和气血。适用于肝肾阴虚，神经衰弱、腰膝疫软。

【用法用量】适量温服。

【自制方法】将首乌择净杂质，洗净，用温水闷软，切成约三分见方的丁，生地黄淘洗后切成薄片，晾干水气，首乌、生地黄放入酒坛内，再将白酒缓缓倒入酒坛内，搅匀后，封严坛口。每隔 3 日开坛搅拌 1 次，10~15 日后即可开坛，滤去药渣。

【酒方来源】《中国药膳》

枸杞桂心酒

——原名"枸杞酒"

【药物配比】枸杞根（切）120 斤　干地黄末 2.5 斤　桂心、干姜、泽泻蜀椒末各 1L　商陆末 2L

【功能主治】强身祛病。

【用法用量】早晨空腹服 0.5L。

【自制方法】枸杞根加水 4 石，煮 1 日 1 夜，取清汁 1 石，浸曲，如家常酿酒法，酒熟取清汁，用绢袋盛地黄、桂心、干姜、泽泻、蜀椒末、商陆末，放入酒底，塞紧口，埋入地里 3 尺，压紧土 21 日开取。

【酒方来源】唐·《千金要方》

神仙枸杞子酒

【药物配比】枸杞子（干者捣碎）5L　生地黄（切）3L　大麻子（捣碎）5L

【功能主治】虚羸黄瘦，不能饮食。

【用法用量】适量饮服。

【自制方法】先蒸熟麻子，摊去热气，加入地黄、枸杞子相和，放入生绢袋中，以无灰清酒 5 斗浸药，密封，春夏浸 7 日，秋冬浸 27 日，取服。

【酒方来源】宋·《太平圣惠方》

保命延寿烧酒

【药物配比】人参、当归、白茯苓、乌药、杏仁、砂仁、川乌、草乌、何首乌、五加皮、枸杞子、牛膝、杜仲、肉桂、苍术各五钱　肉苁蓉、破故纸、甘草各 1 两　木香、枳壳、干姜、虎骨（酥炙）、香附、白芷、厚朴、陈皮、白术、川芎、麻黄、独活、羌活、川椒（去合口、目）、白芍、生地、熟地、天冬（去心）、麦冬（去心）、防风、荆芥、五味子、小茴香、细辛、沉香、白蔻各 3 钱　枣肉 2 两　真蜜 1 斤　核桃仁 4 两　真酥油半斤　天麻 3 钱　生姜 4 两

【功能主治】和脾胃，养丹田，强壮筋骨，益精补髓，聪耳明目，定五脏，安魂魄，润肌肤，和容颜，强阴壮阳，能除万病。

【用法用量】常饮一二杯。

【自制方法】上药除酥蜜二味，各精制，称足装入绢袋中，入无水高烧酒 40 斤，同酥蜜入坛中，将坛口密封严固，桑柴文武火烧炷香，大锅中水冷取出，埋阴地 3 日出火毒。

【酒方来源】明·《仁术便览》

钟乳石斛酒

——原名"钟乳酒"

【药物组成】钟乳（碎，绵裹）、石斛、苁蓉各五两　附子、甘菊花各 3 两

【功能主治】通顺血脉，极补下元，治虚损。

【用法用量】每日 2 次，每次服 2 合，渐增至 1 升。

【自制方法】上药切细剉以清酒 3 斗，浸。

【酒方来源】唐·《千金要方》

钟乳黄芪酒

——原名"钟乳酒浸方"

【药物配比】钟乳粉 3 两　黄芪（判）、牛膝（去苗）、石斛（去根节）、防风（去芦头）各 2 两　熟干地黄 5 两

【功能主治】补养五脏，坚固筋骨，补益精髓。治疗虚劳不足。

【用法用量】每日于饭前温饮一小盏。

【自制方法】上药细剉，都用生绢袋盛，以酒3斗，浸3日。

【酒方来源】宋·《太平圣惠方》

通草酒

【药物配比】通草子

【功能主治】续五脏气，通十二经脉，利三焦。

【用法用量】适量饮服。

【制备方法】　上药煎汁，同曲、米酿酒。

【酒方来源】明·《本草纲目》

健步酒

【药物配比】生羊肠（洗净，晾燥）1具　龙眼肉、沙苑、蒺藜（隔纸微焙）、生薏苡仁（淘净，晒燥）、仙灵脾（以铜刀去边毛）、真仙茅各4两

【功能主治】健步温阳。下部虚寒者宜服。

【用法用量】适量饮服。

【自制方法】上共6味，用滴花烧酒20斤，浸37日。

【酒方来源】清·《随息居饮食谱》

益智酒

【药物配比】益智仁

【功能主治】补肾。

【用法用量】适量饮服。

【自制方法】上药为末，用好酒浸两宿，去药渣。

【宜忌】舌红口渴，阴虚火旺或因热而患遗滑崩带者忌服。

【酒方来源】明·《普济方》

健阳酒

【药物配比】当归 9g　枸杞子 9g　破故纸 9g

【功能主治】补肾助阳，温益精血。适用于肾阳虚及精血不足，腰痛、遗精、头晕、视力下降等症。

【用法用量】适量饮服。

【自制方法】上药切片，用净布袋装好，用 1L 好烧酒浸泡，容器封固，隔水加热半小时，取出容器静置 24 小时，次日即可饮用。

【酒方来源】清·《同寿录》

秘传三意酒

【药物配比】枸杞子 500g　生地黄 500g　大麻子 300g

【功能主治】滋阴补血，清热生津，润肠活血。适用于阴虚血少，头晕口干，大便偏于燥等。

【用法用量】适量饮服。

【自制方法】将上述药物制为饮片，以绢袋盛，白酒 3.5L 浸泡 7 日以上，过滤。

【酒方来源】明·《松崖医经》

菊花酒

【药物配比】菊花 8 两　五加皮 8 两　甘草 4 两　生地黄（切）1 斤　秦艽（去苗）4 两　枸杞根 8 两　白术 8 两

【功能主治】补虚损不足，治八风十二痹。

【用法用量】任性饮服。

【自制方法】上药捣碎，用水 3 硕，煮至 1 硕，用槽床压取汁，用糯米 1 石炊熟，细曲 1 斤捣碎，拌匀，放入瓮中，密封 7 日即可。

【酒方来源】宋·《太平圣惠方》

女贞子酒

【药物配比】女贞子 250g

【功能主治】适用于阴虚内热，腰膝疫软，头晕目眩，须发早白。

【用法用量】每日早、晚各 1 次，每次空腹饮一二小杯。

【自制方法】上药切碎，置于净瓶中，用醇酒 0.75L 浸之，封口，经 5 日后开口，滤渣备用。

【酒方来源】明·《本草纲目》

女贞皮酒

【药物配比】女贞皮

【功能主治】补虚健腰膝。

【用法用量】适量煮服。

【自制方法】上药切片，浸酒。

【酒方来源】明·《普济方》

天门冬酒

【药物配比】天门冬 30 斤　糯米 1 斗　细曲 7 斤

【功能主治】补五脏，调六腑，和血脉，令人无病，延年轻身，齿落更生，发白更黑。

【用法用量】每日饮 3 杯，常令酒气相接，勿令大醉。

【自制方法】天门冬去心，捣碎，以水 2 石，煮汁 1 石；糯米炊熟，细曲 10 斤，3 味相拌，入瓮，密封 37 日，候熟压取汁。

【宜忌】慎生冷，酢滑、鸡、猪、鱼、蒜，特忌鲤鱼，也忌油腻。

【酒方来源】宋·《太平圣惠方》

黄精酒

【药物配比】黄精（细切）5 斤　糯米（淘净，与黄精同炊为饭）5 斗　曲末 7.5 斤

【功能主治】补益延年。

【用法用量】每日温饮一二盏。

【自制方法】上药取曲末，候饭冷相和，入瓮中，如常造酒法，待熟压取酒汁。

【酒方来源】明·《普济方》

滋阴百补药酒

【药物配比】熟地90g 生地90g 制首乌90g 枸杞子90g 沙苑子90g 鹿角胶90g 当归75g 胡桃肉75g 桂圆肉75g 肉苁蓉60g 白芍药60g 人参60g 牛膝60g 白术60g 玉竹60g 龟版胶60g 白菊花60g 五加皮60g 黄芪45g 锁阳45g 杜仲45g 地骨皮45g 丹皮45g 知母45g 黄柏30g 肉桂30g

【功能主治】调补阴阳，益精健骨，养血补气。适用于阴虚阳弱、气血不足、筋骨痿弱引起的劳热（自觉午后发热）、形瘦、食少、腰疫腿软等症状。体质偏于阴阳两弱者适宜饮用，有健身作用。

【用法用量】每日早、晚随量热饮。

【自制方法】上药判碎，以绢袋装好，用适量热酒冲入，坛口密封，浸15日后可用。

【酒方来源】清·《林氏活人录汇编》

磁石石斛酒

——原名"磁石酒"

【药物配比】磁石、石斛、泽泻、防风各5两 杜仲、桂心各4两 天雄、桑寄生、天门冬、黄芪各2（3）两 石楠2两 狗脊8两

【功能主治】治体虚骨节冷痛，阴下疡。

【用法用量】每服3合，渐加至5合，每日2服。

【自制方法】上药切细，用酒4斗，浸渍。

【酒方来源】唐·《千金要方》

苍耳延龄酒

——原名"苍耳酒"

【药物配比】苍耳一大斛　生地黄五大升　牛膝根（剉）三大升　丹参二大升　天门冬二大升　杏仁（去皮、尖）一大升　荆根若子二大升　松叶五大升　枸杞根五大升　大麻子一大斗　甘菊花一升

【功能主治】预防疾病，延龄轻身。

【用法用量】每次服5合，每日二三次。常年酿酒，每年三月服。

【自制方法】苍耳六月以后收取，晒干，至九月到一大斛，水三斛，煮取四斗，渍二大斗曲三度，总以米一大斛，渍3日，如常酿酒法，将息酸之，酒熟服之。若虚弱羸瘦人，无问男女，用水三大石，别煮牛膝根、丹参、松叶子，取六大斗，并苍耳汁总一石，渍五斗曲，用米二石五斗，分四次酸；杏仁末，入第一酸饭中；生地黄捣如泥，入第二酸饭中；天门冬蒸熟剥去皮，捣如泥，入第三筋饭中；大麻子捣碎，入第四筋中；头风者，加甘菊花浸第五筋糟中，搅之，酒熟即得。

【宜忌】忌毒鱼肉、鲤鱼、芜荑。

【酒方来源】明·《普济方》

补心酒

【药物配比】麦冬（去心）2两　柏子仁（去油）1两　白茯神1两　当归身1两　龙眼肉1两　生地1.5钱

【功能主治】补益。

【用法用量】适量饮服。

【自制方法】上药绢袋盛，入无灰酒10斤，坛内浸7日。连坛煮也可。

【酒方来源】清·《奇方类编》

壮元酒

【药物配比】天雄（生，去皮、脐）　白蔹各3两　茵芋（去粗茎）1两　蜀椒（去目并闭口者，炒出汗）　羊踯躅各0.5L　乌头（生，去

皮、脐）　附子（生，去皮、脐）、干姜各2两

【功能主治】益精气，通血脉，除风湿，明耳目，悦颜色，年高者服用后，50日力倍气充，100日致神明，如30岁时，力能引弩，疾在腰膝者此酒悉治。

【用法用量】一日3次，每服方寸匕，以知为度。

【自制方法】上8味药，细判，用酒3斗浸，春夏浸5日，秋冬浸7日，去滓。

【宜忌】本方乌头、附子、天雄、茵芋、羊踯躅等均属辛温有毒药，故只能在医生指导下服用，并不宜多服、久服。

【酒方来源】宋·《圣济总录》

复方红宝酒

【药物配比】枸杞果　绞股蓝　生姜
【功能主治】抗衰老，延年益寿。
【用法用量】每日服50mL，分3次于饭后30分钟服，服30日。
【自制方法】上药由38°白酒制成药酒。
【酒方来源】《中国中医药科技》

乌杞蝎精酒

【药物配比】首乌　枸杞　全蝎　山药　大枣（等多味中药）
【功能主治】补气健脾，养血和营，活血化瘀。治疗面色苍白，头目眩晕，心悸怔忡、失眠健忘，四肢麻木等症候。
【用法用量】适量饮用。
【自制方法】上药加35°曲酒制成药酒。
【酒方来源】《中草药》

复方海马药酒

【药物配比】海马　海龙　海蛇　蛇鞭　鹿鞭（等）
【功能主治】补肾壮阳，舒筋活络，补益神气，并可增强运动强度和耐力。

【用法用量】适量饮服。

【自制方法】上药制成酒剂。

【酒方来源】《中国海洋药物》

美容类

猪膏酒

【药物配比】猪膏 2 两　生姜汁 3 合

【功能主治】治肝劳虚寒，两胁满，筋脉急，关格不通，毛发枯黄，面色无华。

【用法用量】分 3 次温服。空腹日午、夜卧各 1 服。

【自制方法】上药同用慢火煎至减半，入酒 1L，相合滤过。

【酒方来源】唐·《千金要方》

葡萄酒

【药物配比】干葡萄末 1 斤　细曲末 5 斤　糯米 5 斗

【功能主治】润肌泽肤、健腰强肾、益气调中。

【用法用量】每次饮一盏。

【自制方法】先炊糯米令熟，候稍冷，入曲并葡萄末，搅匀。

【酒方来源】宋·《太平圣惠方》

五精酒

【药物配比】黄精 4 斤　天门冬（去心）3 斤　松叶 6 斤　白术 4 斤枸杞子（洗）5 斤

【功能主治】久服补益养生，治万病，发白反黑，齿去更生。

【用法用量】任性饮之。

【自制方法】上药皆用生者，放入釜中，用水 3 石，煮 1 日，去滓，取汁浸曲，如家酿法，酒熟取清。

【宜忌】忌鲤鱼、桃李、雀肉等。

【酒方来源】唐·《千金翼方》、明·《普济方》

牛膝大豆酒

——原名"牛膝浸酒"

【药物配比】牛膝根（洗切）2斤　豆1斤　生地黄（切）2L

【功能主治】治久风湿痹，筋挛膝痛、胃气结积、益气止毒热、去黑痣面、皮肤光润。

【用法用量】每服3~5合，空腹日中、夜卧温服。

【自制方法】上药用酒一斗5L浸，先炒豆令熟，投药入酒中，经三二宿。

【宜忌】忌牛肉。

【酒方来源】宋·《圣济总录》、明·《普济方》

鸡子美容酒

【药物配比】鸡子3枚

【功能主治】疗面肝。

【用法用量】涂面。

【自制方法】美酒浸鸡子，密封47日成。

【酒方来源】唐·《外台秘要》

白面酒

——原名"黑面方"

【药物配比】牯羊胆牛胆醇酒3L

【功能主治】治面黑。

【用法用量】以酒涂面。

【自制方法】上药与酒合煮三沸。

【酒方来源】晋·《肘后方》

羚胆酒

【药物配比】羚羊胆

【功能主治】面庚于黯，如雀卵色。

【用法用量】1 日 3 次，涂拭面部。

【自制方法】以羚羊胆、酒 2L，合煮 3 沸。

【酒方来源】唐·《外台秘要》

酸枣仁酒

【药物配比】酸枣仁 3 两　干葡萄 5 两　黄芪 3 两　天门冬（去心）3
两　赤茯苓 3 两　防风（去芦）2 两　独活 2 两　大麻仁 0.5 斤　桂心 2
两　羚羊角 3 两　五加皮 3 两　牛膝（去苗）5 两

【功能主治】养脏润肤，脚气疼痛。

【用法用量】饭前温服适量。

【自制方法】上药共判，用生绢袋盛，以清酒 3 斗，浸六七日即成。

【酒方来源】宋·《太平圣惠方》

桃花酒

【药物配比】桃花（三月三采）

【功能主治】除百病，美容颜。

【用法用量】适量饮服。

【自制方法】上药用酒浸。

【酒方来源】唐·《千金要方》、明·《普济方》

桃仁朱砂酒

【药物配比】桃仁（汤浸，去皮、尖、双仁，麸炒微黄，细研）2L
朱砂（细研）2 两

【功能主治】治筋脉挛急疼痛、补血长肥肉、消除疲劳、红润肌肤。

【自制方法】上药用无灰好酒 3 斗、取瓷瓶 2 只盛酒，逐斗分桃仁、朱砂入瓶。封头，一依煮酒法度。

【宜忌】忌羊血；朱砂含汞，不宜多服久服。

【酒方来源】宋·《太平圣惠方》、明·《普济方》

美髯醑

【药物配比】何首乌 300g　冬青子 60g　旱莲草 90g　桑椹子 60g　熟地 210g　乌饭叶 90g　黑皮豆 90g　干茄花 90g　乌犀角 90g

【功能主治】滋补肝肾、清热凉血、乌须黑发。对肝肾精血亏虚，血分有热而造成的须发早白、脱发等症可以使用。

【用法用量】适量饮服。

【自制方法】上药用绢袋盛好，投入酒坛内，倾入 5L 无灰酒，封好坛口，隔水加热 1.5 小时，取出酒坛，置于土地上晾凉，再浸数日即可。

【酒方来源】清·《摄生秘剖》

枸杞地黄酒

——原名"枸杞酒"

【药物配比】枸杞子 3 斤　生地黄汁 3L

【功能主治】补益精血，乌黑须发，洁白肌肤，使行动轻捷，兼治妇女带下。

【用法用量】空腹温饮一盏。

【自制方法】于十月壬癸日，面东采枸杞子，先以好酒 2L，于瓷瓶内，浸 20 日，开封后再放入地黄汁，不犯生水，同浸，勿搅之，用纸 3 层封口，至立春前 30 日开瓶。

【宜忌】勿食芜荑、葱。

【酒方来源】宋·《圣济总录》、唐·《千金方》、明·《普济方》

硫黄药酒

【药物配比】老硫黄、花椒各 2 两　诃子 72 个

【功能主治】服之经年，发鬓再黑，温肾明目，皮肉红润，康健延年。

【用法用量】每次一盏，每日早、晚各 1 次。

【自制方法】上 3 药各以生绢夹袋子盛，麻绒系口，每用酒 1 斗，浸 10 日为度，硫黄永不换，椒一季 1 换，诃子 72 日 1 换，如服 1L，加入好酒 1L，如服 0.5L，加入好酒 0.5L。

【宜忌】此酒中硫黄有毒，不宜多服、久服。

【酒方来源】汉·《神农本草》、明·《普济方》

放杖木酒

【药物配比】放杖木 500g　酒（等量）

【功能主治】主一切风虚，理腰脚、轻身，使肌肤变白不老。老人服之，一个月可以放杖。

【用法用量】适量饮服。

【自制方法】上药用酒浸。

【酒方来源】汉·《神农本草》，明·《普济方》

补血顺气药酒

【药物配比】天门冬 120g　麦门冬 120g　生、熟地黄各 250g　人参 60g　白茯苓 60g　枸杞子 60g　砂仁 21g　木香 15g　沉香 9g

【功能主治】益气补血，调养五脏，舒畅气机。适用于气血不足，乏力短气，面色不华，须发早白，精神不振，脾胃不和，脘满食少等症。

【用法用量】适量饮服。

【自制方法】将药物制为粗末，装入绢袋，在瓷酒坛内，用白酒 15L 浸泡 3 日，用文武火再隔水煮半小时，以酒转黑色为宜。再浸一二日即可饮用。

【宜忌】如饮用者有热象，即可去掉木香，人参减半量。忌食萝卜、葱、蒜。

【酒方来源】明·《医便》

一醉散

【药物配比】枸杞子、莲子心、槐角子、生地黄各 4 两

【功能主治】乌须黑发。

【用法用量】每日饮一盏，7日后饮尽，大醉见效。

【自制方法】上药用好酒1斗浸，春5日，夏3日，秋7日，冬10日。

【酒方来源】明·《普济方》

一醉不老丹

【药物配比】莲花蕊、生地黄、槐角子、五加皮各2两　没食子6个　好清酒10斤

【功能主治】专养血乌须黑发。

【用法用量】任意饮之，以醉为度，须连日服。若不黑，再制，服之自黑。

【自制方法】上诸药，以木石臼捣碎，用生绢袋盛药，同酒入净坛内，春冬浸1月，秋20日，夏10日，紧封坛口，漫满日数即成。

【酒方来源】明·《古今医鉴》

外用生发酒

——原名"生发酊"

【药物配比】诃子50g　桂枝50g　山柰50g　青皮50g　樟脑50g　5%乙醇适量

【功能主治】治脱发。

【用法用量】每日外搽二三次。

【自制方法】上药浸于酒中1周。

【宜忌】治疗期间禁食猪油、肥肉，洗头勿用肥皂及肥皂粉。

【酒方来源】《中医杂志》

第五章　滋补药膳药酒精选

补气的药酒

人参酒

【药物配比】①人参30克　白酒500毫升　②人参500克　糯米500克　酒曲适量

【制法与服法】①冷浸法：即将人参入白酒内，加盖密封，置阴凉处，浸泡7日后即可服用。酒尽添酒，味薄即止。②酿酒法：即将人参压末，米煮半熟，沥干，曲压细末，合一处拌匀，入坛内密封，周围用棉花或稻草保温，令其发酵，10日后启封，即可启用。口服，每次服20毫升，每日早、晚各服1次。

【功效】补中益气。适用于面色萎黄、神疲乏力、气短懒言、声低、心慌、自汗、食欲不振、易感冒等症。

双参酒

【药物配比】党参40克　人参10克　白酒500毫升

【制法与服法】将前2味切成小段（或不切），置容器中，加入白酒，密封，浸泡7天后，即可服用。口服，每次空腹服10~15毫升，每日早、晚各服1次。须坚持常服。

【功效】健脾益气。适用于脾胃虚弱、食欲不振、体倦乏力、肺虚气喘、血虚萎黄、津液不足等症，可用于治疗慢性贫血、白血病、佝偻病等症，年老体虚者可经常服用。

百益长春酒

【药物配比】党参、生地黄、茯苓各90克　白术、白芍、当归、红曲各60克　川芎30克　木樨花500克　桂圆肉240克　高粱酒1500毫升　冰糖1500克

【制法与服法】将前10味共研为粗末，入布袋，置容器中，加入高粱酒，密封，浸泡5~7天后，滤取澄清酒液，加入冰糖，溶化即成。口服，每次服25~50毫升，日服2~3次，或视个人酒量大小适量饮用。

【功效】健脾益气，益精血，通经络。适用于气血不足、心脾两虚之气少乏力、食少脘满、睡眠欠安、面色无华等症，气虚血弱、筋脉失于濡养、肢体运动不遂者亦可服用。

参桂酒

【药物配比】人参15克　肉桂3克　低度白酒1000毫升

【制法与服法】将前2味置容器中，加入白酒，密封，浸泡7天后即可取用。酒尽添酒，味薄即止。口服，每次服30~50毫升，每日早、晚各服1次。

【功效】补气益虚，温经通脉。适用于中气不足、手足麻木、面黄肌瘦、精神萎靡等症。

补　阳

肉桂黄芪酒

【药物配比】黄芪、肉桂（去粗皮）、巴戟天（去心）、石斛（去根）、泽泻、白茯苓（去黑皮）、柏子仁各 90 克　干姜（炮）80 克　蜀椒（去目并闭口者炒出汗）90 克　防风（去叉）、独活、党参、白芍药、制附子、制川乌、半夏、细辛、白术、炙甘草、栝蒌根、山萸肉各 30 克　清酒 2 升

【制法与服法】将上药共为粗末，用酒浸干净器中，封口，春夏 3 日，秋冬 7 日后开取去渣备用。初服 30 毫升，渐加之，以微麻木为效。

【功效】适用于脾虚，肢体畏寒、倦怠乏力、四肢不欲举动、关节疼痛、不思饮食。

牛膝加皮酒

【药物配比】五加皮、枳壳、独活，制草乌（炮裂去皮脐）各 30 克　炮姜 20 克　石楠 30 克　丹参 50 克　防风 30 克　白术、地骨皮各 50 克　川芎 30 克　熟地、牛膝各 40 克　虎胫骨、枸杞子各 30 克　秦艽 40 克　醇酒 2 升

【制法与服法】将上药共碎细，置于净器中，用酒渍之，密封口，8 日后即可开取，去渣备用。每于饭前温饮 1~2 小杯，每日 3 次。

【功效】适用于肾阳虚损，风湿腰痛、骨节疼痛。

御龙酒

【药物配比】人参 30 克　鹿茸 20 克　龙滨酒 500 毫升

【制法与服法】将人参、鹿茸浸泡于龙滨酒内，10 日后饮用。每服 20

毫升，日服 2~3 次。亦可佐餐饮用。

【功效】适用于疲乏神倦、气短懒言、食欲不振、畏寒怕冷、腰酸腿软、健忘、失眠等虚损之症。

糖糟茶

【药物配比】糖糟 500 克　鲜生姜 120 克

【制法与服法】取上好糖糟打烂，和姜再捣，微小饼晒干，放瓷瓶内备用。每日清晨取饼 1 枚，泡滚水内，15 分钟后当茶饮用。

【功效】益气暖胃。适用于气虚阳微，饮食不下、面色苍白、形寒气短、泛吐清涎、面浮足肿、腹胀不适、舌苔淡白、脉象细弱者。

鹿角胶酒

【药物配比】鹿角胶 80 克　白酒适量

【制法与服法】将鹿角胶碎成细粒，放入小坛内，倒入适量白酒，以淹没药物为准，然后文火煮沸，边煮边往坛内续添白酒，直至白酒添尽，鹿角胶溶化完后（药酒约有 500 毫升），取下待降温后，收入瓶中。每晚临睡前，空腹温饮 15~20 毫升。

【功效】温补精血。适用于精血不足的腰膝无力、两腿酸软、肾气不足的虚劳遗精滑精、虚寒性咳嗽、崩中带下、子宫虚冷及跌打损伤等症。

补　阴

一醉不老丹

【药物配比】莲蕊、生地黄、熟地黄、槐角子、五加皮各 90 克　没食子 6 枚　无灰酒 5 升

【制法与服法】将上药同用石臼研末，用绢袋装好，浸入酒中，夏季

浸 10 天，秋季浸 20 天，春季浸 1 个月。取出药袋，控干晒为末，忌铁器。用大麦 100 克，与上药末炒和，炼蜜丸，每丸 3 克制成饼状，贮存时用瓷器，每放一层药饼，即撒入一层薄荷细末。可视习惯，适量食用，药饼可每于饭后嚼化数个，亦可用药酒送服。

【功效】适用于精血不足、肾精不固、滑泄遗精、须发早白、腰膝无力等症。

女贞子酒

【药物配比】女贞子 250 克　醇酒 750 毫升

【制法与服法】将上药研碎，用酒浸之，5 日后即可启用。

【功效】适用于阴虚内热、腰膝酸软、头晕目眩、须发早白。

补心酒

【药物配比】麦冬 60 克　柏子仁、白茯苓、当归身、龙眼肉各 30 克　生地 45 克　无灰酒 5 升

【制法与服法】将上药切碎，盛于绢袋中，用酒浸泡，容器密封，7 天后即成。适量饮用。

【功效】适用于阴血不足、心神失养所致的心烦、心悸、睡眠不安、精神疲倦、健忘等症。

乌须酒

【药物配比】生地黄 120 克　熟地黄 60 克　何首乌 120 克　天冬 60 克　麦冬 240 克　枸杞子 60 克　牛膝 30 克　当归 60 克　人参 30 克　黄米 3 千克　淮曲 10 块

【制法与服法】将上药制为末，加入好曲，拌黄米饭，按常法酿酒即得。每日清晨饮 1~2 盅，忌食萝卜、葱、蒜。

【功效】适用于精血不足，阴亏气弱所致的须发早白、腰酸软、头晕耳鸣、易疲倦、面色少华等症。平素体质偏于气阴不足，而无明显症状者，亦可饮用。

加味养生酒

【药物配比】牛膝、枸杞子、生地、杜仲各60克　五加皮120克　菊花、白芍、山萸肉各60克　木瓜、归身各30克　桑寄生120克　桂枝9克　龙眼肉240克　烧酒15升

【制法与服法】将上药切碎，浸入酒中，7天后过滤，即可饮用。每次饮2小盅，每日2次。

【功效】适用于肝肾精血不足兼感风湿、头晕、目暗、腰膝疼痛无力、四肢麻木作痛等症。

地黄首乌酒

【药物配比】生地400克　何首乌500克　曲100克　黄米2.5千克。

【制法与服法】将上药煮取浓汁，同曲、米如常法酿酒，密封，春夏5日，秋冬7日即成，中有绿汁，此真精英，宜先饮之，再滤汁收贮备用。每次饮10~20毫升，每日3次。

【功效】适用于阴虚骨蒸、烦热口渴、阴津耗伤、须发早白、热性出血症、肝肾精血亏损的遗精、带下、腰膝酸痛、肌肤粗糙、体力虚弱、生殖力低下。

延年益寿的药酒

神仙延寿酒

【药物配比】生地黄、熟地黄、天门冬、麦门冬、当归、川牛膝、杜仲、小茴香、巴戟天、枸杞子、肉苁蓉各60克　补骨脂、砂仁、白术、远志各30克　人参、木香、石菖蒲、柏子仁各15克　川芎、白芍、茯苓各60克　黄柏90克　知母60克　白酒30升

【制法与服法】将前 24 味捣碎，入布袋，置容器中，加入白酒，密封，隔水加热 1.5 小时，取出容器，埋入土中 3 日以去火毒，静置待用。口服。每次服 10~15 毫升，日服 1~2 次。

【功效】滋阴助阳，益气活血，清虚热，安神志。适用于气血虚弱，阴阳两亏夹有虚热而出现的腰酸腿软、乏力、气短、头晕目暗、食少消瘦、心悸失眠等症。

延龄酒

【药物配比】枸杞子 240 克　龙眼肉 120 克　当归 60 克　炒白术 30 克　大黑豆 100 克　白酒 5000~7000 毫升

【制法与服法】将前 4 味捣碎，置容器中，加入白酒，另将黑豆炒至香，趁热投入酒中，密封，浸泡 10 天后，过滤去渣即成。口服。每次服 10 毫升，日服 2 次。

【功效】养血健脾，延缓衰老。适用于精血不足，脾虚湿困所致的头晕、心悸、睡眠不安、目视不明、食少困倦、筋骨关节不利等症；或身体虚弱、面色不华。平素偏于精血不足、脾气不健者，虽无明显症状，宜常服，具有保健延年的作用。

首乌酒

【药物配比】制首乌、熟地各 30 克　当归 15 克　白酒 1000 毫升

【制法与服法】将上药切碎，以纱布袋装好，浸于酒中，容器封固，半月后可开启使用。每日饮 10~15 毫升。

【功效】适用于肝肾不足，精亏血少引起的头晕耳鸣、腰酸、须发早白等症。

合和酒

【药物配比】甜杏仁 60 克　花生油 40 毫升　地黄汁 150 毫升　大枣 30 克　生姜汁 40 毫升　蜂蜜 60 毫升　白酒 1500 毫升

【制法与服法】将生姜汁同白酒、花生油搅匀。倒入瓷坛内；将蜂蜜重炼，将捣烂成泥的杏仁、去核的大枣，同蜂蜜一齐趁热装入瓷坛内，置

文火上煮沸；将地黄汁倒入冷却后的药液中，密封，置阴凉干燥处，7 日后开封，过滤，备用。口服。每日早、中、晚饮服，以不醉为度。

【功效】补脾益气，调中和胃，养阴生津，强身益寿。适用于脾胃不和、气机不舒、食欲不振、肺燥干咳、肠燥便秘等。

草还丹酒

【药物配比】石菖蒲、补骨脂、熟地黄、远志、地骨皮、牛膝各 30 克 白酒 500 毫升

【制法与服法】将前 6 味共研细末，置容器中，加入白酒，密封，浸泡 5 天后即可饮用。口服。每次空腹服 10 毫升，每日早、午各服 1 次。

【功效】理气活血，聪耳明目，轻身延年，安神益智。适用于老年人五脏不足、精神恍惚、耳聋耳鸣、少寐多梦、食欲不振等症。

菊花酒

【药物配比】菊花、生地黄、枸杞根各 2500 克 糯米 35 千克 酒曲适量

【制法与服法】将前 3 味加水 50 千克煮至减半，备用；糯米浸泡，沥干，蒸饭，待温，同酒曲（先压细）、药汁同拌令匀，入瓷瓶密封，候熟澄清备用。口服。每次温服 10 毫升，日服 3 次。

【功效】壮筋骨，补精髓，清虚热。适用于年老体弱者，可延年益寿。

却老酒

【药物配比】甘菊花、麦门冬、枸杞子、焦白术、石菖蒲、远志各 60 克 白茯苓 70 克 人参 30 克 肉桂 25 克 何首乌 50 克 熟地黄 60 克 白酒 2000 毫升

【制法与服法】将前 11 味共制为粗末，置容器中，加入白酒，密封，浸泡 7 天后，过滤去渣即成。口服。每次空腹温服 10 毫升，日服 2~3 次。

【功效】益肾健脾，养血驻颜。适用于精血不足、身体衰弱、容颜无华、毛发憔悴。

地黄年青酒

【药物配比】熟地黄 100 克　万年青 150 克　黑桑葚 120 克　黑芝麻 60 克　怀山药 200 克　南烛子、花椒各 30 克　白果 15 克　巨胜子 45 克　好酒 2 升

【制法与服法】上药共捣细，用白布包贮，置于净器中，注酒浸之，7 日后去渣备用。每次空腹温饮 1~2 杯，每日早、晚各 1 次。

【功效】适用于肝肾亏损，须发早白、视听下降、未老先衰。